栄養科学シリーズ NEXT
Nutrition, Exercise, Rest

食べ物と健康
食文化論/食育・食生活論

濵口郁枝・冨田圭子・小野真実／編

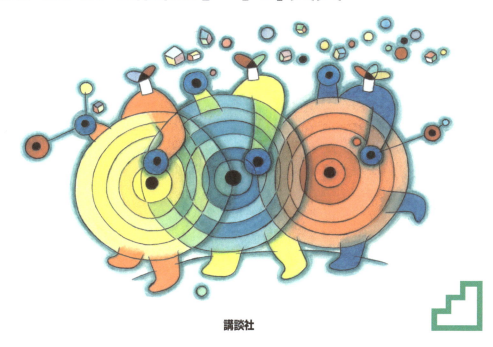

講談社

シリーズ総編集

桑波田雅士　京都府立大学大学院生命環境科学研究科　教授
塚原　丘美　名古屋学芸大学管理栄養学部管理栄養学科　教授

シリーズ編集委員

青井　　渉　京都府立大学大学院生命環境科学研究科　准教授
朝見　祐也　龍谷大学農学部食品栄養学科　教授
片井加奈子　同志社女子大学生活科学部食物栄養科学科　教授
郡　　俊之　甲南女子大学医療栄養学部医療栄養学科　教授
濱田　　俊　福岡女子大学国際文理学部食・健康学科　教授
増田　真志　徳島大学大学院医歯薬学研究部臨床食管理学分野　講師
渡邊　浩幸　高知県立大学健康栄養学部健康栄養学科　教授

執筆者一覧

安藤　真美　摂南大学農学部食品栄養学科　教授(7)
岩﨑　佳孝　甲南女子大学国際学部多文化コミュニケーション学科　教授(5.1, 5.2)
小野くに子　相愛大学人間発達学部発達栄養学科　講師(9.3)
小野真紀子　神戸女学院大学　非常勤講師(4)
小野　真実*　尚絅学院大学総合人間科学系健康栄養部門　教授(食生活編, 9.6)
康　　薔薇　甲南女子大学医療栄養学部医療栄養学科　講師(2.3)
境田可奈子　甲南女子大学人間科学部生活環境学科　講師(10.3)
作田はるみ　神戸松蔭女子学院大学人間科学部食物栄養学科　准教授(9.7, 10.2)
澤田　美総　元近畿大学農学部食品栄養学科　助手(3)
時岡奈穂子　甲南女子大学人間科学部生活環境学科　非常勤講師(9.1, 9.2, 9.4)
冨田　圭子*　近畿大学農学部食品栄養学科　准教授(食文化編, 1)
中野加都子　元甲南女子大学人間科学部生活環境学科　教授(10.1)
西川　章江　大阪教育大学教育学部教育協働学科　准教授(8)
濱口　郁枝*　甲南女子大学人間科学部生活環境学科　教授(0, 食育編, 9.5)
松井　元子　京都府立大学　名誉教授(2.1, 2.2)
村元由佳利　京都府立大学大学院生命環境科学研究科　講師(2.4, 6)
吉野　達也　中京大学国際学部グローバル教育センター　外国語嘱託講師(5.3)

(五十音順，＊は編者，かっこ内は担当章・節)

まえがき

　本書の初版は，食と栄養の入門書として，2000（平成12）年に山本茂・奥田豊子／編『食生活論』として刊行されました．その後，食生活を取り巻く環境が大きく変化し，多くの健康課題が顕在化しました．そこで，2005（平成17）年施行の「食育基本法」の内容を盛り込み，2011（平成23）年に第2版にあたる山本茂・奥田豊子・濵口郁枝／編『食育・食生活論』として改題・改訂版を刊行しました．

　さらに10年が経過するなかで，健康問題の増加，食の海外依存や伝統的食文化の衰退，食の安全性を巡る課題が一層深刻化しました．これに加え，SDGs（持続可能な開発目標）の考え方，ライフステージに応じた継続的な食育の推進も重要視されています．また，新型コロナウイルス感染症の世界的流行は，私たちの食生活に大きな影響を与えました．これらの背景を踏まえ，食に関する文化的役割や世界の食文化を学び，生涯を通じて「食」を楽しみ大切にする姿勢を育むため，新たに「食文化論」の内容を幅広く取り入れ，このたび第3版にあたる『食文化論／食育・食生活論』として刊行の運びとなりました．

　これまで編者としておまとめいただいてきました山本茂先生，奥田豊子先生のご勇退を受け，新たな編者体制のもとで前版の意図を大切に継承し，十分な検討を重ねて完成させました．

　本書は，栄養士・管理栄養士課程はもとより，フードスペシャリスト養成，調理師養成の専門的な授業，また，一般教養の講義など，多岐にわたる読者を想定し，学生が考えるきっかけとなる内容を目指しました．本書を通じて，学生自身が食文化や食生活への関心を深め，食育について考える機会となることを願っております．最後に，緻密な編集作業を支えてくださった，講談社サイエンティフィクの神尾朋美氏をはじめ，編集部の皆様に心より御礼申し上げます．

　　2024年11月

編者　濵口　郁枝
　　　冨田　圭子
　　　小野　真実

栄養科学シリーズ NEXT
刊行にあたって

「栄養科学シリーズNEXT」は，"栄養Nutrition・運動Exercise・休養Rest"を柱に，1998年から刊行を開始したテキストシリーズです．「管理栄養士国家試験出題基準（ガイドライン）」を考慮した内容に加え，2019年に策定された「管理栄養士・栄養士養成のための栄養学教育モデル・コア・カリキュラム」の達成目標に準拠した実践的な内容も踏まえ，発刊と改訂を重ねてまいりました．さらに，新しい科目やより専門的な領域のテキストも充実させ，栄養学を幅広く学修できるシリーズになっています．

この度，先のシリーズ総編集である木戸康博先生，宮本賢一先生をはじめ，各委員の先生方の意思を引き継いだ新体制で編集を行うことになりました．新体制では，シリーズ編集委員が基礎科目編や実験・実習編の委員も兼任することで，より座学と実験・実習が連動するテキストの作成を目指します．基本的な編集方針はこれまでの方針を踏襲し，次のように掲げました．
・各巻の内容は，シリーズ全体を通してバランスを取るように心がける
・記述は単なる事実の羅列にとどまることなく，ストーリー性をもたせ，学問分野の流れを重視して，理解しやすくする
・図表はできるだけオリジナルなものを用い，視覚からの内容把握を重視する
・フルカラー化で，より学生にわかりやすい紙面を提供する
・電子書籍や採用者特典のデジタル化など，近年の授業形態を考慮する

栄養学を修得し，資格取得も目指す教育に相応しいテキストとなるように，最新情報を適切に取り入れ，講義と実習を統合して理論と実践を結び，多職種連携の中で実務に活かせる内容にします．本シリーズで学んだ学生が，自らの目指す姿を明確にし，知識と技術を身につけてそれぞれの分野で活躍することを願っています．

シリーズ総編集　　桑波田雅士
　　　　　　　　　塚原　丘美

食べ物と健康 食文化論／食育・食生活論 ── 目次

0. 食文化，食生活，食育を学ぶにあたって ………… 1
- 0.1　食文化………………………………………………………… 1
- 0.2　食生活………………………………………………………… 2
- 0.3　食育…………………………………………………………… 3

【食文化編】

1. 世界の食文化類型と特徴 ………………………………… 6
- 1.1　先史時代から古代へ：効率のよい食生活 …………… 6
- 1.2　ヒトの暮らしと文明 …………………………………… 7
- 1.3　世界の食文化とその歴史 ……………………………… 8
- 1.4　世界の嗜好飲料 ………………………………………… 16
- 1.5　世界の食器や食具 ……………………………………… 19

2. 東アジア，東南アジア，オセアニアの食文化 ……… 25
- 2.1　東アジア，東南アジア，オセアニアの食文化の概要……… 25
- 2.2　中国の食文化 …………………………………………… 25
- 2.3　韓国の食文化 …………………………………………… 33
- 2.4　オセアニアと東南アジアの食文化 …………………… 41

3. 南アジアと西アジアの食文化 ………………………… 46
- 3.1　南アジアと西アジアの食文化の概要………………… 46
- 3.2　トルコの食文化 ………………………………………… 49
- 3.3　インドの食文化 ………………………………………… 55

4. ヨーロッパ，ロシア，アフリカの食文化 ………… 61
- 4.1　ヨーロッパの食文化の概要…………………………… 61
- 4.2　フランスの食文化 ……………………………………… 64
- 4.3　イタリアの食文化 ……………………………………… 67
- 4.4　ロシアの食文化 ………………………………………… 71
- 4.5　アフリカの食文化 ……………………………………… 74

5. 北米，中米，南米の食文化 …………………………… 78
- 5.1　北米，中米，南米の食文化の概要…………………… 78
- 5.2　カナダ，アメリカの食文化 …………………………… 79
- 5.3　中米，南米の食文化…………………………………… 88

6. 日本の食文化 ･････････････････････････ 95
6.1 古代から江戸時代までの食文化 ･･････････ 96
6.2 行事食と儀礼食 ･･････････････････････ 108
6.3 地域による特徴 ･･････････････････････ 114

【食生活編】

7. 日本の食生活の変遷：古代から江戸時代まで ････ 118
7.1 台所の変遷 ･････････････････････････ 119
7.2 主食の概念の変遷 ･････････････････････ 121
7.3 食事回数の変遷 ･･････････････････････ 123
7.4 箸の使用 ･･･････････････････････････ 124
7.5 日本の食生活に根づいた食材 ･･････････ 126
7.6 弁当の変遷 ･････････････････････････ 127

8. 日本の食生活の変遷：明治時代以後 ････････ 130
8.1 近代の食生活：明治，大正〜昭和初期・中期 ･･･ 131
8.2 現代の食生活：昭和後期，平成，令和 ･･･ 136
8.3 学校給食と食生活 ･････････････････････ 141
8.4 栄養学の発展と食生活 ･････････････････ 145
8.5 食品の生産，加工，流通 ･･･････････････ 147
8.6 食品の安全と食生活 ･･･････････････････ 148
8.7 新しい技術を利用した食品と食生活 ･･･････ 155

【食育編】

9. ライフステージに応じた食育 ･････････････ 160
9.1 妊娠前，妊娠期，胎児期，授乳期 ･･･････ 160
9.2 乳児期，幼児期 ･･････････････････････ 164
9.3 学童期 ･････････････････････････････ 171
9.4 思春期 ･････････････････････････････ 181
9.5 青年期 ･････････････････････････････ 184
9.6 壮年期 ･････････････････････････････ 191
9.7 高齢期 ･････････････････････････････ 197

10. これからの食育 ･･････････････････････ 205
10.1 食の視点から考える SDGs ･･･････････ 206
10.2 食の視点から見た SDGs 達成のための取り組み ･･･ 215
10.3 災害時に向けた食育：防災食 ･･･････････ 220

付表　西暦・元号対照表…226／参考書…227／索引…228

0. 食文化，食生活，食育を学ぶにあたって

「人生100年時代」といわれる現代において，健康長寿を目指すためには健全な食生活を実践することは重要である．食べ物と健康とのかかわりを知るためには，「食」に関する幅広い知識を備え，バランスのよい「食」を選択する力を身に付け，楽しみながらおいしく食事を味わう経験を積むことが大切である．

すなわち，ヒトの食事は単に生命維持のためだけではなく，「食文化」を知ることで，食に興味をもち，自身の「食生活」を振り返り，次世代につなぐ「食育」を実践することができるのである．

0.1 食文化

「食文化」とは，その名のとおり，食にまつわる文化のことで，食材，調理法といった食品にかかわることから，食品，マナーなどを含む（図0.1）．世界の料理は，その国や地域の気候風土，民族，宗教，歴史といった時間と空間の多様な影響を受けている．世界の料理には伝統的な家庭料理として伝授されているものも

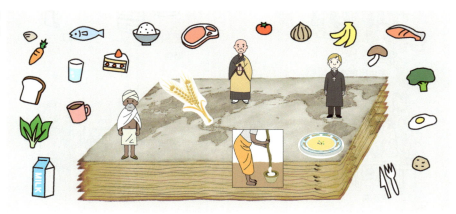

図0.1 世界各国の食文化を支える多様な食材などのイメージ

ある．このようなさまざまな国の食文化を知ることで，世界の食をより深く楽しむことができる．そして，食文化が融合し新しく生まれる料理であるフュージョンフード*のルーツを知ることもできる．

日本の「和食：日本人の伝統的な食文化」は，2013（平成25）年にユネスコ世界無形文化遺産に登録され，それをきっかけに世界からの注目度が高まった．日本各地で和食文化や伝統を見直そうという動きがある（伝統回帰）．

第1章から第6章では，世界各地域と日本の食文化について，文化的な側面から学び，広い視野で食を捉えていく．

0.2 食生活

衣食住を生活の基礎としたときの食生活について考えると，食生活とは日々の生活のなかで食にかかわる営みや事柄全般をさす．食生活を支える流通や食事をとる環境の変化をふまえ，食育へとつなげる（図0.2）．

日本は，高度経済成長を経て，さまざまな食を楽しむことができるようになっ

*さまざまな国の料理や食材，調理法を融合させた料理．現在は日常に溶け込み，自国の料理として親しまれている．例として，日本での湯豆腐やすき焼きが挙げられる．一方，フュージョンフードではあるが，国や地域の食文化にとらわれない，革新的・独創的な料理をイノベーティブフュージョンと呼び，「無国籍料理」や「多国籍料理」としてレストランで供される料理はこのカテゴリーに含まれる．

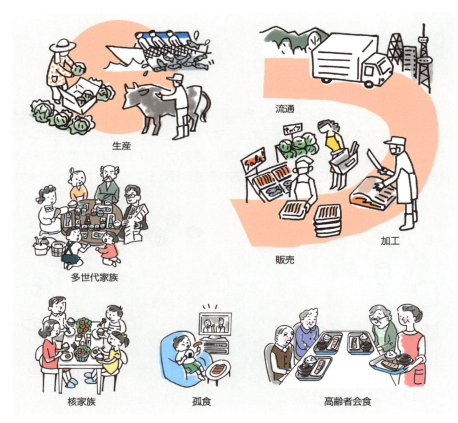

図0.2 昭和時代以降の生産，流通と日本人の食生活の変遷のイメージ

た．その反面，偏った栄養摂取，肥満の増大傾向，過度のやせ志向など，望ましい食習慣とはかけ離れた健康を取り巻く問題が増加した．さらに，食の安全性への不安，食料自給率の低迷，食品ロスなどの問題が生じている．

大きな食文化のなかにひとりひとりの日々の食生活があり，その食生活が食文化をつくっていることを考える視点を提供していきたい．そこで，第7章，第8章では日本の食生活の変遷を学び，日本の食事がどのように変化したのか，また，食料事情の悪かった時代を知ることで，食生活を見つめ直し，今後の食生活のあり方を考えるきっかけとしてほしい．

さらに，2020（令和2）年には，世界中で新型コロナウイルス感染症の拡大という未曾有の事態が起こり，食生活にも大きな変化が生じた．いかなる事態においても，楽しく食事を作り，楽しく食べることは，心身の健康につながり，生活を豊かにすることにつながる．食生活に関する学びが，前向きに暮らすための一助となることを願う．

0.3 食育

「食育」とは，さまざまな経験を積むことにより，食に関する知識と，栄養バランスのよい食事を選択する力，食事を作る力，つまり食の自立ができる力を身につけ，健全な食生活を自ら実践できる力を育むことである．

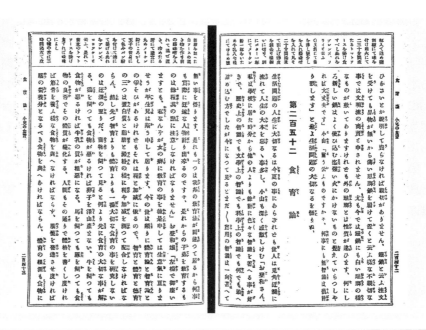

図 0.3 食育論の記述
［村井弦斎，食道楽 秋の巻，p.242-243，報知社（1913），国立国会図書館ウェブサイト］

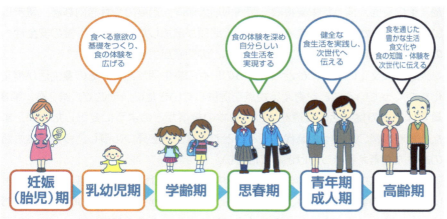

図 0.4 「食育」，知っていますか？
[政府広報オンライン，「食べる力」=「生きる力」を育む食育実践の環を広げよう，2024（令和 6）年 9 月 30 日]

食育という考え方は，石塚左玄[*1]が，1898（明治 31）年に発行した『食物養生法』の中で，「体育知育才育は即ち食育なり」と食育を提唱している．また，村井弦斎[*2]は，1903（明治 36）年からの報知新聞の連載をまとめた『百道楽シリーズ：食道楽（秋の巻）』（図 0.3）において，「体育の根源も食物にあるし，知育の根源も食物にある．して見ると体育よりも知育よりも食育が大切ではないか」と，食育論を説いている．このように，すべての教育の基盤として「食育」が重要であるとされている．

時代を経て，食育基本法が 2005（平成 17）年に施行され，さらに，施策推進のための基本方針を定めた「食育推進基本計画」が 5 年ごとに策定されている．第 1 次食育推進基本計画では，学校，保育所などにおいて魅力ある食育の推進に関する活動を効果的に促進することが示された．その後，第 2 次食育推進基本計画以降は，生涯にわたるライフステージに応じた間断のない食育の推進が重点課題として取り入れられた．さらに，第 4 次食育推進基本計画（令和 3（2021）～ 7（2025）年度）では，SDGs（持続可能な開発目標）の考え方を踏まえながら，多様な関係者が相互の理解を深め，連携・協働し，国民運動として食育を推進することとしている（図 0.4）．

第 9 章，第 10 章では，古くて新しい食育について，各ライフステージに応じた食育を学び，そして，SDGs の観点を踏まえたこれからの食育，自らの食育を推進し，次の世代へとつなげていく知識を身につけてほしい．

[*1] 1851-1909
[*2] 1864-1927

SDGs：Sustainable Development Goals

【食文化編】

　ここでは世界の食文化についてみていく．国連（国際連合）は統計のため，世界を大州とそれを細かく分けた小地域に分類している．本書で扱う地域呼称と一致しないこともある．

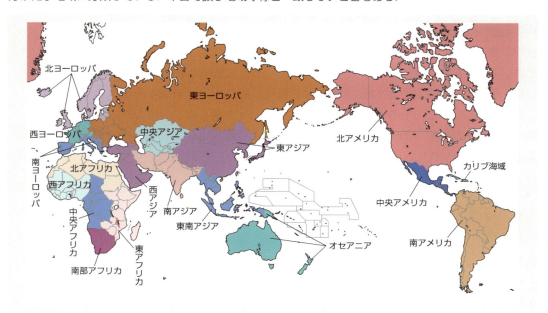

大州	小地域	大州	小地域		大州	小地域
アジア州	東アジア	オセアニア州	オーストラリア，ニュージーランド		アフリカ州	北アフリカ[*1]
	東南アジア		メラネシア			東アフリカ
	中央アジア		ミクロネシア			中央アフリカ
	南アジア[*1]		ポリネシア			西アフリカ
	西アジア[*1]	アメリカ州	北アメリカ			南部アフリカ
ヨーロッパ州	東ヨーロッパ		ラテンアメリカ・カリブ海地域[*2]	カリブ海地域	南極大陸	
	北ヨーロッパ			中央アメリカ		
	西ヨーロッパ			南アメリカ		
	南ヨーロッパ					

図　国連による世界地理区分
*1　インドを除く南アジアと西アジアを中東ともいい，北アフリカを近東ともいう．中東と近東を合わせて中近東ともいう．これはイギリス（本書ではイングランド，ウェールズ，スコットランド，北アイルランドを含む英国）の植民地政策により，イギリスに近い国を近東，インドより東を極東，その中間を中東と呼んだことによる．
*2　中南米ともいう．

1. 世界の食文化類型と特徴

世界の食文化は、その国や地域の気候風土に大きな影響を受けている。気候風土とはいうまでもなく地球環境から生まれたものである。地球は46億年前に誕生した。そして、生命の原型である原始生命が誕生したのは、約38億年前とされ、厳しい環境の中で、その環境に適合した生物が進化を繰り返し、約400万年前には、ヒトの祖先（人類）が誕生したと考えられている。そして、ヒトの祖先も同様に進化を繰り返し、現在に至っている（表1.1）。

1.1 先史時代から古代へ：効率のよい食生活

ヒトの祖先であるとされる猿人は、約700万年前に誕生したと考えられている。その後、原人や旧人が誕生し、現生人類である新人（ホモサピエンス）は約20万年前に誕生した。それぞれに多少の交雑はあったと考えられてはいるものの、新人だけが絶滅せずに進化を続けた。

新人は、長い年月をかけてアフリカから世界各国に移動していった。しかし、当時の気温はかなり低く、その環境に適応しながら生活していくには知恵が必要であった。その知恵を生み出したのが脳であり、脳の発達が環境への適応に貢献したと考えられている*。ヒトの脳は他の生物と比べて大きいとはいうものの、重量に換算すると体重のわずか2%である。しかし、そのエネルギー消費量が体全体の20%にも及ぶヒトは、そのエネルギー獲得のために、効率のよい食生活を余儀なくされた。私たちの祖先は火や道具を使い、言語コミュニケーションを巧みに使いこなすことで、他者と分業・協力しながら安定的に食物を獲得するようになり、現在の私たちに至る。

＊ 猿人約350 cc，原人約1,000 cc，旧人約1,300 cc，新人約1,500 ccとされている。

開始した年代	ことがら	
46億年前	地球誕生	
38億年前	原始生命誕生	
約700万年前[*1]	猿人誕生	（例：アウストラロピテクス）・アフリカで誕生　・直立二足歩行　・200万年前から簡易な打製石器（礫（れき）石器）を使用（打ち砕く道具）
約240万年前[*1]	原人誕生	（例：ホモ＝エレクトゥス，化石としては北京原人，ジャワ原人）・アフリカを出てアジアやヨーロッパに分散　・加工した打製石器であるハンド・アックス（握斧（あくふ））を使用　・火を使用
約60万年前[*1]	旧人誕生	（例：ネアンデルタール人）・簡単な剥片（はくへん）石器を使用（ナイフ・やじりとして使用）　・毛皮を着て氷期に適応　・洞穴（どうけつ）に住む
約20万年前[*1]	新人誕生	（ホモ＝サピエンス，現生人類）（例：クロマニョン人，周口店上洞人（しゅうこうてんじょうどうじん））・アフリカから世界各地に移動　・地域によってさまざまな言語が誕生　・精巧な打製石器である剥片（はくへん）石器を使用　・動物の骨や角を加工した骨角（こっかく）器を使用
約1万年前〜9000年前ごろ[*2]	農耕・牧畜開始	・灌漑農業（川から人工的に水を引いてくる）を開始　・集落がつくられるようになり，やがて都市国家を形成　・交易を行うようになる　・調理道具が発達（石臼などの磨製（ませい）石器，煮炊きや貯蔵のための土器，皿など）
BC6000年〜BC5000年ごろ	中国文明（黄河文明・長江文明など）[*3,4]	・黄河は麦，長江は稲の栽培を行う
BC3000年ごろ	メソポタミア文明[*3,4]，古代エジプト文明[*3]	
BC2600年ごろ	インダス文明[*3]	
BC2000年ごろ	メソアメリカ文明（マヤ文明，インカ文明など），エーゲ文明（クレタ文明，ミケーネ文明）[*3]	
BC1500年ごろ	アンデス文明	

各ことがらが開始したとされる年代を列記した．衰退時期はことがらによって異なる．発掘研究の技術は日進月歩であり，文字をもたない時代は特に年代特定が難しい．よって大きな年代幅で表現されたり，いくつかの説が存在することもある．これらを踏まえ，だいたいの年代の参考として示す．*1　旧石器時代（250万年前〜1万年前），*2　新石器時代（約BC8500年〜約BC3000年）：磨製（ませい）石器（皿，石臼や石斧など）や土器を使用し，農耕・牧畜をして暮らしていた生産経済の時代，*3　青銅器文明（BC4千年期）を有していた文明，*4　鉄器文明を有していた文明

表1.1　古代の歴史の流れ
BC：before Christ

1.2 ヒトの暮らしと文明

　ヒトは直立二足歩行をすることで手が解放され，道具を使って生活するようになった．猿人は礫（れき）石器（打ち砕く道具）を，原人は雫型のハンドアックス（皮を剥ぐ，肉を切るなど）を，旧人や新人は剥片（はくへん）石器（より精巧な加工を施した石器へと発展）を巧みに利用し，狩猟・採集の品質を向上させていった．また，原人のころには火が利用されるようになり，食生活に大きな変化をもたらした．さらに，約1万年前にはヒトによる農耕・牧畜が始まり，食物が安定的に供給されるようになったことで，人口が増加していった．やがて，中国文明，エジプト文明，メソポタミア文明，アンデス文明，インダス文明，メソアメリカ文明，エーゲ文明など，世界各地にさまざまな文明が栄え，人々の暮らしは豊かになっていった（図1.1）．その

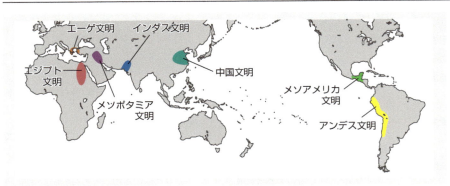

図1.1 古代文明が発祥した代表的な地域

後，人類はいくつもの戦争や宗教などの影響を受け，あるいは異文化との交流を図りながら，食文化を形成していった．

1.3 世界の食文化とその歴史

食文化は自然環境に大きく依存しており，先人たちはその土地の自然との共存の中で，さまざまな食文化を形成してきた．ドイツの気象学者であるケッペン*は，世界の気候を熱帯，温帯，冷帯，寒帯，乾燥帯の5つに区分し，気温や降水量の特性などに応じてさらに細分した．その区分のうち，代表的な13区分の特性と農耕，牧畜，漁業について図1.2，表1.2に示す．それぞれの気候特性に応じた農耕，牧畜，漁業が営まれていることがわかる．

*Wladimir Peter Köppen（1846〜1940）

A. 穀類，イモ類

a. コメ

熱帯モンスーン気候（東南アジアなど），温暖湿潤気候（日本など）に属する地域は，コメの生産に適していることから，コメを主食にする国が多い（図1.3）．中国北部，日本などでは寒さや湿気に強いジャポニカ米が，中国南部，インド，東南アジアなどでは雨季，乾季に強いインディカ米が栽培されている．地中海沿岸・インドネシアなどで寒さや乾燥に強いジャバニカ米が栽培されるようになった．コメの原産地は中国の雲南からラオス，タイ周辺の山岳地帯であるとされ，日本へは縄文時代晩期に伝わったとされる．

コメは，粒を茹でる，蒸すなどして米粒の形を保持したまま食される場合もあれば，粉にした後，麺や団子などにして食される場合もあり，調理・加工方法も多様である．中国の粥，韓国のビビンパブ，日本の寿司，中近東のピラフ，スペインのパエリャ，イタリアのリゾットなど，国の伝統的な料理も数多くみられる．

表 1.2 ケッペンの気候区分とその特徴

気候名	樹林気候					
	熱帯			温帯		
	熱帯雨林気候	熱帯モンスーン気候	サバナ気候	地中海性気候	温暖冬季少雨気候	温暖湿潤気候
特徴	一年中気温が高く、降水量が多い。東南アジアに多く分布	一年中気温が高く、年間降水量が多く、弱い乾季がある。さらに、湿った空気が運ばれてくる地域であり、アジアに多い	一年中気温が高く、乾季と雨季がはっきりしている	気候は一年を通して温暖であるものの、夏に雨が降り、冬に乾燥する。ヨーロッパの地中海沿岸からアジアにかけて分布	気候は一年を通して温暖であるが、夏に雨が降り、冬に乾燥せず、暖かい季節に雨が降るので、農業には適した地域といえる。アジア、アフリカ、アンデスに分布	一年中比較的降水量が多く、夏と冬の気温差が大きく、夏の暑さが厳しい。北海道付近を除くほとんどの日本が、この気候帯に位置
農耕・牧畜・漁業（例）	土地はやせているので、焼畑農業などを行い、イモ類（キャッサバ、ヤムイモ、タロイモなど）のほか、カカオ、バナナなどを生産	降水量が多いため、水が欠かせない稲作に向いており、コメが盛んに作られている。乾季に灌漑を利用して、二期作を行っているところもある。そのほか、サトウキビや茶、ココヤシなども生産	乾燥に耐えられる作物である農業に適しており、コーヒー、カカオ、サトウキビなどを栽培	夏の乾燥に耐える作物であるオリーブやブドウ、かんきつ類を栽培	アジアでは稲作（二期作）や茶が、アフリカ、アンデスではトウモロコシや小麦、コーヒーなどを生産	農業に適しており、東アジアでは稲作や茶を生産。日本が米どころである所以である。アメリカ東部では、広大な土地を利用してトウモロコシやダイズを生産
都市の例	シンガポール（シンガポール）	フィリピン（マニラ）	ダルエスサラーム（タンザニア）	コルドバ（スペイン）	青島（中国）	新潟（日本）
気温と降水量 気温 降水量						

気候と降水量のグラフは、気象データ（1981〜2010年の平均降水量と気温）から筆者がグラフ化。昭和基地の降水量のデータは記載なし。

（つづく）

表 1.2　ケッペンの気候区分とその特徴（つづき）

気候名	樹林気候			無林気候			
	温帯	冷帯		寒帯		乾燥帯	
	西岸海洋性気候	亜寒帯湿潤気候	亜寒帯冬季少雨気候	ツンドラ気候	氷雪気候	ステップ気候	砂漠気候
特徴	一年中ほどほどの雨が降り、夏の暑さが厳しくない、過ごしやすい気候	冬にかなり気温が下がる（−3℃以下）が、平均気温が10℃以上になる。一年の中での気温差が大きく、一年を通して降水量が多く、積雪量も多い。日本では北海道が該当	冬にかなり気温が下がる（−3℃以下）が、平均気温が10℃以上になる。一年の中での気温差が大きく、冬は雨が少なく、雪もあまり降らない	年間を通して気温が低く、降水量も少ない	年中極寒であることから、生活を目的に暮らしている人はいない。各国の観測地が置かれている	乾燥した地域ではあるものの、多少の雨が降る雨季があり、その時期に短草や低木が育つ草原が出現する	一年を通じて雨が降らない乾燥地帯である
農耕・牧畜・漁業（例）	肥沃な土地の牧草地を使ってウシやブタなどを育て、小麦の栽培なども行う。比較的高地では、酪農も行われる	小麦やライムギ、ダイズやトウモロコシ、ジャガイモなどを栽培。酪農も行われる	冬の厳しい寒さと降水量の少なさにより、農業に適さず、トナカイの遊牧などが行われている	農業には適さない地域である。トナカイの遊牧やアザラシの狩猟、漁業などが行われている（例：イヌイット）		牧畜などが可能。乾燥しており、生えた草も乾季には枯れる。草が腐って土が肥え、堆肥となり土が肥え、乾燥に強い小麦の生産などを行うところもある	かなり乾燥に強い植物の生産が適し、ナツメヤシやオリーブ、かんきつ類などを生産。灌漑設備を作るなどで、小麦生産を行うところもある
都市の例	メルボルン（オーストラリア）	モントリオール（カナダ）	ハバロフスク（ロシア）	バロー（アメリカ：アラスカ）	昭和基地（南極）	ウランバートル（モンゴル）	カイロ（エジプト）
気温と降水量（■降水量 ◆気温）	［グラフ］	［グラフ］	［グラフ］	［グラフ］	［グラフ］	［グラフ］	［グラフ］

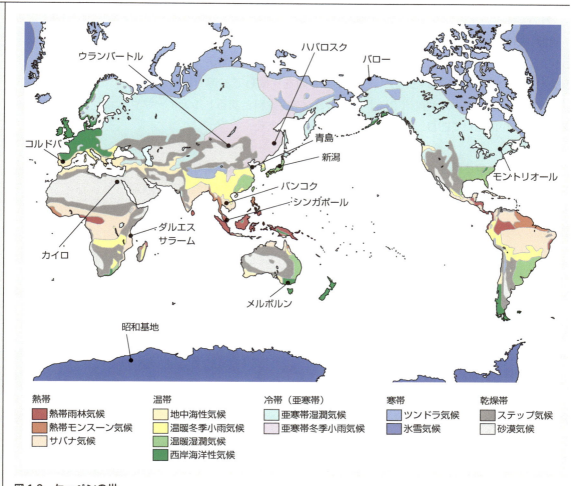

図 1.2 ケッペンの世界の気候区分
各都市は表 1.2 に示す都市の例.

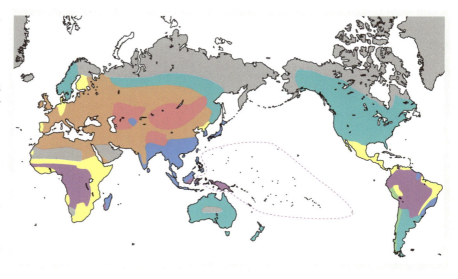

図 1.3 習慣的に食べている世界の主食の分布
[石毛直道ほか監修,週間朝日百科世界の食べ物ほかより作図]

1.3 世界の食文化とその歴史　　11

b. 雑穀

雑穀（モロコシ，ヒエ，キビ，アワ，豆類など）は乾燥に強く，やせた土地でも栽培しやすいことから，アフリカ，南アメリカの南部，オーストラリア・ニュージーランドなどで栽培されている．アフリカでは雑穀を粉にしてお湯で練ったウガリ，メキシコなどの中米や南米ではトウモロコシを主原料とするトルティーヤやタコスなどが食されており，形状も食べ方も特徴的である．

c. ムギ

最も古くから食されてきた穀物のひとつはムギである．さまざまな気候区分で生産が可能であることから，多くの国で生産されている．小麦の栽培はBC8000年ごろと古く，西アジアの乾燥地域が原産地であるとされている．やがて，ヨーロッパ，アジア，アメリカ，カナダ，北アフリカなどに広がっていき，日本に伝わったのは弥生時代中期ごろとされる．古くはお湯に溶いて，あるいは捏ねた後に焼いて食べられていたが，発酵の技術が発見されると，食感や香りのよいパンが作られるようになるなど，各地で新しい小麦料理が数多く誕生した（表1.3）．

コメ，小麦，雑穀などは種子部分を食すことから，極めて栄養価が高い．つまり，農耕技術を獲得したことで，人類は長年続けてきた狩猟と採取では得られなかった安定した食生活を得ることになった．

d. イモ

サバナ気候や熱帯雨林気候では，イモを食する国が多い．アフリカや東南アジアではヤムイモやタロイモなどが，南米ではジャガイモやキャッサバ（タピオカの原料）などが食される．アフリカではキャッサバを練って食べる「フフ」もよく食べられている．雑穀やイモを常食とする文化をもつ国は，世界の広範囲にみられる．

表1.3　世界の小麦料理の例

種類	地域	例
パン類	ヨーロッパ	グリッシーニ（イタリア），フォカッチャ（イタリア），デニッシュペストリー（デンマークなど），クネドリーキ（チェコ），プレッツェル（ドイツ），ベーグル（ポーランド）
	中東，アジアなど	ピタパン（インド，イラク，エジプト，ギリシャ，トルコ，パキスタンなど），ナン（インド），チャパティ（インド）
麺類	ヨーロッパ	各種パスタ（イタリア）
	アジア	ミーゴレン（インドネシア），ジョンジ（モンゴル），刀削麺・拉麺（中国），うどん・そうめん（日本）
その他	ヨーロッパ	パンケーキ（オランダ）
	北アフリカ	クスクス（北アフリカ）
	アジア	チヂミ（韓国），ロティ・チャナイ（マレーシア），ボウズ（モンゴル），お好み焼き（日本），おやき（日本）
	南米	エンパナーダ（アルゼンチン）

B. 狩猟から牧畜，乳，卵へ

小麦の栽培から約千年後，BC8500年ごろに南東アナトリアのタウルス山脈南麓（トルコ南東部からシリア北東部）において牧畜（家畜化）が始まった．家畜化が始まるまでは，追い込み猟などを行っていたが，追い込んだ動物（ガゼル，ヤギ，ヒツジなど）を囲いの中に留めて置くようになった．人々は牧畜を行うことで肉の安定供給が可能となり，パンなどの穀類と合わせて食べることで，食生活がさらに豊かになっていった．

BC8千年紀*ごろになると，西アジアにおいて牧畜民の間で乳を利用するための搾乳が行われるようになった．本来，野生動物は実子にしか乳腺を開かないが，実子に飲ませた直後に搾乳するなどの工夫で，乳を獲得できるようになった．乳は乳酸発酵によりヨーグルトやチーズの製造を，また，乳脂肪分を分離させることでバターの製造を可能にした．また，乳利用は家畜を殺傷しなくてもよいことから，安定的な供給が可能となり，さらに倫理・宗教的な意味においても大きな価値をもたらすようになった．

乳に加えて食生活を潤したのは卵である．ニワトリの家禽化は約BC7000年ごろにタイを中心とした東南アジア一帯で行われ，卵の利用は，BC1500〜BC2000年ごろにエジプト，西アジア，インド，中国の各地で始まったとされている．AD1年ごろには，古代ローマにおいて，家禽の産卵を増やすための改良が行われていたという記録が残されている．その後改良が繰り返され，20世紀には現在のような大量生産が可能になった．

> *千年紀とは西暦を1,000年単位で区切る表記方法．BC8千年紀とはBC8000年〜BC7001年をさす．

C. 世界の調味料

世界にはさまざまな調味料が存在する．なかでも塩，砂糖は味の決め手となるだけでなく，保存や加工にも利用される必要不可欠な存在であるといえる．加えて，オスマントルコ帝国を通じてアジアやヨーロッパに伝わったとされている香辛料も，独特の香りや味，臭み消しや保存など，世界の料理を支える存在である．特に，トウガラシやトマトは，コロンブスのアメリカ大陸到達を機にヨーロッパやアジア各国に伝わっていき，各々の風土や文化と融合することで，さまざまな地方料理*を生み，世界の食文化に欠かすことができない存在となっていった．本項では，塩，砂糖，香辛料の歴史について述べる．

a. 塩

塩は，使用頻度の高い調味料の一つであり，メソポタミア文明やエジプト文明のころにはすでに使用されていたといわれている．特にエジプトは塩を多く産出し，リビア方面の岩塩のほか，海や塩湖からも採取できたことから，調味料，保存料として利用され，税の代用としても使用されるようになった．古代ローマ帝

> *フランスの料理研究家キュルノンスキー（1872〜1956）によるフランス料理の分類では，高級料理，ブルジョワ家庭料理，地方料理，農民料理と分類される．このほか，国民料理や郷土料理などの用語も適宜用いる．

1.3　世界の食文化とその歴史　13

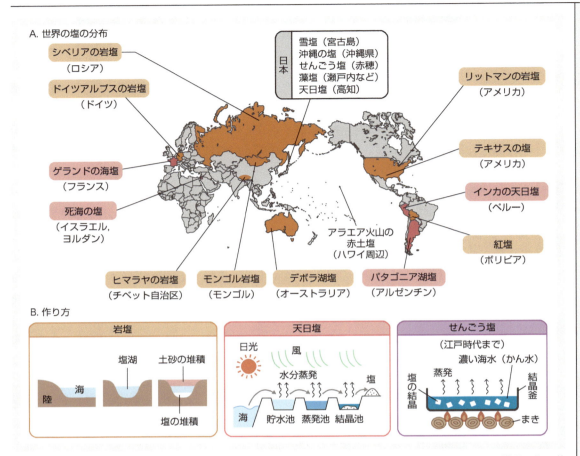

図 1.4 世界の塩の分布(現代)と作り方
日本では海水から濃い塩水(鹹水(かんすい))を採る採鹹(さいかん)と,煎熬の2工程からなる製塩法で作られることが多い.藻塩は海藻を天日干しし,海水をかけて採鹹し,煮詰める(煎熬).
[A. 調味料検定, p.60-61, 実業之日本社より改変]

国(BC753〜476年の約1,200年間)の時代には,兵士が塩を買うためにサラリウム(ラテン語salarium:塩の)という名の給与を与えていたという記録が残されており,これが後のサラリー(salary:給料)の語源になったともいわれている.塩は他の食材と物々交換した記録が残されている.塩を運ぶための「塩の道」がローマだけでなく世界各地に存在する.塩は物々交換に耐えうる価値のある物であり,人々の生活に欠かすことができない食材であったことがうかがえる.

塩は大きく岩塩,天日塩,せんごう(煎熬)塩に分類される(図1.4).岩塩は地中深くから掘り出した塩,天日塩は塩田で海水を蒸発させて作った塩,せんごう塩は釜で海水を煮詰めて作った塩であり,それぞれに味わいが異なる.現在では,世界各国のさまざまな色,形状,製法で作られた塩が取り引きされている.このように,塩は現代においても必要不可欠な調味料の一つであるといえる.

b. 砂糖

砂糖の原料の一つであるサトウキビは,BC8000年ごろのニューギニアが原産であるといわれており,BC500〜BC350年ごろには,インドで砂糖の製造が行

われていた記録が残されている．このころの砂糖は薬であり，大変貴重なものであったが，今では日々の生活に欠かすことができない，身近な調味料の一つになっている．インドの砂糖はアラビア商人によってペルシア，エジプト，中国へと伝えられ，西ヨーロッパにはBC千年紀のアレクサンドロス大王の遠征前後に，日本にはAC8世紀の奈良時代に伝わったとされる．

一方，サトウキビは熱帯，亜寒帯に育つ作物であり，北限は北緯35度あたりである．そのため，ヨーロッパの中部から北部にかけた地域には育たず，輸入に頼らざるを得なかった．その結果，特権階級の人々にしか利用できない高価な調味料であった．その後，大航海時代になり，植民地から多くの砂糖が入荷されるようになると，徐々に一般の人々にも利用されるようになっていった．

1745年にテンサイから砂糖を分離することに成功すると，ヨーロッパ中部以北でも栽培可能なテンサイから砂糖を精製するようになった．18世紀後半の産業革命以降には，ヨーロッパ各地で工場生産されるようになる．

c. 香辛料*

世界の調味料は，昨今のグローバル化の進展に伴って各国に流通していることから，国ごとの特徴として分類するのは難しい．そこで，15世紀の食文化を背景にして分類された伝統的な調味料，香辛料の分布を示す（図1.5）．

東アジアの「豆醤圏」は，ダイズをベースにした調味料である醤油や味噌を主たる調味料としている．しかし，東アジアから東南アジアに移ると，魚を発酵させた醤油を用いる「魚醤圏」となる．さらに，南方にあたる東部インドネシアから太平洋の島々，ニュージーランド北部になると，塩，ココナッツミルク，柑橘類を主たる調味料とする「ココヤシ圏」となる．一方，インドネシア西部からインドにかけては，カレー粉に代表される混合香辛料を用いる「ガラム・マサーラ圏」，

*香辛料とは，植物体の一部で，植物の果実，果皮，花，蕾，樹皮，茎，葉，種子，根，地下茎などをいう．スパイスとは，香辛料のうち茎，葉，花を除くもの，ハーブとは，香辛料のうち茎，葉，花を利用するものとされている．

図1.5 伝統的な調味料，香辛料の分布
[石毛直道，人類の食文化（吉田集而編），農文協（1998）より作成]

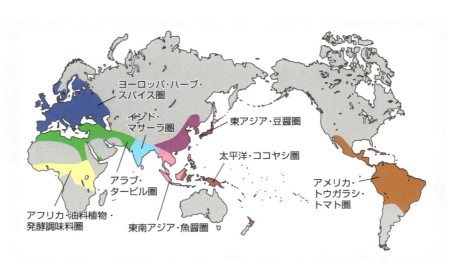

さらに西のアラブ地域では乾燥したスパイスである胡椒、シナモン、クローブ、コリアンダーなどを多用する「アラブ・ターピル圏」となる。しかし、ヨーロッパに入ると、フレッシュなハーブを含む香辛料を主たる調味料とする「ハーブ・スパイス圏」、中部アフリカ地域では、「油料植物・発酵調味料圏」となる。さらに、中米・南米になると、トウガラシやトマトを味の特徴とする「トウガラシ・トマト圏」となる。これら8つの分布は、各国の伝統的な料理の特徴と関連が深い。なかでもスパイスは味や香りだけでなく、肉の臭み消しや保存などの役割を果たすなど、多様な用途で用いられており、肉食文化を有する国に浸透している。また、スパイスを多用する国であっても、使用するスパイスの種類は異なる。このように、調味料、香辛料は、世界中の人々の食生活にとって不可欠な存在となっている。

1.4 世界の嗜好飲料

図1.6に示したように、世界には17世紀ごろまでに飲まれていたその地域に伝統的な嗜好飲料がいくつかある。

A. 茶

茶はツバキ科ツバキ属のチャノキ（*Camellia sinensis*）の葉や茎を原料とする飲み物であり、原産地は諸説あるが、中国西南部および東南アジアの山岳部が原産地ではないかといわれている。古くは飲料としてではなく噛み茶として親しまれていたとされる。それが中国で飲料として親しまれるようになり、中国から朝鮮

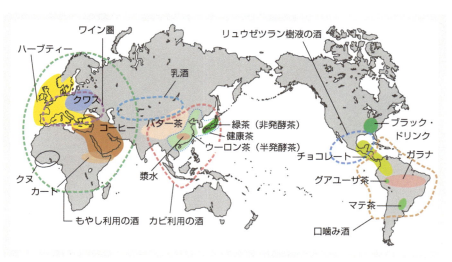

図1.6 世界の伝統的な嗜好飲料の分布（17世紀ごろ）
ヨーロッパに茶やコーヒーが広がる前。

半島を通じて日本へ，あるいはモンゴルやチベットへと広がっていった．

　茶は，不発酵茶（緑茶など），半発酵茶（ウーロン茶など），発酵茶（紅茶など）に大別されるが，国によって製法も飲み方も異なる．中国茶が発酵の程度に応じて楽しむのに対し，日本茶は非発酵茶が主流であり，碾茶を粉にした抹茶も親しまれている．一方，モンゴル，チベットなどの遊牧民や牧畜民は，茶に乳脂肪や岩塩などを加えて飲む「バター茶」を好んで飲用する．

　一方，アルゼンチンやパラグアイなどでは，モチノキ科の灌木の葉や枝を原料とするマテ茶が飲まれている．鉄分やビタミンを豊富に含むことから，健康飲料として親しまれている．

B.　紅茶

　紅茶は，ウーロン茶や緑茶と同じツバキ科ツバキ属の茶葉を完全発酵させて作られる．17世紀に中国からオランダを通じてイギリスに入り，イギリスで好んで飲まれるようになった．初めは中国から輸入していたが，イギリスの植民地であるインドやスリランカ（旧：セイロン）で茶葉を栽培するようになると，海を渡って多くの茶葉がイギリスへと持ち込まれるようになった．しかし，当時の茶葉は大変高価であったことから，貴族間でのみ流通し，アフタヌーンティー[1]などの文化が生まれ流行した．やがて19世紀にイギリスで生産が始まることにより，庶民の口にも入るようになった．今では，世界各地に流通する飲料となっている．

C.　コーヒー

　コーヒーの木の原産地はエチオピアであるといわれているが，13世紀末ごろにアラブのイスラーム教徒によって，豆を炒って飲む習慣が生まれたとされる．15世紀に入ると，イエメンでも栽培されるようになり，17世紀にはヨーロッパに輸出されるようになった．やがて，コーヒーハウス[2]などでも提供されるようになると，一般的な飲み物として人々に浸透していった．日本には18世紀に伝わったとされている．コーヒーは各国に伝えられた後，さまざまなアレンジが加えられ，世界の嗜好飲料として欠かすことができない存在となっている．

D.　酒

　酒は，糖類がアルコール発酵することででき，糖類の原料や気候などにより，世界中にさまざまな酒がある．基本的な酒の分類を表1.4に示した．原料となる糖類は，糖分とデンプンに大別される．原料自体に糖分を多く含む酒は単発酵で作成し，酵母によって糖分をアルコール発酵させて作る．一方，デンプンを原料とする酒は複発酵であり，デンプンを何らかの方法で糖化し，酵素を利用してア

*1　第7代ベッドフォード侯爵夫人アンナ・マリア（1783〜1857）が始めた喫茶の習慣で，15〜17時くらいの間に行われるイギリス発祥の茶会．伝統的には，キュウリのサンドイッチ，スコーン（クロテッドクリームとジャムで食べる），フルーツケーキなどの焼き菓子とともに紅茶が振舞われる．

*2　17世紀を起源とするコーヒーを提供する店舗．単なる喫茶店ではなく，紳士が集い最新の情報を交換する社交場であり，連日，政治や経済などの議論が繰り広げられた．イギリスが発祥とされる．

表 1.4　酒の分類
[石毛直道，発酵食品学（小泉武夫編著），p.6，講談社（2012）]

	原料		糖化手段	醸造酒	蒸留酒	おもな分布地域
糖分の酒	ハチミツ		—	ハチミツ酒		東ヨーロッパ，北アフリカを除くアフリカ，中南米
	果実	ブドウ	—	ワイン	ブランデー	地中海
	樹液	ヤシ類	—	ヤシ酒	アラック	アフリカ，インド，東南アジア
		リュウゼツラン，イトラン	—	プルケ	テキーラ	中南米の一部，メキシコ
	乳		—	グミズ，アイラグ	アルヒ	モンゴル，シベリア，中央アジア
デンプンの酒	穀類，イモ類	トウモロコシ，マニオク	唾液	チチャ		中南米
		オオムギ	モヤシ	ビール	ウイスキー	北・西ヨーロッパ
		雑穀	モヤシ	ポンベ		北アフリカを除くアフリカ
		おもにコメ	カビ	黄酒（中国），清酒	白酒（中国），焼酎	東アジア，東南アジア

ルコール発酵させて作る．酵素の種類も多様で，唾液の酵素を利用する口噛み酒，種子の発芽で作られた酵素を利用するもやし酒，麹菌などのカビの酵素を利用するカビ酒などがある．製造方法による分類では，糖を分解して作る酒を醸造酒，醸造した酒を加熱して蒸留する酒を蒸留酒という．

　酒は，アルコール発酵させることで保存性を高めることができる．加えて，蒸留という技術によってアルコール度数を高めることで，長期保存を可能にする．このように，酒は保存方法が劣悪であった時代に，腐敗という困難から脱するための大きな収穫産物であったといえる．

　世界最古の酒は，狩猟・採集の時代に作られたハチミツ酒であるという説が報告されている．ハチミツはBC13000年ごろにはすでに採取されており，スペイン北部のアルタミラ洞窟の壁画にその事実が描かれている．また，ワインはBC5000年ごろに東ヨーロッパのジョージア（グルジア）で，ビールはBC3000年ごろにメソポタミアのシュメール人によって作られていたことが報告されている．発祥や伝来についてはさまざまな説が唱えられているものの，酒は有史以前からの長い歴史を有する飲料であるといえる．その歴史と酒文化の変容を表1.5に示す．

　酒は食事の際の飲物としてだけでなく，宗教儀式（キリスト教のミサで使用する赤ワイン，神に供えるお神酒など），行事（曲水の宴で用いる酒杯，白酒，菖蒲酒，菊酒など），冠婚葬祭（三々九度，乾杯や献杯など）などを行う際に欠かせない存在として用いられることもある．

表1.5 酒文化の歴史と概要

[宮崎正勝，知っておきたい「酒」の世界史，p.11，KADOKAWA（2007）より作表]

歴史上の目安時期	酒文化の変容
狩猟・採集の時代	自然界にある糖分の多い原料を発酵させた醸造酒が作られる
農耕の開始と都市の出現の時代	農耕によって得られた穀類から醸造酒が作られ，酒が大衆化する
ユーラシア諸文明の大交流時代（7～14世紀）	9世紀に蒸留器がイスラーム世界で作られ，東西に拡がり，蒸留酒が誕生する
大航海時代（AC15～17世紀ごろ）	新旧大陸の酒文化の交流が進み，混成酒が多様化する（例：シェリー酒，ポートワイン，マデラワインなど）
産業革命以降の時代（AC19世紀以降）	連続蒸留器ができ，酒の大量生産が可能となる

1.5 世界の食器や食具

料理は，食器に盛り付け，食具を用いて口に運ばれる．指食（手食）の習慣をもつ人々は，指が食具の代わりを果たす．このように，食器や食具は食事の必需品であり，機能性や耐久性，快適性やデザイン性などが求められる．

先人たちは，長い歴史の中で料理の種類，形状，TPO（time，place，occasion）などに合わせて快適な道具を開発した．一方，食器や食具は，食べるための道具としての役割だけでなく，料理の雰囲気や視覚的おいしさを向上させる役割も担うようになった．さらに，行事や集い（パーティなど）のときにしか使用しない食器や食具も作られるようになり，食卓をしつらえることで霽の日（6.2節参照）の行事を特別なものとして尊ぶ習慣が生まれた．このように，食べるという行為が日常の営み（カジュアル）だけでなく，社会的営み（フォーマル）としての役割を果たすようになったことで，テーブルセッティングやマナーが生まれた．

A. 焼き物とその歴史

食器は，土，石，木，金属，ガラスなどさまざまな素材から作られる．その中で，土や石を焼成して作られる焼き物は，世界で最も使用頻度の高い器の一つであり，そのルーツは土器である．土器は，冷蔵庫が存在しなかった時代の人々にとって，保存だけでなく煮る，蒸す，茹でるといった加熱調理の幅を飛躍的に広げ，衛生状態の向上をもたらした．

BC18000年ごろの中国江西省の洞窟遺跡で発掘された土器片が，今のところ世界最古の土器とされており，料理に使用されていたのではないかと考えられている．一方，日本最古の土器は，現在のところ大平山元遺跡（青森県）で発掘されたものであるとされ，BC14500～BC13500年ごろに出現していたと推定されている．土器が出現した時期は，日本を含めた極東地域が最も古く，農耕開始よ

焼き物の種類	焼成温度(℃)	原料	釉薬	吸水性	日本の登場時期	日本の産地例
炻器	1100〜1250	粘土	かけない	なし	鎌倉時代初期	備前*, 信楽*, 常滑*, 越前*, 丹波立杭*など
陶器	800〜1250	粘土	かける	あり	奈良時代初期	美濃, 瀬戸*, 萩, 唐津など
磁器	1200〜1400	陶石(磁土)例：石英, 長石など	かける	なし	江戸時代初期	有田, 九谷, 砥部など

表1.6 焼き物の種類と概要例(日本の場合)

*これら6つの窯を日本六古窯という．古来の陶磁器窯のうち，中世以前から現在まで継続して生産している窯とされる．6窯のうち最も古い窯は平安時代ごろから生産しているが，そのルーツは古墳時代にまでさかのぼる．2017(平成29)年に日本遺産に認定されている．

備前焼　丹波焼　信楽焼　越前焼　瀬戸焼　常滑焼

りも数千年前である．土器はもともと手ひねりで作成されていたが，中国で轆轤と窯が開発されるようになると，やがて朝鮮や日本にもその技法が伝わり，各々発展していった．その後，世界各地で作られるようになった土器は，材料や技術の発達により，炻器，陶器，磁器の焼き物に発展していった．その材料や焼成方法の概要を表1.6に示す．

a. 中国陶磁器の歴史

陶器と磁器をあわせて陶磁器という．世界の焼き物の発展をけん引したのは，中国である．殷時代(BC17世紀ごろ〜BC1046年)には原始磁器や原始青磁が，後漢時代(25〜220年)末には本格的な青磁が，宋時代(960〜1279年)には青磁や白磁が量産され，海外にも輸出された．特に，現代もその高い技術で知られる景徳鎮窯では，白地に藍色の絵付けが施された青花と呼ばれる磁器を開発し，人気を博した．さらに，宋・明時代(1368〜1644年)には王朝直属の陶磁窯により発展を続け，清時代(1616〜1912年)になると高度な技術とともに全盛期を迎え，成形，釉薬，絵付けのいずれにおいても優れた食器や食具といった道具を数多く輩出した．なかでも，七宝釉薬を用いた粉彩と呼ばれる磁器の絵付けは高く評価された(図1.7)．

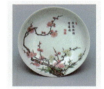

図1.7 琺瑯彩梅樹文皿
[国立文化財機構所蔵品統合検索システム，TG-1333]

b. 朝鮮半島陶磁器の歴史

朝鮮半島の国々も陶磁器の発展に寄与してきた．三国時代(220〜280年)になると，高句麗，新羅，百済・加耶において陶質土器という灰黒色の土器や，緑釉と呼ばれる陶器が作られるようになった．さらに，高麗時代(918〜1392年)になると，10世紀ごろには白磁や青磁が，12世紀ごろには翡色青磁が作られ，美しい釉薬の磁器が誕生していった．また，象嵌と呼ばれる技法も生み出され，高麗独自の技術が確立されていった．さらに，朝鮮時代(1392〜1910年)になると，白土でさまざまな装飾を施す粉青という技術が生まれた．刷毛目や粉引などの大胆な模様の器が日本にも伝来し，高麗茶碗として茶の湯にも珍重されるように

なった．日本では，こういった輸入の道具を唐物（からもの）と呼び，貴重な道具として大切に愛でた．現代にも伝承されている．

c. 日本陶磁器の歴史

　日本は中国や朝鮮半島の影響を受けて，早くから陶磁器の発展に貢献した．飛鳥・奈良時代（592～710年，710～794年）に中国や朝鮮半島から伝わった鉛釉陶器（なまりゆうとうき）の影響を受けて，緑釉陶器や奈良三彩が作られるようになり，平安時代（794～1185年）には灰釉陶器（かいゆうとうき）が誕生することで，各地に炻器や陶器を制作する窯業場が数多く作られた（六古窯（ろっこよう），表1.6参照）．鎌倉時代（1185～1333年）になると，朝鮮半島から登り窯の技術が伝承されたことで，焼き物の品質が向上し，安定した生産が可能になった．室町時代（1336～1573年）になると，茶の湯が盛んになり，焼き物の技術や価値はさらに向上した．安土桃山時代（1573～1603年）には，楽焼（らくやき）や織部焼（おりべやき）が，江戸時代（1603～1868年）には備前焼，伊万里・有田焼，鍋島焼（なべしまやき）などが台頭し，日本中に多くの窯が作られた．これらの焼き物は，国内のみならず海外にも輸出された．なかでも，伊万里港から輸出された焼き物は伊万里焼と呼ばれ，世界にも影響を与えた．特に，オランダのデルフト焼（陶器）の職人は，

図1.8　日本の焼き物の代表的な産地

＊天草陶磁器：内田皿山焼き，高浜焼，水の平焼き，丸屋焼がおもな産地

　■は六古窯．
陶器は吸水する特徴があることから，使用前に水に浸すなどしてあらかじめ吸水させておくと料理の煮汁や油，臭いなどが器に染み込みにくくなる．あるいは，食材が直接食器に触れないよう懐敷（かいしき）（植物の葉や和紙など）を敷くと，匂い移りなども軽減できる．粘土が材料の陶器は空気を含んでいるため，使用前に真水またはコメのとぎ汁で煮沸処理して使用すると汚れが浸透しにくい．とぎ汁または水にひとつかみのコメを入れて煮沸してもよいが，よく乾燥させないとカビが生えるので注意．

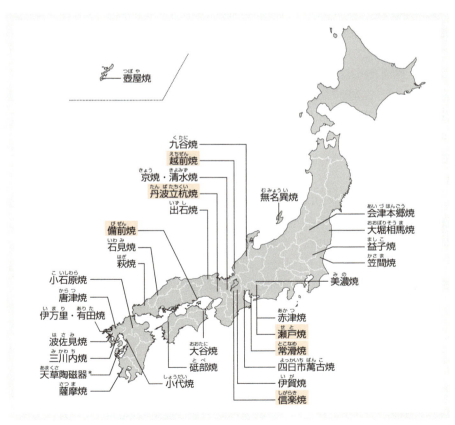

伊万里焼の絵付けのすばらしさを模倣し，技術を磨いたといわれている．

　日本には世界に類を見ないほど焼き物の産地が点在し，それぞれに味わい深い（図1.8）．皿の大きさは三寸皿や八寸皿など尺貫法で表され，小皿は薬味や醤油，中皿は取り分け，大皿におかずといったおおまかな用途もある．

三寸＝約9.1 cm，
八寸＝約24.2 cm

d．ヨーロッパ陶磁器の歴史

　ヨーロッパの陶器は，ペルシアからイスラーム教とともに伝えられたペルシア陶器を起源とする．ペルシア陶器は8世紀ごろから栄え，その技法は大変高度であったことから，ヨーロッパのみならず中国や朝鮮半島，日本にも影響を与えた．ヨーロッパでは，スペインのマジョリカ焼，イタリアのマヨルカ焼といった陶器が誕生し，各地にその技法が伝承された．

　17世紀になると，ヨーロッパに中国磁器が輸出されるようになった．当時のヨーロッパの人々は，磁器の薄さ，透き通るような白さを高く評価した．多くの貴族がこぞって収集するようになり，高値で取り引きされた．しかし，中国の内政により中国からの輸入ができなくなると，中国に代わって日本の磁器がヨーロッパ各地に輸出されるようになった．

　18世紀になると，ヨーロッパでも磁器を製造したいと考えるようになり，さまざまな研究が行われた．ドイツの国営窯であるマイセン窯は，カオリンという鉱物を発見し，磁器の製造に成功した．この技法が各地に伝えられるようになり，ヨーロッパでは一気に磁器が製造されるようになった．フランスでもカオリンを使った軟質磁器が開発された．一方，イギリスはウシの骨灰（ボーンアッシュ）を混ぜることで強固でありながら薄く，美しい乳白色の磁器（ボーンチャイナ）を誕生させた．その後，イギリス製の磁器は，イギリスの紅茶文化と相まって急速に発展した．こうして，アジア・ヨーロッパのみならず，世界各地に良質な窯が点在するようになり，料理を盛り付ける器が世界の食文化を支えるようになっていった（表1.7）．

　カルシウムを多く含むボーンチャイナの「チャイナ」は，中国が磁器の有名産出国であったことによるもので，磁器を「チャイナ」と呼んだことに由来する．さらに，中国風の絵付けを模倣したものを「シノワズリ」という．これはヨーロッパの人々が中国風のデザインを施したものを総称した名称である．今でも多くの有名窯がシノワズリを制作し，世界中で人気を博している．

B．　世界の食具の種類

　世界で使用されている食具の種類によって，ナイフ・フォーク食，箸食，手食に大別される．世界で最も多くの人々が選択している食べ方は手食であるといわれ，世界の約40％を占めている．一方，ナイフ・フォーク食は約30％を，箸食は，ナイフ・フォーク食と同様，約30％の民族が使用しているといわれている．

地域	国	焼き物の産地または窯元	地域	国	焼き物の産地または窯元
アジア，中東	日本	（表1.6参照）	ヨーロッパ	フランス	リモージュ焼，セーブル焼，ジアン窯，ベルナルド窯，レイノー窯
	中国	磁州窯，定窯，唐山窯，淄博窯，宜興窯，景徳鎮窯，越窯，徳化窯，石湾窯，潮州窯		イギリス	ウェッジウッド窯，スポード窯，ミントン窯，ロイヤルアルバート窯，ロイヤルウースター窯，ロイヤルクラウンダービー窯，ロイヤルドルトン窯
	台湾	鶯歌窯		イタリア	マヨルカ焼，リチャードジノリ窯，タイツー窯
	ベトナム	バッチャン焼，ソンベ焼		オーストリア	アウガルデン磁器工房，グムンデン焼
	タイ	ベンジャロン焼，セラドン焼，サワンカローク焼，ブルー＆ホワイト		スペイン	マジョルカ焼，リヤドロ焼
	トルコ	キュタフヤ陶器		オランダ	デルフト焼
北アメリカ	アメリカ	レノックス窯		デンマーク	ロイヤルコペンハーゲン窯
アフリカ	モロッコ	フェズ・サフィ陶器		フィンランド	アラビア窯
	チュニジア	ナブール焼		スウェーデン	グスタフスベリ窯
ヨーロッパ	ドイツ	マイセン焼，ドレスデン窯，ビレロイ＆ボッホ窯，フッチェンロイター窯，ローゼンタール窯		ハンガリー	ヘレンド窯

表1.7　世界の代表的な陶磁器・窯

ただし，スプーンは特徴的で，箸食文化圏においても，ナイフ・フォーク食文化圏においても併用されている場合が多い．

a. ナイフ・フォーク食

　イタリアでは11世紀ごろにナイフ・フォーク食が始まっていたとされている．この習慣がフランスに伝わったのは，イタリア・フィレンツェのメディチ家の娘であるカトリーヌ・ド・メディティスが，フランス王アンリ2世と結婚する際に持参したことによるといわれており，カトラリー（ナイフ，フォーク，スプーンなどの総称）とともにさまざまな料理やマナーなども伝え，フランス料理の洗練に大きく貢献した．しかし，そのころのフランスでは「神から与えられた食物は，神が作った手で食べるべきである」という考えから，ナイフ・フォークを使う習慣はなかなか浸透しなかった．やがて，食具の機能性が徐々に広まっていくことで使用されるようになり，料理の発展とともにその種類も増加していった．

b. 箸食

　箸の発祥は中国であり，殷王朝時代に黄河中原地域の遺跡から銅製の二本箸が出土されたのが最も古い記録とされている．しかし，これは取り箸であったと考えられている．その後，後漢時代の壁画には，貴族が箸と匙を使用して食べる様子が描かれていることから，このころから箸の使用が浸透していったのではないかと考えられている．

　日本人が箸を使用するようになったのは，AD3世紀以降であるという説があるが，古くは家の周りにある枝を削って使用されていたことから形骸がなく，年

1.5　世界の食器や食具

代を特定することが難しいとされている.

　日本における箸の最古の遺跡は，7世紀後半に使用されていたと考えられる祭器用の二本箸であり，奈良県飛鳥板蓋宮跡(あすかいたぶきのみや)から出土している．また，694年から710年に栄えた藤原京跡からは，食事用に使用されたとみられる檜(ひのき)製の箸が発掘されている．現在のところ，日本で日常に使用され始めた時期は，4～8世紀の間ではないかと推察されている.

　箸は中国からその他の東アジアに伝わり，広く使用されるようになったが，その材質，形状，使用法は国によって異なる（例：中国の象牙箸，韓国の金属箸，日本の塗り箸など）．一方，個人箸をもつ習慣は日本固有である．日本の個人専用食器をもつ習慣は世界でも珍しく，茶碗・湯飲みも個人専用を使用する．これはテーブルではなく箱膳を使用して食事をしていたことに由来し，箱膳に銘々の食器・食具を片づけていた習慣から固有の食器をもつ習慣が生まれたといわれている.

c. 手食

　ヒンズー教やイスラーム教を信仰する人々は，信仰の証として，手食を選択している．つまり，最も清浄な食具は，神が与えてくれた手であるという考えのもと，「神が与えてくれた食べ物は神聖なものであるから，清浄な食具（手）で食べなければならない」と考えられている.

　手食にもマナーがある．使用する手は右手であり，親指，人差し指，中指を使って食べる．その際，手のひらや指の根元が汚れないように食べるのがマナーとされる．手食で食べる場合，口よりも先に手が料理に触れることから，手食は手でも味わう食べ方であるともいわれる．イスラーム文化圏（イスラーム教を信仰する人々の地域）の大きな特徴である.

2. 東アジア，東南アジア，オセアニアの食文化

2.1 東アジア，東南アジア，オセアニアの食文化の概要

　アジア・オセアニアでは，コメ，ムギ，イモ，トウモロコシなどを主食とする国が多い．アジア諸国の食文化は歴史的に中国とインドの影響が大きい．

　アジア料理の調味には，ダイズを原料とした味噌や醤油，魚介を原料とした魚醤などの発酵調味料が多く用いられている．東アジア，東南アジアはスパイス，ハーブの重要な産地で，それらを使った料理も多い．オセアニアでは先住民やさまざまな国や地域からの移民によるそれぞれの文化の影響を受け，数百年の歴史を経て築かれた独自の食文化がある．日本については6章にまとめた．

2.2 中国の食文化

　中国は東アジアに位置し，BC6000～BC5000年ごろには中国文明が栄えた．さまざまな民族に支配され，また共存してきた歴史がある．現在の中国は，人口の約90%を占める漢族と55の少数民族で構成されている多民族・多宗教国家である．また日本の約26倍もの広大な国土があり，その半分以上は少数民族によって占められている．

　中国の文化は歴史が古く，東西の多様な文化が交流し，ぶつかりながら常に大きく変動してきた．食文化においては，長年にわたり，さまざまな少数民族により中央アジアや東南アジアから中国料理を構成する重要な作物や料理法が漢族にもたらされ，現在に至っている．また，台湾は何度かオランダやスペイン，日本に統治されてきた歴史があり，台湾の食文化は，福建料理をもとにした郷土料理「台菜」（台湾料理）に諸外国の食文化の影響を受けた形になっている．

中国の食文化は，漢族の食に他民族の食べ物が合流し創り出されたもので，異文化の食について寛容である．外来の食材や調理法を多く取り入れてきた歴史があり，食材が多彩で，多種多様である．このように中国料理には長い歴史があるが，現在でも絶えず変化し発展し続けている．

中国料理はフランス料理，トルコ料理とともに世界の三大料理の一つとされている．本格的な宮廷料理や伝統料理，大衆料理そして家庭でも調理できる料理として世界中の人々に支持されている．中国料理は，どこの国の食材であっても手軽においしく調理できるものが多く，味も多くの国の人々に受け入れられ，変化し世界中に広まった．そのため今では，中国料理といっても，それぞれの国によって中国本土の料理と異なるものも数多い．

A. 中国の調理法の歴史

北京市房山県周口店で発掘された遺跡から，北京原人が火を使って焼く料理をしていたことが実証されている．新石器時代になって土器や陶器を作り，煮る料理が始まった．その後，BC4000年ごろの西安の東郊外の半坡村遺跡から底にたくさん穴のあいている陶器（かめ）が発掘され，これは現在の「せいろ」（蒸し器）にあたるもので，蒸すという調理法が相当普及していたと考えられている．

秦の始皇帝がまだ中国を統一する以前の，BC11世紀ごろの周王朝初期の記録書『周来』の記載によると，膳夫という身分があり，彼ら料理人が王や皇后，皇太子のおかず・菓子などの食事を掌握していたとされている．食事内容も多彩になり，調理方法も，焼く，煮る，酒漬け，塩漬けなどがあり，調味料として多種類の醬（ひしお）が用いられていた．この周の時代には，魚などを原料とした調味料が存在していた．

紀元前後の漢の時代には，東西文化の交流を促したシルクロードが切り開かれ外国との貿易も盛んになり，キュウリ，タマネギ，ニンジン，ホウレンソウなどの野菜や，ブドウ，ザクロ，スイカなどの果物，コショウなどの香辛料や食用油が伝来し，人々の食生活はますます豊かになった．また，仏教がインドから伝わり，仏教にかかわりの深い豆腐という加工食品も浸透し，料理の種類も増え，品質も大きく向上した．

220〜280年ごろの三国時代には，焼く，蒸す，煮る，乾す，漬けるといった調理法が一般化され，中国料理の基本がほぼできあがっていた．現在の中国料理に多く見られる炒める，揚げるといった調理法の起源は，960年以降の北宋の時代に磁器を作るための石炭窯を，料理用の炉やかまどとして使うようになって広まったといわれている．このころは日本の平安時代にあたる．

隋（581〜618年）や唐（618〜907年）の時代に，調理は技術から学問へと大きな飛躍をとげ，多くの料理についての書籍が残されている．中国では孔子が『論語』の

中で食物に対するさまざまな教えを残し，中国思想の本流でも古代から食の楽しみが肯定されている．男性が食べ物の知識や技術をもつことは教養の一部であった．唐の時代には，陶磁製造業の発展によって，中国料理の品質，色彩，味，形，器という料理に重要な要素が整い，中国の調理技術は発展をとげた．

B. 中国料理の食事法

a. 分餐

現在の中国料理は，複数の人々が同じ食卓につき，大皿から料理を取り分ける集餐（ディーツァン）が習わしであるが，春秋時代から戦国時代には，飯は同じ器に盛られることがあるが，おかずは1人ずつ器に盛り付けた分餐（フェンツァン）であったことが書籍や壁画に記されている．飯やおかずの置き方にも決まりがあり『礼記（らいき）』によると，飯は食べる人の左側に，汁物は右側に，その外側に膾（なます）と焼いた肉を置くなどの記載があり，食膳が別々であったことがうかがえる．また，このころの書物には食事の回数は1日3食という記述があるが，一般庶民は1日2食であった．

b. 箸と匙

中国では，戦国時代[*1]ごろから箸と匙（さじ）を使用して食事をする風習があり，飯や副食も匙で食べていたとされている．明の時代[*2]から飯，副食物は箸で食べ，匙はスープ類専用の道具として分けて使用するようになり，短い長さの陶製のチリレンゲ型の匙が使用されるようになった．箸を使う習慣は，ベトナム，朝鮮半島，日本にも採用された．現在のベトナムでは中国式に箸と匙を使い分け，朝鮮半島では中国の古い風習を残して飯も匙で食べる．汁物の器として椀が発達した日本では，箸だけで食事をしている．

箸の置き方については，日本では箸は横向きに置くのが常識であるが，中国においても古くは横向きに置かれていた．張競（チョウキョウ）『中華料理の文化史』（筑摩書房，2013）によると，唐代の墓室の壁画の宴会の場面に，低い食卓の上に箸は横向きに置かれていることや，敦煌（とんこう）の莫高窟（ばっこうくつ）の壁画にも宴席では，箸と匙が横向きに置かれていたことからも，古くは中国も箸を横向きに置いていた．その後，宋から元の時代に，箸は縦向きに置くようになったようである．この時代は動乱の時代で，騎馬民族などの多くの異民族が漢民族の居住地に移民し，彼らは肉を主食にして食事にはナイフが使われており，これは横に置くと落ちて自分に刺さり危険なので縦に置いており，それに習って箸も縦に置くようになったとされる．またこのころ，乳製品が遊牧民族によって中国にもたらされた．

c. 外食

中国は古くから外食施設が発展した国で，漢の時代には飲食店があり，朝食や昼食は家庭ではなく，手軽に食堂をよく利用し，外食が食生活の一部であった．現在でも中食（なかしょく）や外食の習慣があり，海外のファストフードにも寛容である．

---

*1 BC403〜BC221年
*2 1368〜1644年

日本発祥の回転テーブル

日本の中国料理店でみかける回転テーブルは，1932（昭和7）年ごろ，日本人が考案したもので，戦後，華僑の人々がその便利さから，世界各地の中国料理店に伝えていったと考えられている．当初は和室に平座席として設置されていたが，時代とともにテーブル席へと変化していった．回転テーブルを使うことで，客は遠慮せずに自分の皿に料理を取り分け，店は一人ずつ盛り分ける必要がなくなり，両者に利点をもたらした．　　　　　（冨田）

C.　中国の地方料理

中国は日本の約26倍の広大な土地を有し，歴史はもとより言語や気候風土も多種多様であり，食材や収穫物もさまざまで，料理の種類は郷土的なものを含め膨大な数になる．中国語で料理の種類を「菜系（ツァイシー）」という．中国語では，日本語でいう「料理」には「菜」の字が当てられる（表2.1）．

中国の地方料理の分類数は中国食文化研究者のなかでも諸説あり，4，8，12など定まっていない．中国八大料理（八大菜系）は，山東（さんとう）料理，江蘇（こうそ）料理，浙江（せっこう）料理，安徽（あんき）料理，福建料理，広東（かんとん）料理，湖南（こなん）料理，四川（しせん）料理とされる．中国四大料理（四大菜系）は，山東料理，江蘇料理，広東料理，四川料理とされている．また長江の北と南で2通りに分類する方法もある．日本では中国料理を，北方系（山東料理など），西方系（四川料理など），南方系（広東料理など），東方系（上海料理など）の4つに分類することが多い（図2.1）．

a.　北方系の山東料理など

中国北部にある農村地帯や黄河近郊で作られる麦などの穀物や魚介類などの豊富な食材を用いた料理である．料理の歴史は古く，明や清の時代（1368～1912年ごろ）には宮廷料理として北京の宮廷で食されていた．後に「満漢全席（まんかんぜんせき）」と呼ばれ

表2.1　中国料理の献立（菜単（ツァイタン））の例

[参考：食べ物と健康，給食の運営　調理学実習　第2版（大谷貴美子ほか編），p.37，講談社（2019）]

順序	内容
葷盆（フンペン）	前菜で，冷菜のクラゲやピータン，棒棒鶏（バンバンジィ）などの盛り合わせ
大菜（ターツァイ）	炒菜（チャオツァイ）（炒め物），炸菜（ヂャーツァイ）（揚げ物），蒸菜（チョンツァイ）（蒸し物），煨菜（ウェイツァイ）（煮物），溜菜（リュウツァイ）（あんかけ），烤菜（カオツァイ）（焼き物）から，8品程度組み合わせる．最初に出す料理は頭菜（トウツァイ）と呼ばれ，その席の代表的な料理であり，宴席の格を示す．材料（肉，魚介，野菜など）や調理法，味つけなどが重複しないように，味の濃淡や変化をつけて構成する
	湯菜（タンツァイ）は汁物（スープ）で，あっさりとした味つけで，清湯（チンタン）スープが多い．大菜の最後に出される
点心（ティエンシン）	甜点心（ティエンティエンシン）（杏仁豆腐などの甘い菓子類），鹹点心（シエンティエンシン）（塩味の麺や飯類）で，1品の場合は必ず甜心に限られる．2品以上の場合は両方出される．果子（グオツ）（果物や木の実），茶（チャー）が供される

28　　　　2.　東アジア，東南アジア，オセアニアの食文化

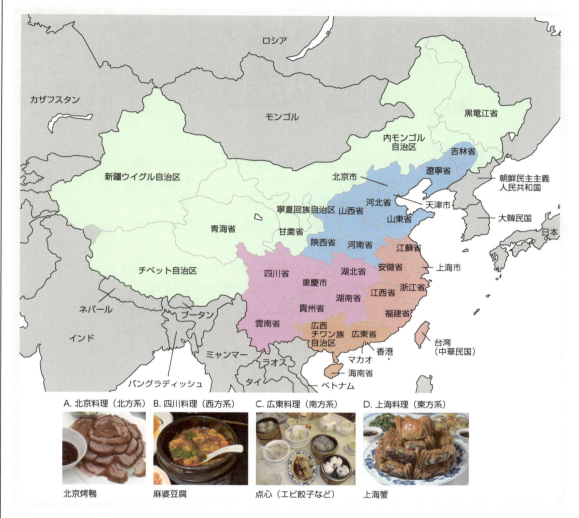

A. 北京料理（北方系）　B. 四川料理（西方系）　C. 広東料理（南方系）　D. 上海料理（東方系）

北京烤鴨　　　麻婆豆腐　　　点心（エビ餃子など）　　上海蟹

図 2.1　中国料理の地方料理

■ 北方系
■ 西方系
■ 南方系
■ 東方系

［A：中東真紀，B：牧野利明，C：Lorenzarius，D：講談社資料室］

る豪華な宴会料理が確立され，この流れを引き継いでいるのが，現在の北京料理である．緯度が高く寒冷な地域なので，獣肉類や獣油を使った強火での炒め物や揚げ物が多く，スープ料理も有名である．代表料理は油爆双脆（ヨウバオシュワンツイ）（揚げた豚や鶏の内臓の中華スープベースの餡(あん)かけ），烹大蝦（ホウダァシァ）（エビの揚げ煮），涮羊肉（シュワンヤンロウ）（羊肉のしゃぶしゃぶ）などがあり，小麦粉を原料とする餃子（チャオツ）や包子（バオツ），麺類も発達した．日本では饅頭（マントウ）（蒸した中国のパン），水餃子（シュエイヂャオツ），皮蛋（ピータン），糖醋鯉魚（タンツゥリーユィ）（揚げた鯉の甘酢餡かけ），北京烤鴨（ダック）などに親しみがある．

b. 西方系の四川料理など

重慶(じゅうけい)市や四川省，雲南省，貴州省などの周辺地域をも含め，中国有数の穀倉地帯の料理である．湿度が高く，夏と冬の寒暖の差が大きく，高温多湿の地域な

2.2　中国の食文化　　29

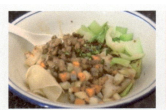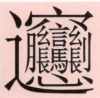

図 2.2 西安料理ビャンビャン麺とその漢字
ビャンビャン麺は幅広であることのほかに，そのビャンの漢字が57画（58画という説も）あることで覚え歌もあることで有名．
[冨田圭子]

らではの食で，一般にトウガラシや中国山椒の花椒（ホワジャオ），豆板醤（トウバンジャン），椒麻醤（ジャオマージャン）などの香辛料を効かせる辛い中国料理が多く，ほかの地方の料理に比べて香辛料を多用する．辛い麻婆豆腐（マーボートウフ）や担担麺（タンタンミエン），宮保鶏丁（ゴンバオヂイディン）（鶏肉とナッツの唐辛子炒め），麻辣火鍋（マァラァフオグオ）（辛い鍋物）などのほかに，辛味のない棒棒鶏（バンバンジー），回鍋肉（ホイコーロー）など日本でも親しみのある料理も多い．四川料理は種類が多いのも特徴である．

また，中国の中央に位置し黄河と長江（揚子江）の間にあり，シルクロードの東の拠点であった長安（ちょうあん）（現在の西安市（せいあん））の料理は，各国の料理の影響を受けている．この西安料理は小麦の料理が多く，豊富な香辛料を使い，辛い汁麺の岐山麺（チーシャンミエン）（手延べ細麺），旗花麺（チフアミエン）（小さくカットした麺）や日本で有名な西安刀削麺（シーアンタオシャオミエン），ビャンビャン麺（幅広麺と具の混ぜ麺，図2.2）がある．

c. 南方系の広東料理など

中国南部の広東省，香港，マカオや海外の広東系住民の居住地区で食べられている料理である．温暖な気候により農産物が大変豊かで，海に面しているため海産物も多い．豊かな食材に加え，中国各地や海外の調味料や調理法の影響も受け「食は広州にあり」と称されるほど発展した．一般に薄味で，素材の特徴を生かしたさまざまな料理や健康を重視した漢方料理もある．代表的料理には，烤乳猪（カオルウヂュウ）（豚の丸焼き），白灼蝦（バイチュオシャー）（ゆで海老），脆皮鶏（ツイピージー）（鶏のパリパリ揚），蒸冬瓜盅（チョントングワチョン）（冬瓜（すぶた）の五目詰め蒸しスープ）などがある．日本では，酢豚やシュウマイ，フカヒレスープ，牛肉のオイスターソース炒め，ツバメの巣のスープなどが有名である．広東語である飲茶（ヤムチャ）や雲呑（ワンタン）は，中国料理の中では最も世界中に広まっている．これは，清時代（1616〜1912年）以降にアメリカ本土，ハワイ，東南アジア各地などに多数移住した中国人に広東省出身者が多かったことに起因している．日本でも横浜中華街や神戸南京町には広東系の華人（かじん）＊が多く，広東料理店が多い．

d. 東方系の上海料理など

長江（揚子江）の中下流地域一帯と海に面した地域の料理である．長江の淡水性のカニや淡水魚，東シナ海のエビ，魚介類をふんだんに使った料理が特徴である．有名な上海蟹は，淡水性のカニである．また紹興酒（シャオシンチュウ）（しょうこうしゅ）の産地としても有名である．海外との交流も盛んで，さまざまな食材と組み合わせて発展した料理が数多く，味付けは酒や醤油，黒酢などをふんだんに使うため，甘くて

＊移住先の国籍を取得した中国人をいい，取得していない者は華僑という．

濃厚でコクがある。八宝鴨(バーバオヤー)(アヒルにもち米と8種類の具を詰めた蒸し物)，蝦子大烏参(シャーズダーウーシェン)(ナマコの醤油煮込)などの伝統料理や乾焼明蝦(ガンシャオミンシャー)(エビのチリソース)，上海蟹を用いた料理，小籠包(シヤオロンバオ)，生煎饅頭(ションジエンマントウ)など，日本でも八宝菜(バーバオツァイ)，上海焼麺(シャンハイチャウミェン)，両面黄麺(リャンメンホアンミェン)(上海風かた焼きそば)など馴染みのある料理が数多くある．

D. 行事や宗教に由来する料理

中国の旧正月である春節では特別な食事を摂る．幸運な食べ物としてその発音や外観から魚*などを食べるが，地方ごとにも特色がある．北方では餃子，東方では春巻が好まれ，そのほか，みかんや元宵団子，長麺などを食べる．また，前日を除夕と呼んで，年糕(ねんこう)という餅を食す(図2.3)．

中国料理には，宗教に由来するイスラーム教徒の清真料理(チンチェン)(清真菜)と精進料理(スウツァイ ヂャイツァイ)(素菜，斎菜)がある．清真料理は，中国のムスリムの料理をさし，豚肉由来食材や一部の魚介類由来食材を使わない，酒で味の下ごしらえをしないなど，ハラールが遵守されているなどの共通点がある．また，多くの少数民族の特徴ある料理も存在する．

E. 中国の薬食同源

中国の食事は，礼を重んじながら楽しみ，人との和を保つものであると同時に，満腹感を得るためだけではなく，病気を予防し，健康を維持するためのものである．人々は，その食材はどう食べれば身体によいか，どの食材と組み合わせれば体調を調整し健康を保つことができるか，また，相性が悪い食材などは一緒に調理をしないなど，食材の組み合わせや調理法を考えている．この「薬食同源」*の考え方に基づく食事が「薬膳」である．薬膳料理は中国の陰陽思想と五行思想が結び付いて生まれた陰陽五行説(いんようごぎょうせつ)という思想に基づいており，この思想は日本の料理にも大きな影響を与えてきた．

F. 日本における中国料理

中国料理は，世界各地に移住した華僑(かきょう)によって世界中に広められた．日本においては，中国人の貿易商が，広東省や福建省出身の人を使用人や料理人として伴

*中国語で「魚」と「余」が同音で，「年年有余」(毎年よい収穫がある)を「年年有魚」として，魚を丸ごと蒸した料理などを食べる．

*「医食同源」という言葉は，中国の薬食同源思想から着想を得て，日本で1970年代に医師の新居裕久(あらいひろひさ)により造語されたものであるが，発想の元になった中国へ逆輸入された．

図2.3 春節の料理例

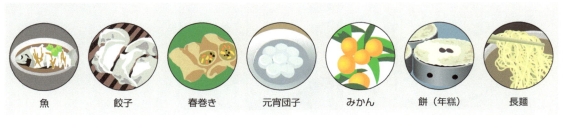

魚　　餃子　　春巻き　　元宵団子　　みかん　　餅(年糕)　　長麺

2.2 中国の食文化

い訪れ，彼らにより中国料理（広東料理，福建料理）を日本（長崎）に伝えた．その後，鎖国政策が解かれ明治以降に華僑が長崎，神戸，横浜などに移動し中国料理店を開き，その後，日本人の味覚に合うように独自の変化をして，中国料理は一般に広まった（図2.4）．

第二次世界大戦前は広東料理が中心であったが，戦後（1945年～），満州（中国東北部の旧称）で暮らす日本人が帰国し北京料理が伝わり，1960年代にはテレビの料理番組で四川料理が紹介され，1980年代になると中国の改革開放の動きにより多くの上海料理の料理人が日本へ入国し，広東，北京（山東），四川，上海などさまざまなジャンルの中国料理が日本に広まった．

沖縄は歴史的背景から中国とのかかわりが深く，沖縄料理のラフテーのような豚肉料理やチャンプルーといった庶民的な豆腐と野菜の炒め物など，「沖縄化」された中国料理が多くある．長崎の卓袱（しっぽく）料理は，中国伝来の料理にポルトガルやオランダの料理が合流し，長崎独自の和・華・蘭料理へと発展し，今では伝統の郷土料理となった（p.107コラム参照）．日本の中国料理は，日本人の食生活に合わせて変化し，中国には存在しないオリジナルの中国料理（ラーメン，焼き餃子，冷やし中華など）があり，酢豚，八宝菜，麻婆豆腐なども，中国のものとは異なることが多い．このように，中国料理は他国の料理や食材を積極的に取り入れ，応用し新たな料理として，各地に浸透している．

図2.4 日本における中国料理
［A：編集部，B：南京町商店街振興組合，C：一般社団法人長崎県観光連盟，D：（チャンプルー）上原由菜，（ラフテー）高橋朋香］

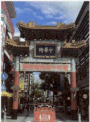
A. 横浜中華街

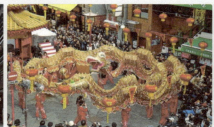
B. 神戸南京町

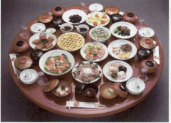
C. 卓袱料理

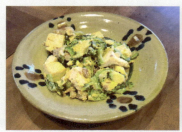
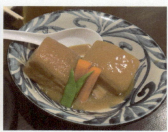
D. 沖縄料理（チャンプルー，ラフテー）

2.3 韓国の食文化

A. 韓国食文化の歴史

韓国は温帯に属し，四季が明確に区分されていることから，農業や畜産に適している．農業や畜産を中心とした生活様式が形成されるようになると，それらが食文化にも大きな影響を与えていった．特に，コメをはじめとする穀類を主食，それ以外を副食（おかず）とし，野菜，豆，肉，魚を組み合わせて主菜，副菜，汁物に分類する食事様式が整えられたことは，韓国の食文化の基礎となった．

韓国料理の調理法の特徴は，揚げるよりも蒸す，煮る，茹でる，焼くを多く用いることであり，油はむしろ炒め物に使用される．特に，ごま油をはじめとする種実から作られたさまざまな油を料理に応じて使い分けるのが特徴である．また，韓国人が発酵食品を発展させた功績は大きく，発酵調味料をうまく料理に取り入れ，韓国料理に奥行きをもたらした．

a. 韓国の旧石器時代から三国時代へ

旧石器時代（70万年前ごろ～），中央アジアから中国大陸を東へ進み，韓半島（朝鮮半島）に定着した漢民族は，新石器時代（BC8000～BC1500年）を境に今までの狩猟生活から農耕生活に移行した．そして，三国時代（BC1世紀～AD7世紀），高麗時代（918～1392年），朝鮮時代（1392～1897年）などを経て，韓国の食文化を形成していった．三国時代以降の食文化の成り立ちを以下に述べる．

三国時代には，鉄器文化の定着により農産物の生産量が増加し，雑穀とコメを主食とした食事様式が形成されていった．また，醤，酒，塩辛，キムチなど発酵食品の技術が発展し，常備食品として使用されるようになった．また，ウシ，ブタ，ニワトリが飼育されるようになり，特にこのころ中国（モンゴル）から肉のジョク（串に刺した肉）が伝来し，好んで食されるようになった．ジョグは，現在の「焼肉」の前身とされている．

b. 統一新羅時代

統一新羅時代（676～935年）は仏教の影響を受けた時代であり，肉食が制限され，野菜中心の食生活に変化していった．とりわけ仏教行事や結婚式には茶とともに餅や韓菓が供されるようになり，その風習が定着した．

c. 高麗時代

高麗時代においても厳格な肉食制限が続いたことから，菜食料理である寺の寺刹料理が尊ばれるようになった．また多様な穀類の普及によって餅の加工技術が発達し，仏教の影響も相まって，茶文化と韓菓が発展していった．高麗末期に

韓国ではハングルを用いるが，本書では日本語の漢字にカナルビを用いて表現した．

なると肉食の制限が緩和され，肉料理が復活して料理法も多様化し，三国時代からあったサム（包む）文化がより流行することになった．また，塩が国の専売事業となり，漁業も盛んに行われるようになっていった．汁物は，コンブ，塩，醤油，味噌で調味し，肉入りの汁物にはネギを入れて供された．調味料の使用方法によって汁物の種類を幅広く展開していった．さらに，高麗時代といえば青磁の茶器や食器が発展した時代であり，高麗の「食」もまた器とともに発展していった．

d. 朝鮮時代以降

朝鮮時代は，儒教を国の理念とした時代であり，先祖や親を敬うことが最も重要視された．ソルナル（旧1月1日）やチュソク（旧8月15日）の朝には茶礼床（チャレサン）を，祖父母や親の命日の夜には忌祭祀床（キチェササン）を準備して先祖を供養する習慣が生まれるなど，さまざまな行事食が生まれた．それとともに，飯とおかずを準備して食卓を整えるサンチャリム（日本でいう膳にあたる）の基本型である飯床（バンサン）（飯と料理の組み合わせ）が確立した．飯床は，おかずの数によって三チョプ飯床，五チョプ飯床，七チョプ飯床，九チョプ飯床，十二チョプ飯床（図2.5）と5つに分類される．十二チョプ飯床は，宮中料理で王に捧げる食事であり，スラサンともいう．チョプはおかずのことで，汁物，キムチ，醤油はおかずとしては数えない．最も少ない三チョプ飯床でもナムル（野菜の和え物），焼き物，漬け物（チャンアチ）などが含まれ，多彩な料理が楽しめる献立になっている．この主食と副食を組み合わせたサンチャリムの発達は，宮廷料理，名節料理（ミョンジョル）（時節），季節料理（チョルシッ）（時食），郷土料理へと発展し，現在

韓国の宮廷料理

朝鮮時代には王権中心の文化を開花させており，食文化の発展にも寄与した．各地域から集まった献上品をふんだんに用い，調理技術に優れた厨房尚宮（バンサングン）（厳しい修行を積んだ宮廷女官）の最高の腕によって仕上げられた宮廷料理は，韓国食文化の結晶であり，現代にも伝承されている（図2.5）．　　　（康）

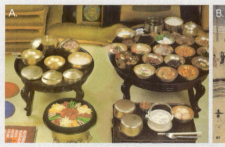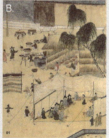

図2.5　十二チョプ飯床（A）と朝鮮時代の男性料理人（B）
［A：韓国観光公社，B：韓国国家遺産庁，スラカンの秘密，20510］

の韓国の伝統食文化に引き継がれている.

B. 韓国食サンチャリムの種類

サンチャリム（膳）は，日常の食事として主食が飯であるもの（飯床），飯以外の麺（麺床），粥（粥床），雑穀（トック床），韓国式餃子（マンドゥ床）などに分類される. 飯床は飯が主食で，おかずの数によって三チョプ，五チョプ，七チョプ，九チョプ，十二チョプ飯床がある. 粥床は粥が主食の膳で，幼児や体力の弱い人，高齢者のための膳である. 麺床は麺が主食の膳で，結婚式やお祝いのときに大勢の来客を接待する. トック床は餅入りのスープ（トック）が主食の膳で，正月に食べる. マンドゥ床はマンドゥが主食の膳である.

また誕生日，結婚式，還暦など特別な目的に応じてさまざまな膳で供される（表2.2）. 目的による特別な膳は，生まれてから生涯を全うするまでの間に行われる特別な日に準備する膳である.大切な人生の節目に親戚一同や友人が集まって準備した料理を一緒に食べたり分け合ったりして，宴会のような楽しい時間を過ごす. これは福を分け合うという意味を含んでいて，韓民族の"情"という特有なものでもある. 韓国人は一人で食事をすることは少なく，他人との食事を通じてコミュニケーションを図り，人間関係を大事にしている.

C. 韓国料理の特徴

a. 主食（飯）と副食（おかず）の区分が明確

主食は飯，粥，麺，トックやマンドゥである. 副食には，グク（スープ類），チゲ（煮込み鍋料理），ジョンゴル（鍋料理法），ナムル，ジョン（蒸し焼き類）やグイ（焼く調理法），ジョク（串焼き法），チム（蒸し料理），その他発酵食品を配する（表2.3）. 副食の食材は，肉類，魚介類，野菜類，きのこ類，豆類などであり，主食と副食が

表2.2　韓国料理の目的によるサンチャリム（特別な膳）

ペギルサン 百日床	子どもが生まれて100日目を祝う膳
ドル床	子どもが生まれてはじめて迎える誕生を祝う膳. 食べ物のほかに金，糸，弓，本，コメなどを並べる. 子どもが欲しがるものを手に取ってもらい，子どもの将来を占う
ジュアンサン 酒案床	来客用，酒で来客を接待するための膳. 酒の種類や客の好みを考慮して準備する
タグァサン 茶菓床	来客用，食事以外の時間に伝統茶と韓菓を中心とした接待用の膳
キョザサン 交子床	来客用，宴会用の膳. 主食は温麺，冷麺，トックなど季節にあったものを一つ選び，ほかに沢山の料理を準備する
センイルサン 生日床	誕生日を祝う膳. ワカメスープは必ず添える
ペベクサン 幣帛床	結婚式が終わって花嫁が嫁ぎ先の家族に挨拶するときの膳
ファンガプサン 還暦床	還暦を祝う膳. 料理と韓菓を供える. 韓菓の数は奇数を使用，高さは30〜70 cm程度，高いほど真心を表すといわれる
キチェササン 忌祭祀床	亡くなった先祖の命日に供える膳. 深夜に行う

2.3　韓国の食文化

表 2.3　韓国料理と料理法と例

グク（スープ類）	みそ汁，わかめスープ，もやしスープ，卵スープなど	
チゲ（鍋料理）	キムチや肉，魚介類，豆腐などをデンジャン（味噌），コチュジャンなどで味付けて煮込む調理法	キムチチゲ，デンジャンチゲ，スン豆腐チゲなど
ジョンゴル（鍋料理）	薬味で和えた細切れ肉に野菜を入れて煮る鍋料理．主材料の肉や魚介類，きのこ類によって料理名が決まる．だし汁が半分以下になるまで煮詰める調理法	ブルゴギジョンゴルなど
ジョン	食材に小麦粉と溶き卵をまぶして油で焼く韓国独特な調理法	ホバクジョン（ズッキーニジョン）など
グイ（焼き物）	焼く調理法	センソングイ（魚グイ）など
ジョク（串焼き）	味付けした肉類，海鮮，野菜など串に刺して焼く調理法	ソゴギジョク（牛肉ジョク）など
シンソルロ（神仙炉による鍋料理）	中央が煙突状になっている神仙炉という鍋の煙突部分に炭火を入れ，短冊形に並べた材料にだし汁を入れ，煮詰める調理法	ヘムルシンソンロ（海鮮シンソンロ（海鮮シンソルロともいう）など

A．タクカンジョン（甘辛鶏のからあげ）　B．キムパブ　C．コチュジャントッポッキ

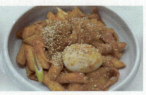

図 2.6　韓国人が好んで食べる料理
［康薔薇］

明確に区分されている．韓国人が好んで食べる料理の例を図 2.6 に示す．

b.　韓国料理の食材や調理法による料理名

（1）サム（包む）文化　　韓国では料理を野菜の葉に包んで食べる習慣がある．サムは，野菜で肉や飯を包むことをいう．サンチュ（野菜）でサムキョプサル（豚肉）を包んで食べる料理はとても人気があり，刺身や海藻類などを包んで食べることもある．基本的には自分で包んで食べるが，食事中に家族や好きな人にサムを包んであげたりすることもある．

（2）ビビム（混ぜる）文化　　韓国には料理を混ぜるビビムという文化がある．すでに混ぜてある料理もあれば，混ぜてから食べる料理もある．韓国では，混ぜることで料理全体の味の調和を図る．代表的なビビンパは宮廷料理に由来しており，飯の上に野菜や肉などをのせる料理であるが，食べるときにはスプーンを使ってしっかり混ぜて食べるのが正しい食べ方である．各地域には地域固有のビビム料理が存在し，郷土料理として食されている．

c.　祝いなどの大切な食事に餅を欠かさない

伝統料理の一つである餅は，韓国の青銅器時代（BC15世紀～BC4世紀ごろ）に作られるようになったと考えられている．やがて，宮廷と両班（官職についている人）によって，餅の種類が多様化されていったとされている．餅は名節（伝統的な行事）

> **飯を食べると元気になる**
>
> 昔から韓国では「飯を食べると元気になる」という言い伝えがあり，飯を含む食事は薬と信じられてきた．食事の時間に親しい人と出会ったときには「食事はしたの？」と親しみを込めて挨拶の代わりに聞いたりもする．現在でも朝食には「飯」を食べる割合が多く，出勤する人のための早朝に営業する食堂が多い．　　　　　　　　　　　　　　　　　　　　　　　　　　（康）

や祭祀（チェサ）（日本の法事にあたる），祝いの膳には欠かせない食べ物で，隣人と分け合うために量を増やして作られる．つまり，韓国人にとっての餅は，祝いの気持ちの象徴であるといえる．餅は，うるち米やもち米の粉を材料にし，蒸す，茹でる，蒸して圧縮する，油で焼く方法で作る．そして，さまざまな色，模様，形に加工する．餅は昔も今も後食（フシク）（デザート）として好んで用いられており，最近では，伝統餅カフェなどが登場し，餅で作った誕生日ケーキが販売されるなど，人気を博している．

d. 薬食同源と陰陽五行説の思想を料理に込める

韓国の食文化には，古くから薬食同源と陰陽五行説の思想が深く根付いており，韓国人は食事と健康に関心が高い．薬食同源の思想をよく表す代表的な料理の参鶏湯（サムゲタン）は，真夏の暑さがピークになる三伏（サムボク）[*1]期間中に食べる．若鶏にもち米，薬用ニンジン，ニンニク，クリ，ギンナン，ナツメ，針桐（ハリギリ）などを加え，長時間煮込む料理であり，暑い夏にサムゲタン（図2.7A）を食べて暑さをしのぐ風習は現在も続いている．

陰陽五行説は，宇宙の変化を5つにまとめた東洋哲学の理論である．韓国人は昔から宇宙を表す五色（オセック）（黄，青，白，赤，黒）をよく用い，この調和が陰陽のバランスを整えると考え，大切にしてきた．この思想は食文化のみならず，伝統衣装のチマチョゴリや寺の建築にも深く浸透し，華麗な美しさを醸し出している．また，料理やコミン（料理の飾りつけ）に天然材料の五色を取り入れ，視覚的おいしさの向上も図っている．宮廷料理のシンソルロ（神仙炉，図2.7B），クジョルパン（九節板，図2.7C），ビビンパ[*2]，タンピョンチェ[*3]は，五色を目で楽しむことが

[*1] 日本の丑の日にあたる．いちばん暑い旧暦6～7月の間にある3日間で，初伏，中伏，末伏を三伏という．

[*2] 飯に彩りのナムル（野菜）と肉，海苔をのせ，コチュジャンヤンニョム（合わせ調味料）をかけた料理．

[*3] 緑豆のデンプン粉をゼリー状に固めたものに，炒めた肉やセリ，錦糸卵，海苔など五色の材料を並べた料理．

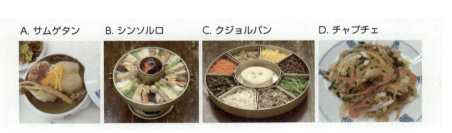

図2.7　韓国の薬食同源と陰陽五行説の思想が込められた料理の例
［A，D：康薔薇，B，C：大韓給食新聞］

2.3　韓国の食文化

できる代表的な料理である一方で，チャプチェ（図2.7D），トッポッキ[*1]は五色を混ぜて食べる代表的な料理である．

e. 多様な調理法で料理に変化をもたらす

朝鮮時代からの主食と副食が明確に区分された食事形態は，おかずの種類が必要であった．それに伴って魚介類，肉類，海藻類，野菜類，きのこ類などの材料で構成されるグク，チゲ，ジョンゴル，チム，ナムル，ジョク，ジョン，センチェ（生菜を調味して和える），キムチ，チャンアチ，チョッカル（塩辛）など料理の種類が多い．これらは，焼く，煮る，ゆでる，蒸す，炒める，揚げるなどの調理法と，発酵と貯蔵により作られる料理で，多様な料理が展開される．

f. 空間展開型，1つの食卓にすべての料理を並べて楽しむ

韓国料理はすべての料理を1つの空間（テーブル）に並べ，料理全体を眺めて食べる空間展開型を常とする．膳の種類がTPOによって異なる場合であっても，飯と副食をすべて1つのテーブルに並べて食べる概念は変わらない．特に接待用の膳は，ごちそうをする気持ちを込めて，「膳の脚が折れるほど料理を並べる」という言葉があるほど多くの料理を並べる．接待される側も，一堂に並べられた料理の品数や種類を見て，そのもてなしの気持ちに感謝するのである．そして客は，満足の意思表示として食べ残すことが礼儀とされている．

TPO : time, place, occasion

g. ヤンニョムとコミョンに秘められた味と彩り

韓国の料理は，デンジャン（味噌），コチュジャン，醤油，塩，ハチミツ，ごま油などの調味料に，さらに唐辛子，ニンニク，ショウガ，ネギなどの薬味を使って味を引き立てる．料理の味を引き出すために使う材料の総称を薬念[*2]という．陰陽五行説を起源とする味である五味（甘味，塩味，酸味，辛味，苦味）の調和をもたらしているのがヤンニョムである．

また，料理の仕上げには料理の彩りのために五色の食材がトッピングされ，華やかさが演出される．この五色のトッピングのことをコミョンという．

h. 節食と時食が発達

朝鮮半島に住む人々は農耕中心の生活であったことから，豊作を祈願する行事が多く，伝統的に太陰暦を使用して二十四節気を基準とした料理を発展させてきた．二十四節気は1年を春夏秋冬の4つの季節に分け，さらにそれぞれを6つに分け，合計24に分割された季節に各々名前を付けたものであり，古くから季節の移り変わりの目安としてきた．この節目節目に作る料理を節食，各季節に作る料理を時食という．これらの日には，家族や親戚，隣人が集まって料理を分かち合い，健康と幸運を願う．

(1)韓国最大の名節と茶礼床　韓国最大の名節（祭日）は，ソルナル（元旦，旧1月1日）とチュソク（秋夕，旧8月15日）である．これらの日の朝には先祖に感謝する気持ちを込めて，飯，グク，ナムル，ジョン，ジョク，チム，グイ，餅，韓菓，果

*1　米粉で作った餅をベースに，野菜，蒲鉾などを入れて，コチュジャンヤンニョムで炒めた料理.

*2　薬になるよう念頭におくという意味.ほかにコショウ，桂皮（シナモン），山椒（サンショウ），水飴，砂糖，酢などがある.

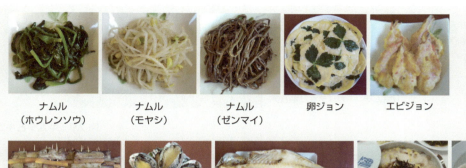

| ナムル
(ホウレンソウ) | ナムル
(モヤシ) | ナムル
(ゼンマイ) | 卵ジョン | エビジョン |

| 豚肉ジョク | アワビチム | アマダイのグイ | トック | 花ジョン |

図2.8　韓国の名節に食される料理
花ジョンは春の花が咲く頃(旧3月3日)に食べる餅で,白餅の上にナツメや野菜を使って花模様を作る.
[康薔薇]

＊米粉の生地にゴマ,豆,クリなどの餡を入れ,半月の形にして,松葉を敷いた蒸し器で蒸した餅.

物,酒などを供える(図2.8).名節には何種類もの料理を作るが,料理にはトウガラシやニンニクを一切使わず,塩や醤油などで味付けをする.これらの供え物は定められたルールに従って丁寧に配置され,茶礼床が整えられる.その後,茶礼床を前に茶礼(チャレ)(先祖の霊を迎え入れるための祭礼)を執り行う.これらは韓国人が古くから大切にしてきた儀式であり,今も各家庭で行われる重要な名節である.

①**ソルナル(旧1月1日)**：1年の始まりを祝う日で,韓服のチマチョゴリに着替える.茶礼床にはトックを供え,先祖に対する儀式を行う.儀式が終わると,必ずトックを食べる.これは,「トックを1杯食べると歳を1歳取る」という言い伝えによるものである.

②**チュソク(旧8月15日)**：先祖に農産物の収穫を感謝し,翌年の豊作を祈願する日.茶礼床には,トックの代わりに新米で炊いた飯と伝統餅の松餅(ソンピョン)＊を供える.早朝の茶礼のあと先祖の墓参りをする.

i.　発酵食品や保存食品の発達

韓国料理の最大の特徴は発酵食品の種類とその使用法である.なかでもキムチは韓国の代表的な伝統発酵食品であるが,そのほか料理の味を左右するデンジャン(味噌),カンジャン(醤油),コチュジャン(辛い味噌)と,水産物を利用して発酵したチョッカル類(魚の塩辛)など,多くの発酵食品を使用する.チョッカル類は長い期間保存が可能で,短くても数か月,長い場合は数年間かけて発酵させる.

(1)伝統発酵食品のキムチ　キムチは,李氏朝鮮時代後半の1800年代にはすでに約90種類が作られていたとされており,現在では300種類以上にものぼる(図2.9).代表的な白菜キムチは,塩漬けにしたあと,一度洗って水気を切る.その間に合わせ調味料である薬念を作る.薬念は,だし汁,のり状の米粉,トウガラシ粉,ニンニク,ショウガ,イワシの塩辛,すり下ろしたタマネギなどを混

2.3　韓国の食文化　　39

A. キムチ　　　　　　　　　　　　　　　　B. 家庭でのキムジャン風景　C. 小学校でのキムジャン風景

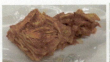
白菜キムチ

キュウリキムチ

ガッチョリキムチ
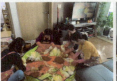
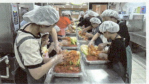

図2.9　キムチとキムジャン
[A：康薔薇，B：大丘韓国日報，Jeong Hyerin，2021年12月12日，C：漢拏日報，2024年6月4日]

＊1　ビタミンB₁，B₂，ナイアシン，B₆，B₁₂，葉酸，パントテン酸，ビオチン

＊2　共同体間での結束と分け合いを象徴する価値が認められ，2013年にユネスコの無形文化遺産に指定されている．

ぜ，千切りにしたダイコンやネギなどを加えたものである．ハクサイの外葉から一枚ずつ丁寧に薬念を塗って漬け込み，低温で熟成させる．キムチは，ビタミンA，ビタミンB群＊1，ビタミンC，アミノ酸，ミネラル，食物繊維，乳酸菌が豊富な健康食品として知られている．キムチは約10日間熟成させると，シャキシャキした食感とあっさりしたうま味が生まれ，食欲をそそる味わいとなる．また，熟成したキムチは発酵の浅いキムチに比べ，乳酸菌が増加して有害な活性酸素を除去する抗酸化作用が強い．

韓国は冬の前に親族や隣人が集まって一度に大量のキムチを漬けるキムジャン＊2という風習がある．白菜キムチと大根キムチがおもで，キムジャンキムチという．キムジャンキムチを親戚や近所の人と分け合う習慣は現代にも受け継がれており，人々がつながり合うことは，連帯感や同族意識を高める役割も果たしている．北部では唐辛子やニンニクなどの香辛料や塩辛をあまり加えず，さっぱりとした味に仕上げるのに対し，南下するほど味が濃くなり，塩辛を多用する．現在はキムチ冷蔵庫が各家庭に普及しているが，伝統的なキムチの保存法では，大きなカメに詰めて温度変化が少なく低温が保たれる土の中に保存する．これにより長期保存が可能となり，翌年の早春までおいしく食べられる．

D.　韓国の食事マナー

a.　スプーンと箸を使用する

韓国料理を食べる際には，スッカラク（スプーン）とチョッカラク（箸）を用いる．スプーンと箸の使用には，料理の特性や食べ方，社会文化的な背景が関係している．特に韓国伝統料理のグクやチゲ，タンなど汁物の発展は，スプーンが存在する理由の一つである．材料は金属が多く，1人用膳の場合のスプーンと箸の配置は，横に並べる．手前にスプーン，奥に箸を置く．2人以上の膳の場合は，縦にし，左にスプーン，右に箸を置くのが一般的である（図2.10）．スプーンは飯や汁物を，箸は副食を食べるのに用い，同時に持つことはタブーとされている．

b.　器は持ち上げない

器の使い方は，膳の高さや食器の種類に由来する．韓国の膳は日本の膳と比べてやや高めで，膳から口までの距離が短い．一方で，韓国の気候は寒く，朝鮮時

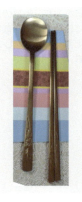

図2.10　スプーンと箸
［康薔薇］

> ## デリバリーの文化
>
> 　韓国では約250年くらい前から，室内や室外のどこに居ても料理を配達してもらえるデリバリーの文化が発達している．チキン，ピザ，トッポッキ，ジャージャー麺，キムチチゲ，デザートやコーヒーまでもがデリバリー可能で，現在ではスマホ専用のアプリが配達員の位置情報まで表示してくれる．
>
> (康)

＊銅を主成分としてスズ，亜鉛などを混ぜた合金で，熱伝導率がよく，保温性も高い．寒い時期には鍮器を使用し，暖かくなると白磁の食器を使用した．

代には保温性のある金属製の食器，鍮器＊が広く使われていた．しかし，金属製の食器は重く，熱伝導率が高いことから，熱い料理を入れると手で持ち上げにくい．そこで，韓国の食事マナーは，器は置いた状態にし，スプーンを用いて口に運ぶようになった．

c. 座って食べる食卓での座り方

　現代の韓国の食事は，ダイニングテーブルを前に，椅子に座って食べるのが主流であるが，現在も食堂や家庭でも座敷テーブルで食事するところもよく見られる．座り方は，男性があぐら，女性は片方の膝を立てて座る．これは伝統衣装の韓服を着たときの座り方でもある．

2.4 オセアニアと東南アジアの食文化

　図2.11にオセアニアと東南アジアの国や地域を示す．

A. オーストラリアとニュージーランドの食文化

　現在のオーストラリアとニュージーランドは，18世紀の産業革命によって生み出された国といえる．どちらもイギリスの植民地が置かれる前にはそれぞれ先住民が生活していた．ここでは先住民の食生活と，イギリス人入植以降の食の歴史に分けて述べる．

a. 先住民の食生活

　オーストラリアの先住民であるアボリジニは，旧石器時代の終わりごろから5万年以上の歴史をもつ狩猟採集民であった．カンガルーやワラビー，エミュー，トカゲなどのほか，魚やベリーなどの果物も食べていた．食料を手に入れると保存することなくその場で食べるため，調理技術はほとんど発達しておらず，焼く程度の調理をするのみで調味料はほとんど使わない．食器や土器もないため，スープや煮物の類はなく，食事は基本的に一人で食べていた．

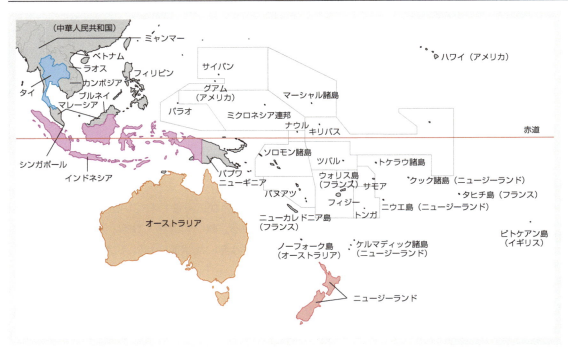

図 2.11 オセアニアと東南アジアの国と地域

　ニュージーランドの先住民であるマオリは，11世紀ごろ（日本の平安時代）にポリネシアからやってきた農民が祖先とされる．マオリの主食はいも類で，ニュージーランドの中でも温暖な北島でサトイモやサツマイモを栽培し，魚介類や海藻などの海の産物を盛んに利用していた．一方で，冷涼な南島は農業に適さなかったことから漁撈や狩猟，採集が生業の中心となり，野生のワラビからデンプンを取り出して食べていた．マオリの伝統的な料理にハンギ（Hāngī）がある．ハンギは，地熱のある地面に大きな穴を掘り，魚やイモなどの食材を葉で包んで，土をかぶせて数時間蒸す料理である．地熱だけでなく，焼け石を一緒に埋めて作ることもある（図2.12）．現在でもニュージーランド建国の日などの祝いの席には欠かせない行事食となっている．

b. ヨーロッパからの移民により影響を受けた食の歴史

　オーストラリアやニュージーランドは18世紀末ごろからイギリスの植民地となり，それ以来，ヨーロッパからの移民を受け入れながら多文化民族国家を形成し，発展を続けてきた．そのため，これらの国の食生活はイギリスの食文化を受け継いだものとなった．魚料理は少なく，ウシやヒツジなどの肉に重点を置いた食生活で，ステーキ，バーベキューに次いでロースト，パイ，ケーキなどオーブンを使った料理がよく作られた．ミルクやバター，チーズなどの乳製品もよく利用された．野菜料理が少なく，野菜はくたくたに煮て食べる習わしであったが，19世紀半ばのゴールドラッシュで中国人が大量に移住すると，野菜栽培が始ま

図 2.12　ハンギのイメージ

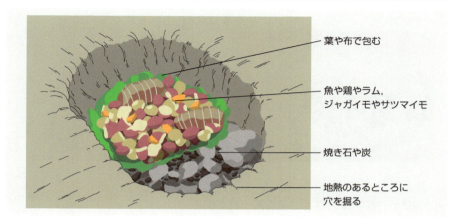

り，野菜類の多様化をもたらした．ここに健康志向も相まって野菜料理が徐々に増えていったと考えられる．18世紀末ごろのイギリス人の入植以降，ヨーロッパからの移民にとって紅茶は欠かせない飲み物であったが，その品質は低く，コーヒーに変わりつつある．第二次世界大戦以降，ワインの生産量が増え，輸出だけではなく家庭にも浸透している．

　20世紀末ごろにはアジアからの移民がさらに増え，特に日本の影響により，魚の利用が進んだ．これをきっかけに，ヨーロッパからの小麦と肉の食文化から，コメ，魚，発酵食品を基礎としたアジアの食文化が取り入れられるようになったといえる．近年の観光業の発展から，オーストラリアやニュージーランドの食文化は今後もより多様なものになっていくと思われる．

B.　インドネシア

　インドネシアは「赤道にかかるエメラルドの首飾り」と呼ばれるとおり，南北は1,880 km，東西は5,110 kmに及ぶ約1万8千の島々からなる．そのため，多様な自然環境を有しており，それに応じて食べる物も異なる．主食一つにしても，人口密集地のほとんどはコメを主食にしているが，地域によって，サゴヤシからとれるサゴデンプン，バナナ，イモ，トウモロコシ，雑穀などさまざまな作物を食べている．また，インドネシアでは人口の9割近くがムスリム（イスラーム教徒）であり，一般的にブタと酒は禁忌とされるため，ニワトリやヤギ，ヒツジ，ウシ，スイギュウなどをよく食べる．ムスリムの次に多いのはキリスト教徒で人口の約9%を占め，その他，ヒンドゥー教徒，仏教徒が数%ずついて，それぞれ食肉の選択には異なる点が多い．

　このようにインドネシアの食文化は自然環境や生業，宗教などにより多種多様であり，「インドネシア料理」とひとまとめにすることは難しい．ナシゴレン（スパイシーな炒めご飯，図2.13A）やガドガド（茹で野菜や揚げ豆腐をピーナッツソースで和えた

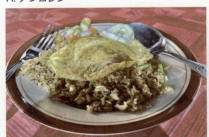 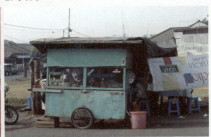

図 2.13 インドネシア（ジャカルタ，1997）のナシゴレンとワルン
[A：藤原江美子，B：講談社写真資料室]

A. ナシゴレン　　B. ワルン

もの），サテ（肉の串焼き）などはよく知られている．

　インドネシアではワルン（またはカキ・リマ，図2.13B）と呼ばれる屋台のような店を見かける．車輪付きの屋台だが，売り歩くのではなく，決まった場所に屋台を広げ，客が座るベンチやスツールがある．ワルンや食堂ではいわゆる日常食を食べることができる．食事のマナーは東南アジアの多くの地域と同じく，右手にスプーン，左手にフォークを持ち，おもにスプーンを使って食べる．手を使って食べてもよく，左手は不浄とされるため食事は右手を使って食べる．

　郷土料理の一つであるパダン料理はインドネシア全土に広く普及している．スパイシーで辛いのが特徴で，ココナッツミルクを多用し，肉，魚，卵を使った揚げ物が多く，野菜は少ない．ココナッツミルクやスパイスを使ってウシやスイギュウの塊肉をじっくり煮込んだルンダンが有名である．

　インドネシア料理に欠かせない食材には，サンバルとテンペがある．サンバルはトウガラシを使ったチリソースで，辛いものから甘いものまで種類も豊富で，料理につけて食べる．油で炒めて作るサンバルゴレン（サンバルと食材を炒めた料理）は広く知られている．テンペはダイズなどをテンペ菌で発酵させた発酵食品である．インドネシアでは宗教上，肉を食べない人も多いため，タンパク質がとれる食材として重宝されている．テンペを炒めたテンペゴレンが定番である．

C. タイ

　タイでは，古くからコメと魚を中心とした食事が食べられ，牛肉やスイギュウの肉が一般的に食べられるようになったのは19世紀半ばをかなり過ぎてからである．長い歴史のなかで，移民や貿易などにより他の国の食文化が入ってきたが，一般のタイ人の食生活に大きな影響を及ぼすものではなかった．

　20世紀初めから半ばごろには，豚肉や牛肉，乳製品の消費を除いては，近代のタイ料理の形が定まったといわれている．実際にこのころの食卓を反映していると考えられる料理レシピ集では，魚やエビ，ニワトリ，アヒルなど多彩な食材が使われている一方で，牛肉はほとんど使われておらず，ブタの利用も限られて

図 2.14　タイの料理
C：手前の緑色のういろうのような菓子がカノムチャン，奥の緑豆の餡を使って果物に似せて作られた菓子がルークチュップ．
［冨田圭子］

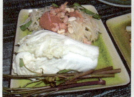
A. ソムタム
（青パパイヤのサラダ）

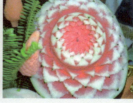
B. すいかのカービング

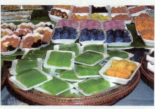
C. カノムチャンとルークチュップ

いる．20世紀後半には外国人渡航者が急増し，外国人向けのタイ料理店や外国料理のレストランができるなど，食も多種多様なものになっていった．コメを主食とする日本料理はタイ人にもスムーズに受け入れられた．

　タイは南北に細長いため，地域によって食べ物に特徴がある．北部は脂が多めでマイルドな味の料理が多く，ゲーンハンレー，サイウアなどが代表的なもので，カントークも有名である．東北部は辛味と塩味が強い味付けで，ソムタム（図2.14A），ラープ，ガイヤーンなどがあり，これらをもち米と一緒に食べる．南部はマレー半島の一部で海に囲まれているため魚介類が豊富で，ターメリックなどのスパイスを使った辛い料理が特徴である．ゲーンタイプラー，ゲーンマサマン，カーオヤムなどがある．中部の料理は各地方の影響を受けて発展してきた料理で，マイルドで甘みのある味である．トムヤムクン，ゲーンキアオワーン，ヤムウンセンなどがある．19世紀のラーマ5世時代（1868～1910年）に発展した宮廷料理も中部料理の一つであり，野菜や果物に彫刻を施したカービング（図2.14B）も有名である．また，地域によってデザートも多種多様で，カノムチャンやルークチュップ（図2.14C）など見た目はカラフルなものが多く，ジャスミンなどの香りをつけたものも好まれる．

　現在のタイ人の食生活といえば，屋台での外食である．北部や南部の田舎では家庭料理が多い一方で，都市部ではキッチンがない賃貸住宅も多く，仕事帰りに屋台でおかずを買って帰ることが一般的になっている．また，日本人のように1日3食など食事の時間や回数は決まっておらず，空腹になれば食事をするといった食習慣もある．

3. 南アジアと西アジアの食文化

18〜19世紀のイギリスの植民地政策により，インドより東の地域を極東，イギリスに近い地域を近東，そのあいだの地域を中東と呼んだ．また，現在の北アフリカを近東と呼び，それらを合わせた地域を中近東としてきた．インドやトルコなどは，中東であったが，近年では国連の分類としてインドは南アジア，トルコは西アジアとされている．本章では食文化の流れに合わせ，それぞれの呼称を用いる．

3.1 南アジアと西アジアの食文化の概要

A. 農耕の発達

BC9000年ごろ，地中海東岸からイラク北部・イラン西部では，雑草の中に自生するムギが発見された．これがムギ栽培開始のきっかけとなり，BC8000年ごろ人類で最初の農耕が始まった．しかし，南アジアと西アジア，北アフリカのいわゆる中近東は乾燥地域で降水量が少なく，自然の雨に頼り，肥料を使わない略奪農法*では大きな発展はみられなかった．そこで，雨に代わる水源として，この地域に流れるチグリス川・ユーフラテス川の力を利用するようになった．こうして，BC5000年ごろには，農耕地へ人為的に給水する技術を活用した灌漑農業が確立され始めた．この技術は乾燥地域の多い中近東での農耕の発展につながった．

*肥料を使わず，自然の地力のみで作物を生産する最も原始的な農法

現代の中近東は，ムギ類のみならず，雑穀，野菜類，果物類など多くの農産物を作っている（表3.1，図3.1）．主食に着目すると，ムギ類を材料とするパンを食す国が多い．

b. 牧畜の発達

BC8000年ごろ，地中海東岸からイラク北部・イラン西部では，農耕開始によ

表 3.1　現代の代表的な中近東の農産物・畜産物

地域	国名	農産物	畜産物
西アジア	トルコ	ブルグル小麦，デーツ，ヒヨコ豆など	ヒツジ，ヤギ，牛など
	レバノン	大麦，トマト，ブドウ，オレンジなど	ヒツジ，ヤギなど
南アジア	インド	米，小麦，マンゴー，カレーリーフ，レンズ豆など	水牛，ニワトリなど
北アフリカ	エジプト	小麦，モロヘイヤ，デーツ，かんきつ類など	ヒトコブラクダ，ニワトリなど
	アルジェリア	トマト，オリーブ，デーツ，唐辛子など	ヒツジ，ヤギ，ニワトリなど

図 3.1　現代の代表的な中近東の農産物・畜産物の産出国

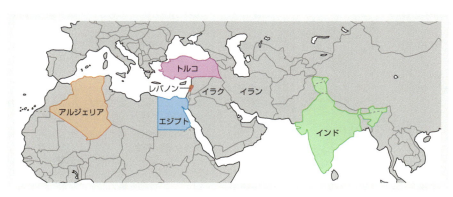

り定住するようになった人々が，野生のヤギやヒツジを飼育して食用とするようになった．これが，人類で最初の牧畜であるといわれている．BC7000年ごろになると，ウシやブタも家畜として飼育されるようになり，食用肉としてだけでなく，乳や乳製品としても利用されるようになった．

　現代の中近東でも，ヒツジやヤギ，ウシ，ラクダなどが家畜として飼育されており，家畜の肉や乳・乳製品は，中近東の人々にとって大切な食料源となっている．

c.　中近東の料理に欠かせない香辛料

　BC3000年ごろから，ユーラシア・北アフリカの各地にいくつかの文明が形成された．それら文明圏では独自の文化を発展させる一方で，文明間の交渉も行われていた．古代より続くこの東西交渉は，宗教や物資などさまざまな伝播をもたらした．そのなかで，中近東の国々はもともとアニスや黒コショウなどの香辛料の原産国であったことから，香辛料貿易の発展に寄与することとなった．香辛料貿易は，東アジアから南アジア・西アジア一帯で盛んに行われ，さらに1～2世紀になるとローマ帝国を代表とするヨーロッパへも伝播し，アジアとヨーロッパとの架け橋として，重要な役割を担うようになった（図3.2）．このように，中近東では，古くから栽培・使用し，親しんできた香辛料が貿易の対象となり，急速に発展していった．

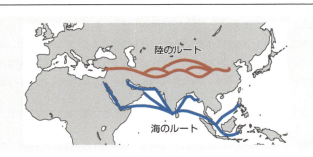

図 3.2　中近東の香辛料貿易ルート

香辛料の種類	原産地	原料と部位	おもな用途	南アジア，西アジアで食される料理（例）
コリアンダー	地中海沿岸	生の葉，乾燥種子，葉の粉末	香り付け	チャツネ（インド），紅茶（インド），フムス（シリア，レバノン），ターメイヤ：ソラ豆のコロッケ（エジプト）
サフラン	南アジア 南ヨーロッパ	アヤメ科の花であるクロッカスの雌しべ	色付け，香り付け	ピラウ（トルコ），ハルク（オマーン），ブリンジャル・カリー：ナスのカレー（スリランカ）
クミン	エジプト 西アジア	セリ科の植物であるクミンの種	香り付け	サンバール：豆と野菜のカレー（インド），パラック・パニール：サブジ：野菜の煮込み（インド），ホウレンソウとチーズのカレー（インド），クスクス（モロッコ）
ターメリック（和名：ウコン）	熱帯アジア インド中部	クルクマ・ドメスティカという植物の根茎	色付け，香り付け	ムルギ・カリ：鶏肉のカレー（インド），マンサフ：羊肉とヨーグルトのピラフ（ヨルダン）
カルダモン	インド南部 スリランカ	ショウガ科のショウズクのさやと種	香り付け	チャナ・マサラ：ヒヨコ豆の煮込み（インド），チャイ（インド），イエローライス（スリランカ），ラスバリ：ミルク菓子（ネパール）
セイロンシナモン	スリランカ	クスノキ科の木の樹脂	香り付け	コーヒー（イエメン），バステーラ：ミートパイ（モロッコ），ムハルビ：ミルクとコメのプディング（トルコ）

表 3.2　中近東のおもな香辛料とその用途

　現代では，コリアンダーやクミンなど中近東を原産とする香辛料とその周辺地域で，多くの香辛料が栽培され，中近東の料理には欠かせない食材となっている．中近東の代表的な香辛料とその用途，料理例を合わせて表 3.2 に示した．香料の用途はさまざまで，辛味付与，香り付け，色付けなどそれぞれの用途に合わせて多くの料理に用いられている．

C.　中近東の食に大きくかかわる宗教

　中近東に住む人々は，宗教への信仰心が深い者が多い．そのため，各々が信仰する宗教の教えに基づき，食行動を律する．たとえば，イスラーム教徒が多く住んでいる中近東では，ブタや酒の飲食が禁止されているといったタブーが存在する．

一方で，インドはヒンドゥー教徒が多いものの，キリスト教や仏教，ジャイナ教など多くの宗教が信仰されており，それぞれにタブーが存在する．たとえば，ヒンドゥー教ではウシや酒の飲食が禁止されていたり，ジャイナ教では菜食主義であったりといった規律が存在する．このようにそれぞれの信仰する宗教によって，異なる食のタブーがみられ，互いに住みよい環境を守りながら暮らしている．つまり，宗教と食べ物が密接にかかわっていることは，中近東に暮らす人々の特徴の一つである．

　本章では，中国料理とフランス料理に並んで世界三大料理の一つとされるトルコ料理と，中近東の料理に不可欠な香辛料のおもな原産国の一つであるインド料理に焦点を当てて説明する．

3.2 　トルコの食文化

A.　トルコ料理の歴史

　トルコ料理は，トルコ人の祖先である遊牧民から受け継いだ食文化を基盤として，周辺国の繁栄と衰退の繰り返しの中で，さまざまな国の影響を受けて発達してきた．特に，トルコはアジアとヨーロッパの両方の大陸に跨っていることから，西洋と東洋のエッセンスが融合した世界に類をみない独特の文化を有している．

a.　祖先トゥルク人の食文化

　トルコ人の祖先は，BC9〜8世紀ごろモンゴル高原に登場した騎馬遊牧民であるトゥルク人であるといわれており，ウマやヒツジ，ヤギなどの家畜とともに移動しながら暮らしていた．食事は，おもに乳や乳製品であり，肉そのものは大切な財産として，儀式などの特別なときにのみ食されていた．

　トゥルク人は，長い時間をかけてユーラシア大陸の東から西へ少しずつ移動を繰り返し，現在のトルコの地にたどり着いたのは13世紀末になってからであった．それ以前のトルコの地は，古くはローマ帝国，ビザンツ帝国の支配下にあり，もともとそこに暮らしていた人々の食事は簡素なものが多かった．

b.　オスマン帝国の発展・衰退がもたらしたトルコ食文化への影響

　オスマン帝国の土地は，もともとビザンツ帝国の土地であった（図3.3A）．13世紀末ごろ，トゥルク人の一部はモンゴルから西進南下し，指導者オスマン率いるムスリム・トルコ系の小集団が出現した．これがオスマン帝国（1299〜1922年*）の始まりである（図3.3B）．

　帝国成立に伴い，スルタン（イスラームの君主）が居住するトプカプ宮殿では，宮

＊日本の鎌倉〜大正時代にあたる．

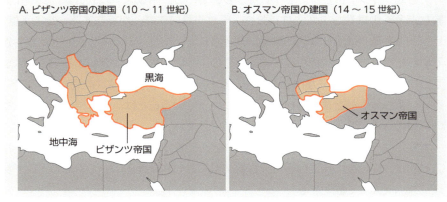

図 3.3 トルコ共和国成立前の国家

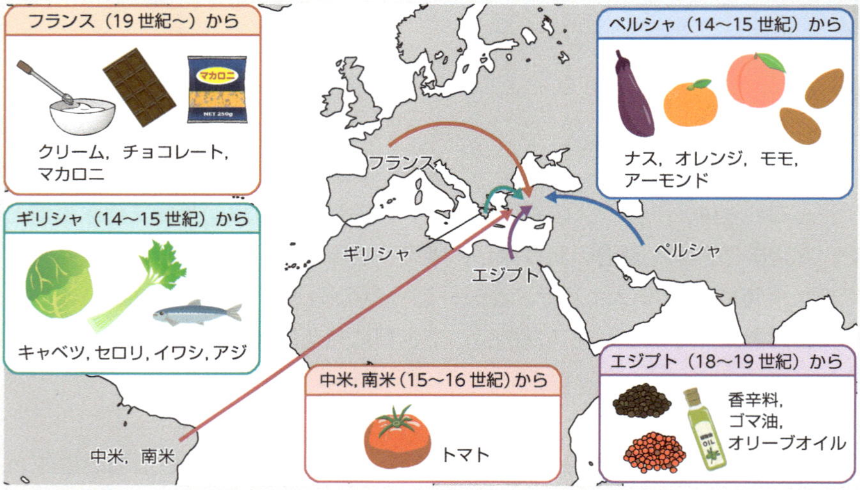

図 3.4 トルコへの食材の遷移

廷料理が誕生した．この宮廷料理は，オスマン帝国の発展とともに多国の食文化の影響を受け，変化を遂げながら，確立されていった．

まずは，この宮廷料理を軸に，トルコ料理のこれまでの軌跡を説明する．

(1) オスマン帝国成立当初の宮廷料理　オスマン帝国成立当初の宮廷料理は，ビザンツ帝国の食文化の影響を受け，ギリシャ起源の食材が多く用いられていた（図3.4）．さらに，先祖のトゥルク人が，モンゴルからトルコの地に辿り着くまでの道中に，ペルシャ（現：イラン）やアラビア半島を渡ってきたことから，それらの国々の文化も取り入れられていった．

しかし，当時の宮廷料理は，スープや粥など，宮廷料理としては質素なメニューが多かった．味付けのバリエーションも少なく，甘味が主であり，香辛料の使用も少なかった．甘味としては，砂糖が高価な食材の一つであったために，

宮廷であっても料理に用いられることは少なく，ハチミツもしくはドライフルーツが代わりに用いられていた．香辛料は，クミン，シナモン，コリアンダーが肉料理に使用される程度であった．さらに，脂分として，バターや羊尾の脂，サーデヤー（純度の高いバターオイル）が用いられ，植物性油脂の使用はみられなかった．そのため，オスマン帝国成立当初の宮廷料理は，食材や調味料の種類も少なく，料理のバリエーションも多くはなかった．

(2)エジプト征服によるエジプト食文化の到来 16世紀初頭，領土拡大を図るオスマン帝国は，エジプト征服に成功した．これを機に，エジプト原産の香辛料がオスマン帝国に渡り，宮廷料理に使用される香辛料は約200種類ほどに増加した．さらに，植物性油脂としてごま油やオリーブオイルも使われるようになった．これにより，宮廷料理に使用される調味料・香辛料の種類は大幅に増加したものの，一方で多量な香辛料に頼った味付けが多くみられるようになった．

(3) 中米，南米原産の食材の渡来 15〜16世紀ごろ，西欧の人々は，海路からアフリカやアメリカ大陸にたどり着き，植民地化を進めていった．その影響として，西欧にも領土をもつオスマン帝国にも，中米，南米原産の食材が徐々に取り込まれるようになっていった．その中でもトマトは，トルコ料理に大きな影響を与えた食材の一つである．これまでは味付けのバリエーションが少なく，甘味を主として，塩や羊肉のダシを用い，レモンなどの酸味，多種のスパイスを効かせた料理であったが，19世紀にトマトが受容されて以来，トマトの酸味と旨味の味わいや，彩りのよさが人気を博し，20世紀には急速に普及した．これにより，香辛料の使用量が減り，味付けの幅が広がった．テーブルにはさまざまな味付けの料理が並び，五味*を味わう宮廷料理に発展した．

*甘味，塩味，酸味，苦味，うま味

(4)宮廷料理の西欧化 18世紀ごろになり，オスマン帝国は対ヨーロッパ戦に敗北したことによる勢力の衰退を抑えるため，西欧化を進めた（タンジマート改革）．司法や行政，軍事，文化などが西欧化を進めるなかで，宮廷料理も西欧化，おもにフランス料理の要素が取り入れられるようになった．これまでトルコには存在しなかったマカロニやクリーム，チョコレートなどの食材が取り入れられたほか，肉料理の定番としては羊肉が主であったが，西欧化に伴い牛肉も用いられるようになり，料理に使用される食材の種類が増加した．さらには，西欧化により，同じ料理名であっても，調理法や使用される食材に変化がみられるようになった．このように，オスマン帝国の発展と衰退のなかで，多くの国から食材が渡来し，宮廷料理が確立されていった．

c. 宮廷料理の一般家庭への波及

1922年にオスマン帝国が滅亡したことで，宮殿の料理人が一般市民向けに料理店を開くようになった．これらの料理店を通して，宮廷料理が一般市民へ広まり，現代のトルコ料理が構築されていった．

B. 現代のトルコ食文化の特徴

a. パン食文化と米食文化

トルコ料理は，おもに小麦を材料とするパンを主食とする．そのほかにも，パイやギョズレメ（小麦粉の皮の中にチーズや羊肉（ようにく）のひき肉などの具を入れたお焼きのようなもの）なども食される．しかし，トルコ料理は西洋の文化とともに，東洋の文化も取り入れていることから，米食文化も存在する．コメは，ピラウ（ピラフ）として食されることが多いが，トルコ人はこれを主食としてではなく副食として位置づけている．このように，トルコには西洋と東洋の文化を融合した食文化が数多く見受けられる．

b. 肉類および乳製品の摂取

トルコでは，おもなタンパク源は畜産物であり，ヒツジを中心として，ウシ，スイギュウ，ヤギおよびヒツジの乳・乳製品などが食されている．シシュ・ケバブ（おもに羊肉を串にさして焼いた肉料理）や，ドルマ（仔ヒツジや野菜にピラフなどを詰めて焼く詰め物料理）は有名なトルコ料理である．味付けはトマト味が多く，サルチャというトマトペーストも存在していることから，トマトはトルコ料理にとって欠かせない食材の一つであるといえる．

一方，家畜は高価で大切な財産とされていることから，トルコでは安価に取引される乳製品が多く用いられている．チーズは，白チーズ（ベヤズ・ペイニル）が定番であるが，各地域において，それぞれの地域特有のチーズも作られている．ヨーグルトは，おもにそのまま食べる，もしくは調味料やソースとして用いられるなど，日常の食事に取り入れられ，トルコ人に親しまれている食材である．

c. コーヒー，紅茶の文化

トルコでは，トルコ式コーヒーが嗜（たしな）まれる．トルコ式コーヒーとは，カフヴェ・イブリイ（金属製のポット）に湯を沸かし，砂糖と細かく挽いたコーヒー豆を入れ，沸騰させて飲むコーヒーである（図3.5A）．昔は小型のお猪口（ちょこ）型のカップを

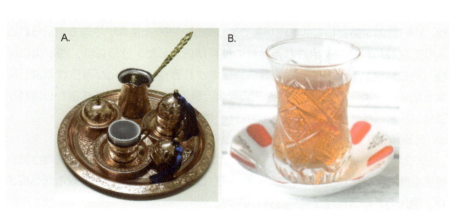

図 3.5 現代のトルコ式コーヒーの道具一式（A）とチャイ専用のカップ（B）
［冨田圭子］

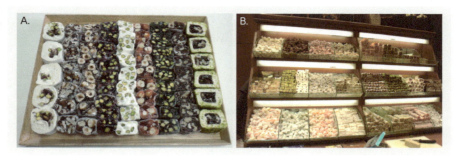

図3.6 伝統菓子ロクム（A），店頭で販売されているロクム（B）
［冨田圭子］

用いて供していたが，現代ではデミタスカップやガラス製コップを用いて飲まれることが多い．このトルコ式コーヒーは中近東の多くの国で飲まれており，トルコの代表的な食文化の特徴のひとつといえる．トルコ式コーヒーと一緒に食される菓子の一つがLokum（ロクム）である（図3.6）．ロクムは古い歴史を有する菓子であり，特別な日に食べる．モチモチした食感で，砂糖とデンプンをベースにナッツやドライフルーツなどさまざまな食材を入れて作るため，バリエーションが多い．イギリスに伝わってTurkish delight（ターキッシュ デライ）と呼ばれて人気を博し，世界的にも認知されている．

　トルコ人は紅茶も好んで飲む．2段式のポットを用い，上の段のポットに茶葉を，下の段のポットに水を入れて沸かし，沸いた湯を上の段の茶葉のポットに注いで煮出す．カップに半分注いで，好みの濃さになるように湯で調節するのがトルコ式である．トルコでは紅茶をチャイと呼び，砂糖を入れて，チューリップ型の小さなカップに入れて，1日に何度も飲む（図3.5B）．

C. 地域ごとにみるトルコの食文化

　トルコの地中海沿岸部では，オリーブの栽培が盛んに行われている．そのため，油脂としてオリーブオイルが多く用いられ，オリーブの漬け物がよく食される．一方で，トルコの内陸部では牧畜が盛んに行われていることから，油脂はバターを用いることが多い．

　黒海沿岸部では魚介類を食すことが多く，特にイワシ料理が好まれている．このように，トルコでは，海岸部と内陸部においてそれぞれの地形に合った特産物が食されている．

D. イスラーム教と食とのかかわり

　トルコ人の大多数はイスラーム教徒（ムスリム）であることから，トルコの食文化は，イスラーム教の影響を多く受けているといえる．

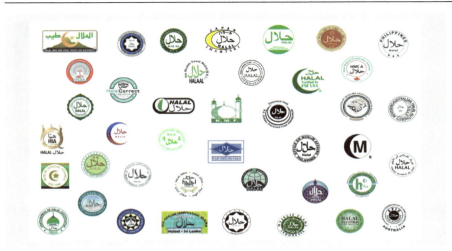

図3.7 ハラール認証マーク
[資料：ハラル・ジャパン協会HPおよび農林水産省，ハラール食品輸出に向けた「手引き」（更新版）(2018)]

a. 禁忌(ハラーム)の食材とハラール認証制度

ムスリムには，コーランに示された禁忌（ハラーム）とされる食物がいくつか存在する．代表例として，豚肉がよく挙げられるが，豚肉以外の畜肉であっても，「不適切な方法」により屠られた死肉は禁忌とされている．この「不適切な方法」とは，十分な血抜きを施していない，章句を唱えた後の処理ではない，病死，異教徒による処理が該当する．さらに，飲酒も禁忌とみなされているが，これは酒そのものが禁忌とされているのではなく，人が飲酒により酩酊状態となることが禁忌であることから，結果的に飲酒という行為が認められていない．

一方で，ハラール認証制度というシステムが存在する．ハラールとは，イスラーム法で食べることの許された対象物のことであり，ハラール認証制度とは，国家機関がハラールであることを認証し，商品にハラール認証マーク（図3.7）をつけて流通させる制度である．この制度は1960年代にマレーシアで発足し，各国で広がりをみせている．ムスリムが安心・安全に消費できる重要なシステムとして世界的に確立されつつある．

b. イスラーム教と行事食

イスラーム教徒にとって，ラマダーン(断食)月と犠牲祭(クルバン・バイラム)は重要な行事である．

ラマダーン（イスラーム暦第九月）とは，コーランが下された月を祝すための行事であり，その期間中，日の出から日没まで断食を行う．これはたとえ水であっても飲んではいけない．しかし，日没後には，アザーン(礼拝の呼びかけ)ののち，イフタールと呼ばれる軽食を食す．その後，人々は街に繰り出し，親戚宅や友人宅を訪問しあい，普段以上のごちそうを食す．このような1か月間の断食を経て，ムスリムの人々は，日常の「食べること」に感謝し，自身の健康を祝す．

ラマダーン月を終えると，翌月1～3日には，断食明けの祭日シュケル・バイラムが訪れる．シュケルとは，甘い菓子を意味し，人々は，飴や焼き菓子，チョコレートなどの甘い菓子を携え，親戚宅を訪問する．訪問先では，甘い菓子だけでなく，スープやピラフなどのおもてなし料理が用意される．バクラヴァといい，ユフカと呼ばれる小麦粉でできた薄い皮を何層にも重ねて焼き上げ，甘いシロップをかけて食べる菓子も食される．このような断食期間にごちそうを食したり，断食明けに砂糖菓子を食したりすることは，断食に対する体力の温存・体力の保持のためと考えられている．

犠牲祭クルバン・バイラムとは，神への信仰心を示すために，ヒツジ，ヤギ，ウシ，ラクダなどの家畜を生贄として供えたのちに屠られ，その肉を皆で分配して分かち合う祭りである．富裕層は，貧しい者へ分配し分かち合うことで，貧しい者も同様に神への信仰を示すことができると考えられている．この祭りは，ムスリムがメッカへ巡礼する巡礼祭の期間に行われる．

このように，トルコ料理はオスマン帝国の盛衰に伴い，周辺国のさまざまな食文化を取り入れて確立され，西洋文化も東洋文化も融合した食文化をもつ．

3.3 インドの食文化

A. インド料理の歴史

a. 農耕・牧畜文化の到来

BC7000年ごろ，インドの北部(図3.8)を中心に，地中海東岸からイラク北部・イラン西部にかけての地域で始まった地中海農耕文化が伝播され，大麦や小麦が食糧源として栽培されるようになった．さらに，ヤギやヒツジの家畜化も行われるようになり，農耕・牧畜の文化は徐々に広がっていった．

BC3000年ごろになると，インドはアラビア半島との海洋貿易を行うなかで，サバナ農耕文化を受容するようになり，やがてインド北部では雑穀やゴマ，エンドウマメなどの栽培が行われるようになった．

b. コメと香辛料の登場

インドでは，BC1000年ごろにコメの栽培が開始され，食されるようになった．当時は，炊飯されたコメをオダーナといい，水もしくはミルクで炊飯され，日常食としても祭壇に捧げる供物としても用いられていた．

さらに，このころには，ウコンやコショウ，カルダモンなど複数の香辛料の栽培が行われるようになり，料理に取り入れられるようになった．特に，黒コショウはインド南西部原産，長コショウは北インド原産として盛んに栽培されるよう

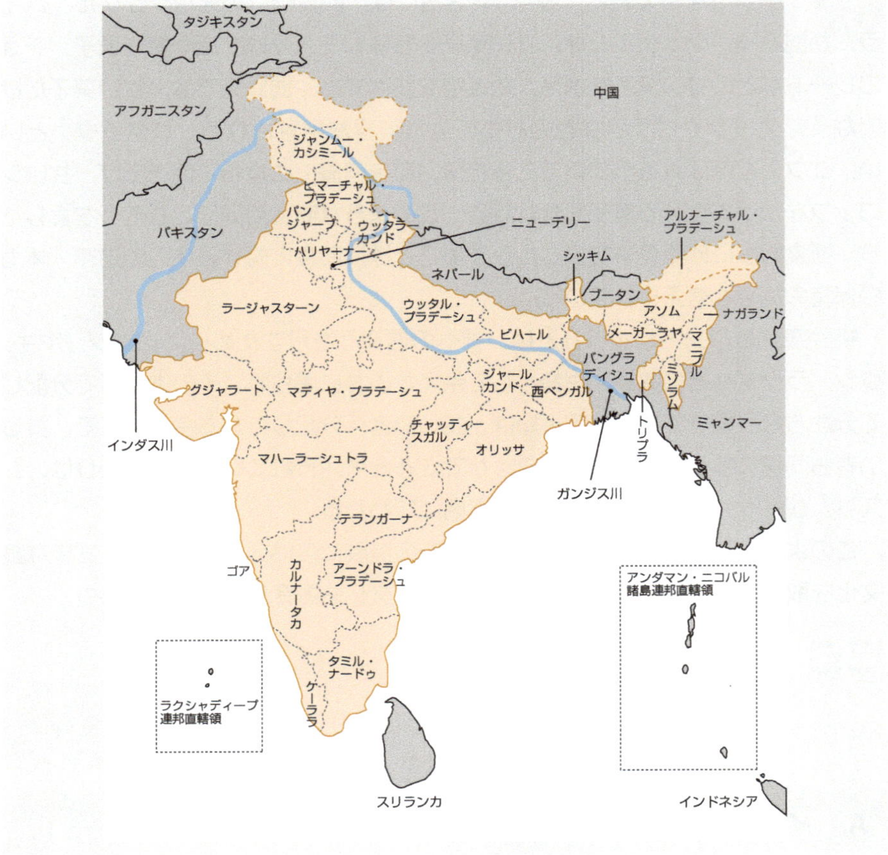

図 3.8　インド共和国の州名と首都ニューデリー

になった.

c.　農耕と香辛料文化の広がり

　これまでインドにおける農耕は，おもに北部を中心に発達していたが，BC300年ごろになると，東南アジアからインド南部に根菜農耕文化が到来し，南部も農耕が盛んになり，サトウキビやマスタードが栽培されるようになっていった.

　さらに，BC3世紀ごろになると，アジアでは香辛料貿易が盛んに行われるようになり，香辛料が高値で取り引きされた. そこで，当時インドの大半を統一していたアショーカ王は，コリアンダーやクミンシード，サフランなどの地中海沿岸を原産とする多数の香辛料をインドに移植させ，栽培を進めた. これにより，インドで使用される香辛料の種類は急増し，栄えていった.

d.　アメリカ大陸からもたらされた食材

　15～16世紀ごろになると，インド原産のコショウはさまざまな料理に合うということで人気を博し，世界各国からコショウを求めて人々が往来するように

なった．こういった貿易を通じて，さまざまな食料が取り引きされるようになり，アメリカ大陸からはトウモロコシやイモ類，ピーマンなど多くの食材がインドにもたらされるようになっていった．

e. イギリス支配がもたらしたインド食文化への影響

　17世紀，インドではイギリスの勢力が強まり，東インド会社が設立された．これに伴い，司法や教育制度，作物栽培などのあらゆる社会生活がイギリスの支配下となった．これによりインドの食文化にも大きな影響がもたらされた．

　特記すべきは，イギリスの紅茶文化の到来である．1830年代にインドのアッサム地方でアッサム種が発見されて以降，東インド会社はアッサムに農園を開設し，さらにダージリンやセイロンといった地域にも拡大していった．しかし，高級な茶葉はすべて本国に運ばれ，インドには茶屑しか残されなかった．苦い茶屑を上手に飲むため，ミルクを加えて煮出されるようになったのがチャイの始まりである．今ではインドだけでなく，世界中で親しまれる飲み物となっている．

B. 現代のインド食文化の特徴

　インド料理の代表といえば，カレーが挙げられる．カレーとはタミル語のカリを由来とし，スパイスの入ったソースという意味がある．その由来のとおり，インドのカレーはクミンやコリアンダー，ターメリック，シナモン，クローブなど多くの香辛料を組み合わせて作られ，具材の種類も豊富である．ヒツジのマトンやニワトリなどの肉類だけでなく，菜食主義の者が食べられるように豆や野菜をメインとしたカレーや，ヨーグルトやココナツを用いたカレーなども存在する．さらには，汁気の多いカレーやとろみのついたカレーなど，その形状もさまざまである．このように，インドでは，一括りにカレーといっても，使用される香辛料や具材によって，形状や味わいなどが多岐にわたる．

a. インドで親しまれている香辛料

　インドは多くの香辛料の原産国であり，インド南西部では黒コショウやショウガ，ターメリック，カルダモン，ブート・ジョロキア（トウガラシの一種）が，インド北部ではカシア（シナモンに似た香辛料）や長コショウなどが，インド発祥とされている．

　家庭では，さまざまな香辛料を組み合わせて料理に使い，特に，ガラムマサラという乾燥させた香辛料は，クミンシードやマスターシード，赤トウガラシ，コリアンダー，ウコンなどを基本に，各家庭で独自に調合されている．また，カリーリーフを植えたり，豆料理にアサフォティダを使ったり，ミルクティーや菓子にシナモンやショウガを用いるなど，香辛料の利用は幅広く，一般家庭にも根付いているのが，インドの食文化の特徴の一つである．

b. タンパク源としての豆類

インドは，世界的にみても豆類の生産量・消費量が多い国である．その理由の一つは，菜食主義者の存在である．菜食主義者はタンパク源として，肉類ではなく，豆類をおもに摂取することが多い．家庭でも数種類の乾燥豆が常備されており，特にヒヨコマメは多用される．炒り豆にしてスナックとして食されたり，ひきわりにしてダールスープとして食される．また，粉にして揚げ物の衣やチャトゥニー（豆と種々の香辛料を練り合わせたペースト状の調味料）に用いられるなど，その用途はさまざまである．

C. 地域ごとにみるインドの食文化

インドの土地は，北東にヒマラヤ山脈，西にタール砂漠，中央にデカン高原，さらにインダス川やガンジス川などの大河も流れており，山地や海岸地帯，砂漠地帯などさまざまな地形を有することから，地域（州名は図3.8参照）によって気候風土が大きく異なり，おのずと収穫される農作物も異なっている．さらに，信仰宗教による規律の影響を受けていることから，インドの食文化は多種多様である．表3.3に地域ごとに分類した代表的な料理を示す．

表 3.3 インド各地域における料理の特徴
＊ムガル以外は州の名称．ムガルはムガル帝国に由来する．

地域	主食	料理名＊	特徴
北部	小麦加工品（ナン，チャパーティー）	パンジャーブ料理	寒冷地域であることから，菜種油やギー，香辛料を多く用いる
		ムガル料理	イスラーム教徒が多く居住するデリー周辺で食べられることから，肉料理が多い（タンドゥーリー・チキン，カバブなど）
		カシミール料理	近くにダル湖があることから，淡水魚が用いられる．ナッツ類・ドライフルーツが用いられる
東部	インディカ米	ベンガル料理	海辺の地域のため，魚介類が用いられる．ベンガルスウィート（ラッドゥ，ムルック，パーニープーニーなど）が有名である．アッサム種の紅茶が飲まれる
西部	インディカ米，小麦加工品	マハーラーシュトラ料理	肉（山羊や鶏）料理も魚料理もバリエーションが豊富．カレーにココナッツを取り入れる
	インディカ米	ゴア料理	元々ポルトガル植民地だったことから，トマトやカシューナッツ，ワインビネガーなどポルトガルから影響を受けた食材が用いられる．キリスト教徒が多く居住するため，豚・牛肉が食べられる．飲酒も可
	小麦加工品	グジャラート料理	ジャイナ教徒が多く居住するため，肉食ではなく，乳製品が多く用いられる．粗糖や砂糖を用いた甘辛い味付けが好まれる
	バークリー（雑穀）	ラジャスターン料理	タール砂漠があり雨量が非常に少ないことから，乾燥豆やドライフルーツなどの保存可能な食物が多く用いられる
南部	インディカ米	タミル料理	生のココナッツ，カリーリーフ，タマリンドがよく用いられる．コーヒーがよく飲まれる
		ケーララ料理	キリスト教徒が多く居住するため，豚・牛肉が食される．一方で，ノンヴェジのカレーや魚・ココナッツミルクを使ったカレーなど多様である

インディカ米

ジャポニカ米

D. 宗教と食とのかかわり

中近東では多くのイスラーム教徒が暮らしているが，インドの場合，全国民の約80%はヒンドゥー教徒である（表3.4）．インド国民の多くが信仰しているヒンドゥー教には，「浄・不浄」観が根底にある．これは，多くの事物に対して，衛生学とは異なる意味での清浄さ，もしくは穢れの性質が備わるという教えであり，この観念は食物に対しても存在する．

a. 食物の序列

ヒンドゥー教徒にとっての食とは，体を維持するためだけのものではなく，肉体と精神を浄化するための手段の一つである．つまり，「必要最低限の浄なるものを食べる」もしくは「特定の食べ物を食べない」といった断食行為を行うことで，浄性を高めることを意味している．食物の序列として，最も浄性の高いとされるグナ（質）は，「サットヴァ」（純質）であり，次いで「ラジャス」（激質），「タマス」（翳質）となる．これらグナに属する食材を図3.9に示した．一般的には，儀式に用いら

表3.4 インドの宗教教徒の割合（インド国勢調査，2011年）
＊2021年世界銀行の資料では14億756万人

信仰宗教	教徒の数（万人）	割合（%）
ヒンドゥー教	約96,000	79.8
イスラーム教	約17,000	14.2
キリスト教	約2,700	2.3
シク教	約2,000	1.7
仏教	約840	0.7
ジャイナ教	約440	0.4
その他宗教	約790	0.7
合計	約120,000＊	

図3.9 食物の序列

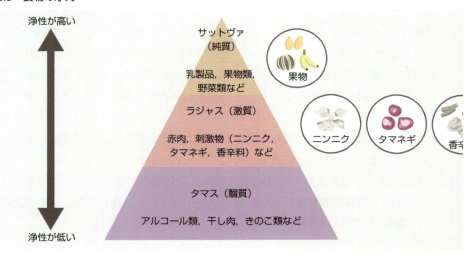

れる食材は，サットヴァが主である．また厳格な菜食主義者ほど，浄性の高い食材を食することが多い．

なお，ヒンドゥー教では，「雌のウシは母なるウシ．雄のウシは聖なるウシ」と唱え，ウシの「五つの賜物：乳，ヨーグルト，ギー（インドでよく使用されるバターオイル），尿，糞」を浄なるものと位置づけている．そのため，これらはサットヴァに属し，一方で，ウシの肉そのものは，浄性が非常に高く神聖なものであるがゆえに食すことができない唯一の食材である．

b. 食事の作法

不浄は，血液や唾液によって感染するといわれている．そのため，唾液が接触する皿，スプーン，フォークなどの食器類は不浄なものと位置づけられる．このことから，食事をする際，口に料理を運ぶためには右手が用いられ，右手は唾液により穢れているという意識がある．さらに，皿については，ターリーと呼ばれるステンレスの大皿が使用されることもあるが，伝統的には，使い捨て可能なバナナの葉を皿の代わりに用いられることも多い．バナナの葉は大きく，水分を弾くこと，殺菌効果があることも多用される理由である．

一般的に，大皿に盛った料理から，唾液で穢れていない左手を用いて，自分の食べられる量を自分の皿に取り分けて食べ始める．おかわりをする場合には，おかわりをよそう専用の者がおり，家庭ではおもに主婦がこれに該当する．このようにして，穢れがほかの人に移らないように食事を供している．

c. さまざまなベジタリアンが暮らす国

インドには，ベジタリアンが多く暮らしており，ヒンドゥー教徒の一部の者やジャイナ教徒がそれにあたる．ベジタリアンとは，一般的に，菜食主義者のことを総称するが，その種類は多岐にわたる．

肉，魚，卵，根菜，ハチミツなどの動物性食品を食さない厳格なベジタリアンは，「ヴィーガン」もしくは「ピュア・ベジタリアン」という．そのほか，乳製品を食す「ラクト・ベジタリアン」，卵を食す「オボ・ベジタリアン」，乳製品・卵を食す「ラクト・オボ・ベジタリアン」，果物や木の実しか食べない「フルータリアン」など，宗教や居住地域などによってベジタリアンの種類も多種多様である．このように，食材を取捨選択して食生活を送っている者が多いのも，インドの食文化の特徴の一つである．

インド料理の特徴は，多くの香辛料を用い，その配合によって個性豊かな味わいを作り出してきたことにある．そして，それらがバラエティーに富んだ地形・気候・風土と相まって，地域固有の食文化を発展させてきたことにある．さらに，インドは多宗教教徒が互いの食文化を守りながら共存して暮らしてきたことも，特記すべき特徴であるといえる．

4. ヨーロッパ，ロシア，アフリカの食文化

4.1 ヨーロッパの食文化の概要

　ヨーロッパとは一般的に図4.1Aに示す国や地域をいう．国連の分類ではさらに北ヨーロッパ，西ヨーロッパ，南ヨーロッパに分けられ，ロシアを東ヨーロッパとしている（p.5, 図参照）．現代のヨーロッパは国や地域ごとに多様な食文化を誇っているようにみえるが，南部は古代ギリシアと古代ローマ帝国の紀元前後から文化があり，北部はゲルマン人による文化がBC2000年ごろからあった（図4.1B）．この大きな2つの文化が融合したあとは，中世（476～1453年ごろ），近世（15, 16世紀～18, 19世紀），近代（1789～1918年）までの長い間，ヨーロッパではどこでも似たような食事をしていた．その伝統はヨーロッパ全体の食文化の共通

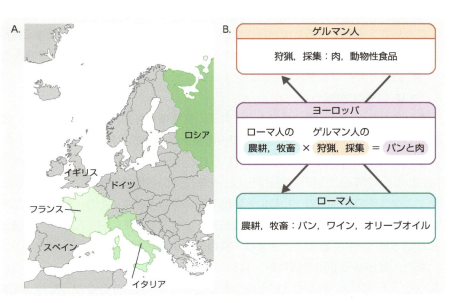

図4.1　ヨーロッパの国々（A）と中世初期におけるゲルマン人の南下とキリスト教の普及と食文化の融合（B）

項となって現代に至っている.

A. ヨーロッパの食事の成り立ち

a. 農耕×狩猟の融合でパンと肉が基本の食品になるまで

今のヨーロッパの食事の基本は中世半ばの11世紀ごろに完成する. それ以前は, ヨーロッパの食は南北にローマ帝国とゲルマン人というように二分されていた. 地中海沿岸部に暮らしたローマ人たちは農耕と牧畜を行い, 収穫した小麦で作ったパンや野菜, オリーブオイル, ワインを基本とした食事であった. 野菜や穀物を中心に摂る地中海式の食事は, 現在健康的な食事として世界的に注目を集めている.

一方で, アルプス山脈以北の大陸部に暮らしたゲルマン人, ケルト人たちの活動は森での狩猟と採集であり, 肉をはじめとする動物性食品を中心としていた. この2つの食習慣は, 穀物・野菜食と肉食の対比にとどまらない. ローマ人たちは生産し, 加工して食物を得るという文明的な行為をアイデンティティとしていて, 単に自然のなかに見いだすものを穫って食べるだけのゲルマン人たちを「野蛮人」であると蔑んでいた. ゲルマン人やケルト人たちは, 南部の豊かな気候と土地柄, そこにできる作物を羨んでいたようである.

ローマ帝国は392年にキリスト教を国教とした際に, そのシンボルとして自分たちの基本の食品であるパン, ワイン, オリーブオイルを定めた. そのため, キリスト教が普及するにつれて, 各地にローマの食文化も広まっていった. 前後してゲルマン人の南下が始まり, 中世初期に両者の激しい対立を経て, ローマ人もまた肉食文化を受け入れていった. そして, 肉は力のシンボルとして, 南ヨーロッパにおいても重要な食物となった(図4.1B).

こうして, それぞれの文化が行き交い, パンや穀物と肉や乳製品が同等に重視される農耕・牧畜・狩猟という新しい生産モデルが生まれた. それぞれの食品を主食, 副食とみなす概念はないといえる.

b. キリスト教の影響

キリスト教は, ヨーロッパの人々に共通の生活様式を強いるものであった. 食に関しては, ほかの宗教のようにタブーの食品を全面的に禁止するのではなく, ある一定の時期*にのみ, 肉のみが禁じられる期間や, 動物性食品全般を食べてはいけない期間という規律が設けられ, 布教に伴い各地域に徐々に広まっていった. 人々はその間, 肉の代わりに乳製品や卵, 魚などを食べたり, 動物性食品を植物性食品に置き換えたりした. その結果, キリスト教下のヨーロッパ中で暦に合わせて食べる物がおのずと決まり, 食の様式が統一された.

また, あらゆる油脂や調味料, 食材が地域で偏ることなく食卓に上るようになった. チーズは, 傷みやすいミルクを加工した保存食にすぎなかったが, 肉製

*毎週金曜日や四旬節の46日間の日曜日を除いた日など.

品の制約をきっかけに，おもに修道院で工夫を凝らして作られるようになり，種類や味が発展した．以来，7，8世紀ごろからヨーロッパにおいて食事の構成要素の一つとして位置づけられるようになり，調味料にもなる重要な食品となった．

c. 貴族と農民の食事

11世紀ごろに一つになったヨーロッパの食文化は，13世紀ごろに社会的身分の差が顕著になってくると，今度は身分ごとの食事に分かれた．食の文化や習慣は，国ごとや地域ごとの違いは小さく，むしろ社会階層ごとの差異のほうが顕著であった．

貴族など支配者層は小麦で作った白いパンや新鮮な肉を食べ，さらなる美食[*1]を追求していく．近世にあたる16世紀に美食をリードしたイタリアの宮廷で生まれたレシピは，翻訳されてヨーロッパ中の貴族層に広まり，その結果，grande cuisine（高級料理）[*2]はどこの国においても味付けや調理法に特徴的な違いはほとんどなかった．一方で，農民や庶民は，いずれの地域でも，雑穀の粥や毎日継ぎ足して作る野菜のスープとわずかな塩漬けの肉という，貧しく単調な食事を続けるしかなかった．その後のヨーロッパの食文化を発展させたのは前者である．しかし，農民の知恵が作り出した塩漬け肉は，現在のヨーロッパの食卓には欠かせない多彩な豚肉加工食品へと発展し，彼らが食文化に果たした役割は小さくはない．農民はブタを飼っていたが，餌が少なくなる冬の前に解体し，塩漬けにして保存した．ハムだけでなく，屑肉や腸などの捨てるような箇所までを利用して作ったものがソーセージやサラミである．血までも無駄にしないという生活の知恵から生まれた，豚の血液を固めて作ったブラッドソーセージなどもある．

d. 味の嗜好

中世までのヨーロッパの料理は，現代の私たちが知る素材の風味を生かす味付けとは正反対の方法で味付けがなされていた．つまり，味付けとは素材の味を覆い隠す，または食材をまったく異なる味に変える作業であった．

古代ローマ時代から，おもにハチミツ，魚醤，酢，コショウを用いて，甘さと塩味，酸味とスパイシーさが混在する味付けがなされていた．中世にもその伝統が引き継がれたが，それは西アジアから伝わった砂糖，柑橘類，多種多様のスパイスによって，ますます濃く，混在した味になったといえる．とりわけ輸入品として高級品だった砂糖とスパイスは，富の象徴として貴族たちの料理に好んで使用された．

その後，これらの輸入量が増加し，貴重さが失われるとともに，甘くスパイシーな味付けは貴族の料理から徐々に消えていき，17世紀後半には，現代のような軽い味付けの料理になった．香りは地元で採れるハーブを用い，スパイス

*1 よりおいしく，洗練された食事．

*2 17世紀に誕生し，19世紀後半まで続いた宮廷料理や古典料理のこと．贅を尽くして作られた．

は，コショウ以外は多用しない．また，食事における塩味と甘味は，料理とデザートのように食事の構成において分けられるようになり，もはや基本的には料理に砂糖などの甘味料は用いない．しかし，ヨーロッパの人々の砂糖の甘味への嗜好は昔から強い．それは菓子文化を発展させただけでなく，西アジアや東アジアから伝わったコーヒーや茶に砂糖を入れて飲む習慣を作った．

B.　地方料理と国民料理

　食の地域多様性が明確になり始めたのは，近代の18世紀から19世紀にかけてである．農業技術の向上によって農業生産が飛躍的に発展すると，各地域の気候・風土に適した農産物や畜産物の多様性が明確となり，それをもとに煮込み料理に代表される地方料理が作られていった．ハムやチーズなどの農村の保存食もその村の特産品へと格上げされた．一方で，19世紀には国民が国の主体であるという国民国家が形成されていったが，その過程で国民の料理も誕生する．それは，単に国境内の地方料理を集めただけではない．各国の歴史的背景や政治，社会情勢，そして国民性や嗜好が反映され，その国らしい性質をもつ料理文化となった．こうして「国民料理」ができると，今度はそれと対比することで地方料理の特性がより浮かび上がることとなった．後に観光産業が発達すると，地方料理や地方の特産品はプロモーションによって世界中に知られるようになり，その国のイメージとして自他ともに定着していったのである．

4.2　フランスの食文化

　フランスは西ヨーロッパに位置し（図4.2），北海道とほぼ同緯度である．
　フランスは，レストランで提供されるガストロノミー料理*から庶民的なクレープやフライドポテト，そして地方料理に至るまで幅広い料理のカテゴリーを持つ．多岐にわたる食の奥深さが特徴である．フランスの美食家キュルノンスキーによるフランス料理の分類では，高級料理，ブルジョワ家庭料理，地方料理，農民料理に分類される．

A.　高級料理

　16世紀のイタリアの宮廷料理を17世紀後半，フランスはルイ王朝の絶対王政下で味覚の様式や調理技術を独自に発展させて，近代的高級料理を作り上げた（図4.3）．それは周辺諸国へ影響を与え，現代においてもヨーロッパ各国の高級料理のベースとなっている．その後も優秀な料理人の貢献によってフランスの料理はいっそう洗練度を増し，世界のガストロノミーの中で第一位の地位を築いた．

＊ガストロノミー（Gastronomy）は，古代ギリシャ語のガストロス（消化器）とノモス（学問）の合成語で，料理や食の芸術と科学を意味する．格式高いフランス料理レストランや高級食材店のほか，特定地域の料理スタイルもさし，その土地の食べ物や料理（食文化）も意味することが多い．

図 4.2 フランスの各州と首都パリ

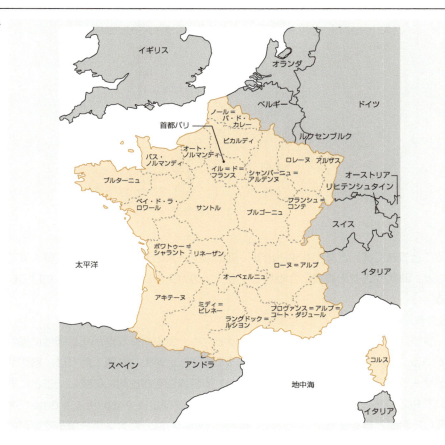

図 4.3 フランス料理のテーブルセッティング例（A）とフランス料理のロシア式サービスの卓上図（B）
[B：Urbain DUBOIS, Emile BERNARD, *La Cuisine Classique*（初版 1856，図掲載は不明）]

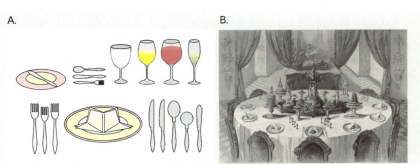

a. ソースで食べる

　食材の持ち味を生かしつつも，さらに旨味やコクを添加する調理技法が高度に発達している．肉や魚，野菜を長時間煮出して，Fon（フォン）というだし汁を作り，多くの料理に旨味を増すために加えられる．また，フォンや肉を焼いたときの肉汁（jus（ジュ））をベースにバターやクリーム，卵黄などでコクを加え，アルコール類や酢で風味を添加して多種多様なソースを作る．薄味に仕上げた料理にソースを絡ませ

4.2　フランスの食文化　　65

A. 19世紀のピエス・モンテ   B. クロカンブッシュのピエス・モンテ

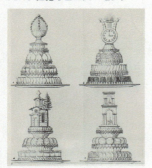 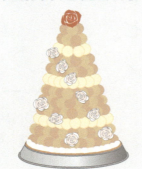

図 4.4 ピエス・モンテ
クロカンブッシュはシュークリームをあめで固めて積み上げたもの．近年はマカロンを用いるものもあり，チョコレートやあめ細工などにも発展している．
[A：アントナン・カレーム，パリの宮廷菓子職人（初版 1815，図掲載は不明）

ることで味に調和と変化を生み出す．近頃はソースの油脂の量を控えて軽くするなど，時代や人々の要求に合わせてフランスのガストロノミーは進化し続けている．

b. 料理の芸術性

フランスの高級料理は，皿の料理だけでなく，食卓全体を含めた芸術性に優れている．18世紀から20世紀初頭にかけて活躍した偉大な料理人たちは，料理やデザートの盛り付けをきらびやかに仕立てる装飾法を徹底的に研究したことにおいても，のちの世紀に大きく貢献した．とりわけ Marie-Antoine Carême(アントナン・カレーム)が考案した台座と串を使った Pièces montées(ピエス・モンテ)（図4.4A）は，巨大な装飾菓子で宴席の食卓を飾る重要なアイテムだった．やがて壮大すぎるといわれ，のちに簡素化されるものの，現代においてもその精神は受け継がれており（図4.4B），精巧なフランス菓子はヨーロッパでは突出して美しい．

B. 地方料理

フランス革命（1789〜1795年）は料理においても転換点であった．革命後，宮廷や貴族の館で働けなくなった料理人が町に出てレストランを開いたことで，これまで上流階級が独占していた料理が庶民へと開かれた．そして，その数が増えるにつれて料理は大衆化していった．庶民たちは，上流階級から伝わった技術を簡素化して用いながら各地域の特産物を生かした地方料理を作り，受け継いでいった．凝ったソースを作るのではなく，塩，コショウ，バターやクリーム，酢，マスタード，ハーブといった調味料でシンプルに味付けすることが多い．ドイツに接するアルザス地方の Chaussure Clute(シュークルート)やブルゴーニュ地方の Bœuf bourguignon(ブッフ・ブルギニオン)，ラングドック地方の Cassoulet(カスレ)など，肉を豆や野菜と煮込んだ料理が代表的である．さらにこのような個性的な地方料理を高級料理として再構築したことも，フランス食文化の強みである．

4.3 イタリアの食文化

イタリアは地中海に突き出た細長い半島で，南北に長い形をしている（図4.5）．そのため，北部の寒冷な気候から温暖な地中海性気候，南部は暑く乾燥した気候とさまざま気候が広がっている．これらの地理的な特徴はイタリアの食文化にも大きな影響を与えてきた．

A. イタリア料理の特徴

a. 地域多様性と家庭料理

イタリア料理を決定付けているのは，地域多様性と家庭料理である．つまり，地元で手に入りやすい食材を使い，素材を生かして，複雑すぎることのない調理手順によって作られた料理である．また，基本的には地中海式の食事であり，全

図4.5 イタリアの州と特徴的なパスタ
エミリア＝ロマーニャ州は行政的には北東部とされるが，食文化的には中部とする．
pasta とは，イタリア語で穀物の粉を水などで捏ねた生地の総称であり，スパゲティなど麺類以外にもパンやケーキなどもこれにあたるが，本書ではパスタ料理のみをさすこととする．

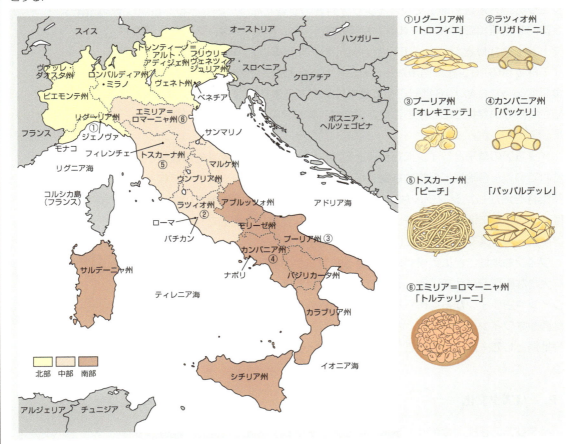

国的に穀物やオリーブオイル，野菜や豆などが中心である．イタリアの地方料理のバリエーションの多さはヨーロッパ随一といっても過言ではなく，料理の地域多様性が非常に豊かである．それは，南北に長い地形における環境や食材の多様性によるものだけでなく，19世紀半ばに統一されるまで，長らく都市国家や小国が分立していた歴史にも起因する．政治や文化の中央集権が長く続いたフランスやスペインとは異なり，イタリアでは地方分権により各地の郷土や都市の特性が尊重され，食文化が発展してきた．

一方で，家庭料理的性質が決定的となったのは，イタリアの国民料理が成立する過程である．18，19世紀当時，文化をリードしていたブルジョワ階層は，貴族がアイデンティティとしていたフランス由来の料理や伝統的高級料理をやみくもに取り入れたのではなく，貴族と農民の両方の経験・価値観を取り入れた独自のブルジョワ料理を作り上げた．そうして生まれた各地方のブルジョワ料理を初の「イタリア料理」としてレシピ集にまとめたのが，ペッレグリーノ・アルトゥージ*の『料理の科学』(1891) である．ブルジョワ層の主婦を対象として書かれたこの本は，強く支持されてイタリア食文化の基準の1冊となった．こうして，ブルジョワの地方家庭料理こそが，イタリア料理の原型となったのである．しかし，全国的な料理（国民料理）がないわけではない．アルトゥージは，スパゲティのトマトソースかけとジャガイモのgnocchi（ニョッキ）をそれと認めている．トマトとジャガイモは近世の16世紀に南米からヨーロッパへ伝わり，地域を問わず栽培可能な食材であったため，18世紀ごろに食卓に登場するようになった．特定の地方に結びつかない食材であるからこそ普遍的なイタリア料理となり得たのだろう．

*イタリアの美食家であり，実業家，文筆家であった(1820–1911)

b. 菓子とワイン

イタリアの菓子とワインにも料理と同様に地域の多様性と家庭的な要素が反映されている．各地域に伝統的な菓子があり，フルーツやナッツ，チーズなどの自然素材を活かしたシンプルなレシピが特徴である．ミラノ発祥のパネットーネは，甘い生地にドライフルーツを加えた伝統的な発酵パン菓子で，今ではイタリア全土でクリスマスの時期には欠かせない菓子となっている．

ワインも地域ごとに気候や地形に合ったブドウの品種が生産され，その味わいに大きな影響を与えている．北部の冷涼な気候では，酸味があり繊細な香りの赤ワインや白ワインが多く作られており，南部の温暖な気候では，果実味が凝縮した豊かなワインが生まれる．各地域のワインとその土地の料理は相性がよく，地産地消として一緒に食されることが多いのもイタリアの食文化の特徴の一つである．

B. パスタ文化

イタリアの正式な食事は，基本的に，アンティパスト（Antipasto：前菜），プリ

表 4.1　イタリアの正式な食事

	地域	料理の例
アンティパスト	北部	・ヴィテッロ・トンナート (Vitello tonnato)：冷製の薄切り仔牛肉にツナのクリーミーソースがけ ・ブレザオーラ (Bresaola)：牛肉ハムの薄切りにレモン，オリーブオイル，ルッコラで食す ・カニのヴェネツィア風 (Insalata di granseola)：蒸したカニのレモンとパセリのサラダ仕立て
	中部	・クロスティーニトスカーニ (Crostini toscani)：鶏レバーペーストをトーストしたパンに塗ったもの ・プロシュット エ メローネ (Prosciutto e melone)：生ハムとメロンの組み合わせ ・ハム類の盛り合わせ (Affettati misti)
	南部	・カプレーゼ (Caprese)：モッツァレラチーズとトマトとバジルのサラダ ・カポナータ (Caponata)：夏野菜のトマトとオイル煮込み ・ズッキーニのフリット (Frittelle di zucchine)
プリモピアット		本文 B.a 参照
セコンドピアット	北部	・ボッリートミスト (Bollito misto)：茹でたいろいろな肉の部位をパセリベースのソースで食す ・イカの墨煮 (Seppie nere) ・ミラノ風カツレツ (Cotoletta alla milanese)：薄い仔牛のカツレツ
	中部	・T ボーンステーキ (Bistecca alla fiorentina) ・サルティンボッカ (Saltim bocca)：生ハムとセージをのせてソテーした仔牛 ・ポルケッタ (Porchetta)：ハーブを詰めて丸ごと焼いたブタ
	南部	・ナポリ風ミートボール (Polpette alla napolitana)：トマトソースで煮込んだミートボール ・アクアパッツァ (Acquapazza)：魚をトマトと水で煮込んだもの ・カジキのグリル
ドルチェ	北部	・ティラミス　・ボネ　・モンテビアンコ
	中部	・ズッパイングレーゼ　・クロスタータ　・ズコット
	南部	・グラニータ　・カッサータ　・スフォッリアテッラ

モピアット (Primo piatto：第1の皿)，セコンドピアット (Second piatto：第2の皿)，ドルチェ（Dolce：デザート）の4種類で構成される（表4.1）．プリモピアットにあたるのがパスタ料理や米料理などの炭水化物系の料理であり，セコンドピアットは肉や魚などからなるメイン料理である．メインに先行するプリモピアットの存在はイタリア独自の食事形態である．もっとも最近は，健康志向により4種類すべてを食べない場合も増えてきた．プリモピアットには，一部の地域でコメ料理やジャガイモ料理が食べられるものの，9割以上がパスタ料理であり，イタリアのパスタ消費量はヨーロッパで最も多い．パスタは，形状や素材によって味わいが異なり，その種類は500以上あるとされている．それぞれのパスタに適した食材とともに調理される．パスタはイタリアで発展し，イタリア食文化の最も重要な食品といっても過言ではない．

a.　地方色豊かなプリモピアット

（1）北部　コメの産地であるため，コメを炒めてだしで煮るRisotto（リゾット）を食べる

地域が多い．ピエモンテ州は名産の赤ワインを，アドリア海に面したヴェネト州は魚介類やイカ墨を，ミラノに宮廷があったロンバルディア州は高価であったサフランを使用したリゾットが名産である．一方で，パスタは軟質小麦の生パスタが主流である．海港都市として知られたジェノヴァ（リグーリア州）は中世にパスタの物流を扱っていたこともあり，Trofie（トロフィエ）などユニークな形の郷土パスタをもつ．名産のバジルで作ったGenovese（ジェノベーゼ）ソースにジャガイモとインゲンマメを合わせるのが特徴である．また，最北部のスイスやオーストリアと国境を境にする2つの州の地方料理にはオリーブオイルは使わず，山岳地帯ならではのバターや乳製品，ラードなど動物性油脂が使われる．

（2）中部　軟質小麦で作った手打ちの生パスタが主流である．エミリア＝ロマーニャ州は，詰め物パスタのバリエーションが極めて豊富であり，形も中身も多種多様である．また，この州は豚肉生産が盛んなため，豚肉や牛肉のひき肉を煮込んだソースを合わせることが多い．とりわけ州都であるボローニャでは，Lasagna（ラザーニャ）やTagliatelle（タリアテッレ）というやや幅のある手打ち麺に絡めたものが名物となっている．一方で，トスカーナ州では伝統的にイノシシを食べてきた．より野性味が強いソースとなるため，うどんのような極太麺Pici（ピーチ）や幅広いリボン状のPappardelle（パッパルデッレ）と合わせる．

　日本でよく知られているスパゲッティCarbonara（カルボナーラ）やAmatriciana（アマトリチャーナ）は，首都ローマ（ラツィオ州）の名物である．ローマには多くの労働者が暮らしていたため，彼らがエネルギーや塩分を簡単に得られるような濃厚なソースが作られてきた．より手軽な乾燥パスタが用いられ，濃いソースと合う肉厚のMacaroni（マカロニ）やRigatoni（リガトーニ）も多用される．

（3）南部　陽射しが強く乾燥した気候で農産物がよく育ち，3つの海から揚がる魚介類も豊富で，野山と海の両方から新鮮な素材が潤沢に集まる地域である．硬質小麦で作る乾燥パスタが主流であり，生産量が特に多いトマトとオリーブオイルをベースにシンプルに調理して素材の力強い味を生かしている．プーリア州の特産パスタOrechiette（オレキエッテ）は耳たぶ型のショートパスタで，季節のさまざまな野菜と合わせる定番である．魚介類と合わせる定番は，ロングパスタのほかにカンパーニア州のPaccheri（パッケリ）がある．短く大きな穴が空いているのが特徴でしっかりした歯ごたえがあり，魚介類のソースをたっぷりと吸わせることができる．カラブリア州はトウガラシの生産が盛んであり，料理はもとより加工品にも使用する．イタリアで唯一辛い味付けをするのが特徴である．

b.　スローフード運動

　スローフード運動とは，1986年イタリアでファストフード店の出店反対を契機として，北部の村ブラで始まった草の根運動である．現在はグローバリゼーション（地球規模化）による食の均質化や，ファストフードの拡大を憂い，「地元の

食材の利用」,「伝統的な調理法」,「環境への配慮」,「食事の楽しみ」を基本理念に世界的に広がる活動となっている．伝統的な調理法とは，加工されていない自然な食材を使い，手間をかけて作られた料理を楽しむことをさし，また，食事の楽しみとは，食事を家族や友人とともにゆっくり楽しみ，食文化を象徴することをさしている．

4.4 ロシアの食文化

ロシアは図4.6に示すように日本の面積の約45倍の広大な領土をもつ．しかし，そのほとんどが針葉樹林の亜寒帯で，作物の生育には適さない．国の起源は諸説あり，6～7世紀の東スラブ人の定住に始まり，862年ヴァリャーグ人を支配者として受け入れ*，キエフ＝ルーシという国家を建設したといわれている．現在の国連の分類では東ヨーロッパに分類される．

*ロシア（ルーシ）の原初年代記『過ぎし日々の物語』ПО–ВЕСТЬ ВРЕМЕН–НЫХ ЛЕТ（1110～1118年ごろ）で言及されている．

A. ロシア料理の成立

近代以前のロシアは，狩猟採集と農耕をおもな活動とし，寒冷地で生育する食

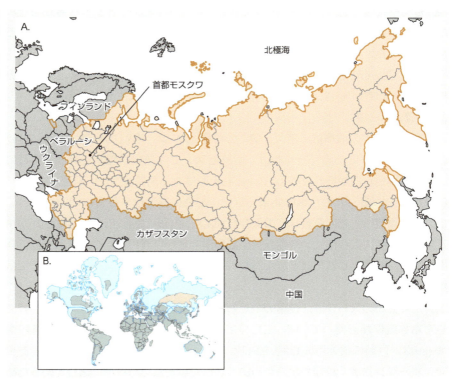

図4.6 ロシア連邦（A）と実際の大きさ比較（B）
世界地図でよく見るロシアの広大さは，実際にはBくらいである．カナダやグリーンランドも同様．
[B資料：https://engaging-data.com/country-sizes-mercator/]

材や広大な森の産物であるきのこやベリー類，野禽類（野生の鳥）を中心とした食生活を営んでいた．

　17世紀末にピョートル皇帝が近代化＝西欧化を積極的に推し進めた結果，庶民と貴族の食文化は相反するものとなった．庶民が基本的にロシア古来の伝統的な食生活を守り続けたのに対して，貴族は西欧化することを目指したからである．ところが，1812年のナポレオンのロシア侵攻の結果，貴族たちに愛国心が再燃し，料理にもロシア固有の伝統を見直そうという機運が高まった．それとともに，交通が発展し広大な領土内の物産の流通が可能となったため，各地の多様な食材や料理が交流し，現在のロシア料理の基本的な姿ができあがった．さらに，1910年代から1920年代にかけてはロシア社会が非常に大きく変動したことで，ロシア史上最大の人口移動が起こる．それは食文化の変化にも直接反映され，現代ロシア人の家庭料理の定番であるウクライナのボルシチやシベリアのペリメニはこのころに加わったものである．

B.　ロシア料理の特徴

a.　穀類

　前述したようにロシア料理の伝統は，庶民が保持してきた．食卓の主役は，気候に適したライ麦で作った黒パンである．今でも小麦の白パンより好んで食べる．なるべく薄く切り，バターを塗ったときにはキャビアやイクラを載せる．また，ソバの粥（ときには牛乳で煮ることもある）каша（カーシャ）も庶民が毎日のように口にする食事であった．現代では朝食に食べるくらいであるが，ロシアの食生活の基層*に根強く残っているものである．また穀物を発酵させて作ったквас（クワス）という飲み物（アルコール度数1%）は，ロシアの夏の定番であり，料理にも使われる．

*民俗学の研究対象となる民族的な日常伝承文化．歴史学が対象としてきた表層文化に対して用いる．

b.　前菜とスープ

　基本的な食事の順序は，前菜，第1の料理（スープ），第2の料理（メインディッシュ），デザートである．とりわけ，前菜とスープは種類が豊富であり，ここにロシア料理らしさが最も表れる．Закуска（ザクースカ）と呼ばれる前菜は冷たい料理が中心で，これなしにはロシアの食事は始まらない．おもに塩漬けや酢漬けの野菜やきのこ，魚の塩漬け，肉の薫製などの保存食がよく用いられる．ロシアは気候が寒冷で食べ物が手に入りにくい時期が長いため保存食が発展した．これらは家庭の常備食品で，前菜としてだけでなく肉や野菜の付け合わせや，スープの具などに多用されている．

　具だくさんのスープは，食事の中でも重要な位置を占める一品である．これにも寒冷な気候が影響している．ロシアの家庭に必要不可欠な伝統的な暖房設備печка（ペチカ）は，同時に調理用にも用いられてきた．ペチカにはコンロが備わっておらず，オーブンで焼く料理や余熱を用いてじっくりと煮込む料理に適しているため

図 4.7 ロシアの食材と料理
[Victor Gorshkov]

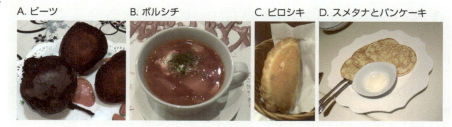

A. ビーツ　B. ボルシチ　C. ピロシキ　D. スメタナとパンケーキ

に粥やスープが常食となった．国民的野菜ビーツを使ったボルシチが有名だが（図4.7），ビーツよりも長い歴史をもつキャベツのスープЩи(シチー)や塩漬け野菜の汁を使うСолянка(ソリャンカ)や魚のスープуха(ウハー)などがある．

また，果物の保存には甘く煮るВаренье(ヴァレーニエ)が好まれてきた（図4.8）．おもに茶とともに食される．

c. パイ

ペチカでの加熱調理はパイ料理も発展させた．大きさ，形，中身の組み合わせによってさまざまなパイが作られる．最もスタンダードなものがпирóг(ピローク)である．パイ生地は，昔はライ麦で作っていたが，今では小麦粉で作るのが一般的になっている．пирожки(ピロシキ)とは小さいピロークの意味で，小型で楕円形のものをさす．オーブンで焼いて作るものだけでなく，油で揚げて作るタイプもある．コース料理での位置づけはスープに合わせて食べる物とされている．

d. 味付け

料理の味付けはシンプルで基本的には塩とコショウだが，香りや風味を出す役割を果たすのが，ハーブとсметана(スメタナ)である．スメタナは，いわゆるサワークリームのようなものであるが，ロシア人はいろいろな料理にこれをかけて食べている．また，肉や野菜にスメタナをかけてオーブンで焼いたり，炒めたりもする．ロシア料理ではフランス料理と異なりソースがほとんど発展しなかったが，その代わりにスメタナでコクや独特の味わいを加えている．

図 4.8 ロシアのデザート
[Victor Gorshkov]

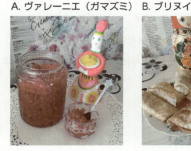 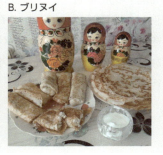

A. ヴァレーニエ（ガマズミ）　B. ブリヌイ

4.4 ロシアの食文化

4.5 アフリカの食文化

　アフリカ大陸は，地球上で2番目に大きな大陸である．赤道を中心に南北にも長く，55の国と5つの地域に分けられる．国境線は民族によるものではなく，ヨーロッパ各国が植民地化していったことによる．地域分類としては国連によるものと，アフリカ連合によるものがあるが，ここでは国連の地域分類と気候分類を適宜用いる（図4.10）．アフリカ各国，地域は自然環境や社会環境もさまざまである．各地の風土に適合した食物や加工法が存在するが，共通する食の特徴を示すことで全体像を紹介する．

A. 主食と副食

　アフリカの食事は地域によって穀類，イモ類，バナナといった主食がある．主食は，量的な意味で他の食品より圧倒的に多く食べる．また，主食と副食は区分されるが，別々に供されるわけではない（表4.3，図4.11）．もっとも多いのは，日本のカレーライスのように主食と副食が同じ器の中で一応別々に存在しており，食べるときに混ぜたり，一緒に口に入れたりするというタイプが多い．アフリカのほとんどの地域で，食事は銘々皿に盛られて供されるのではなく，大きく平たい皿などに盛られて供され，複数の人がそれを囲む．各自は，自分の直前の部分を，原則的には手で（最近はスプーンも併用して）食べるのが基本的な礼儀である．

a. 主食の種類と食べ方

　主食の穀類，イモ類，バナナは地域によってそれぞれの食べ方がある．穀類やイモ類は，粉にする，発酵させる，パスタ状（Couscousなど）にするなど，さまざまな加工を経て，多彩なバリエーションを生んでいる．材料は異なるものの，粉状のものに水と熱を加えて粥や餅状に調理することは共通している．

b. 副食の調理法

　魚，肉，野菜，豆類などの煮物やソース（汁）を副食として食べることが多い（図4.12）．味付けは基本的には塩，トウガラシ，ニンニク，ショウガが中心である．トウガラシを使った料理が多いが，スパイスは多用しない．しかし，魚，エビ，貝，豆類などを発酵させた調味料や，マメ科のフルーツのタマリンド（図4.12）やバオバブの葉などの酸味と，とりわけヤシ油や落花生油を多く使用しコクを加えることで，奥行きのある深い味付けになっている．

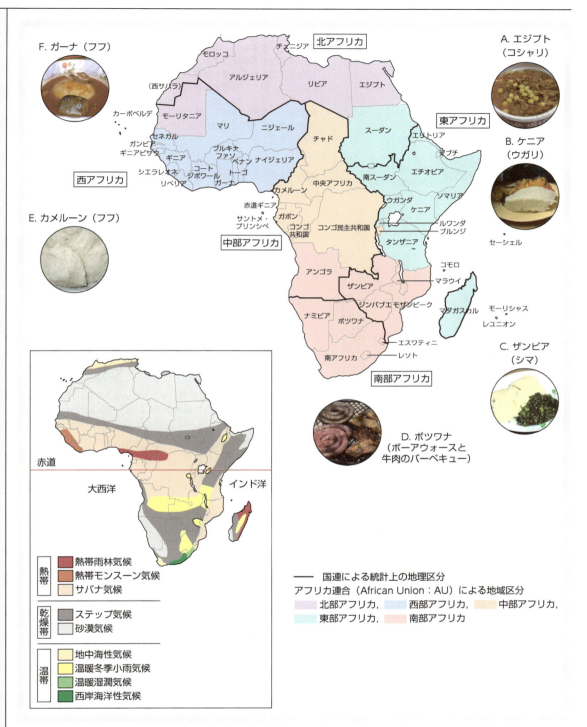

図 4.10 アフリカ大陸の国と地域，気候，食事など
[A：田中更沙，B：岡真優子，C：香西はな，D：平間和美，E：小松かおり，F：山本茂]

4.5 アフリカの食文化

表 4.3 アフリカの主食

	地域	おもな種類	食べ方
穀類	サバナ気候地域	ミレット（トウジンビエ） ソルガム（モロコシ） コメ トウモロコシ	粉にして，蒸すもしくは湯で練り，固めの粥か柔らかめの餅状にする．ペースト状に料理されたトウモロコシは東アフリカでは「ウガリ」，「シマ」などと呼ばれる
イモ類	熱帯モンスーン，熱帯雨林気候地域の各地（西部ギニア沿岸，アフリカ中央部）	キャッサバ ヤムイモ サツマイモ	茹でたイモを熱いうちに，茹で汁を少しずつ加えながら杵と臼で餅状につきあげる「フフ」など
バナナ	ウガンダ，ルワンダ，コンゴ（中部から東アフリカの間）	プランテン（料理用バナナ）	煮る，焼く，ついて団子状，餅状にする

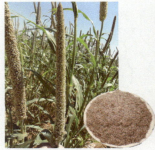
A. ミレット
（タンザニア）　（ガーナ）

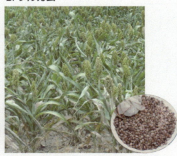
B. ソルガム
（タンザニア）　（ガーナ）

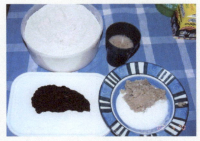
C. ミレットとソルガムによる食事
（ナミビア）左上：ミレットの粉，右上：ソルガムの液体飲料，右下：マハング

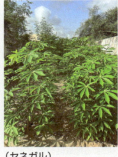
D. キャッサバ
（セネガル）

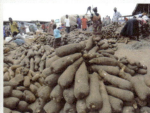
E. ヤムイモ
（ガーナ）

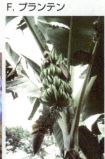
F. プランテン
（カメルーン）

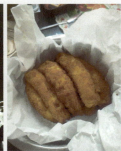
（ケニア）パン粉をまぶし揚げたプランテン

図 4.11 アフリカのおもな主食
[A, B 圃場：鶴田格，A, B 拡大：志塚ふじ子，C：飯嶋盛雄，D：稲葉魁人，E, F：小松かおり，F 料理：Violet Wanjiku Wanjihia]

B. 食事のルール

　主食に関しては，多くの地域で一般によくかみ砕くことをしない．飲むように食べる．主食は粉にしたり，ついて餅状にしたりするために，口に入れる前にすでに「噛まれた」状態になっているため，噛む必要がない．アフリカでは，道具を用いて食物をつき砕く・すり潰すなどして調理加工することは，動物には決して

A. エジプトの市場　B. ケニアの市場　C. ガーナでフフをつくところ　D. ボツワナでの料理の準備

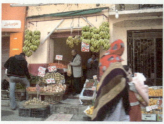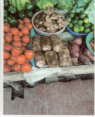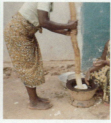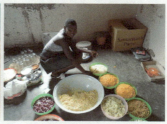

E. ザンビアでシマを作るところ　F. ケニアのウガリ　G. エジプトで床に広げて食事　H. マダガスカルのタマリンド

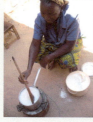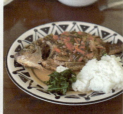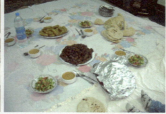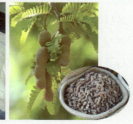

図 4.12　アフリカ各地の市場や調理，食事のようす
[A, G：田中更沙，B：Violet Wanjiku Wanjihia，C：志塚ふじ子，D：鬼塚朱美，E：岡崎貴世，F：岡真優子，H：栗林愛，H 拡大：市野進一郎]

見られない人間特有の高尚な「文化的行為」と考えられている．そのため，加工したものはあえて咀嚼せずに飲みこむことが尊ばれている．主食を粉にするのは女性の仕事であり，そのための杵と臼は，最重要の調理道具である（図4.12）．また，主食は熱々のものであることが求められる．冷めると食味も落ち，食べにくくなる．また，おいしさのためだけではなく，温かいものを食べることも人間特有の文化的な行為だからである．

5. 北米，中米，南米の食文化

　北アメリカ大陸と南アメリカ大陸を合わせてアメリカ大陸というが，本章では南北アメリカ大陸と呼ぶ．両大陸は約500万年前にパナマ地峡で結ばれるまでは隔絶していたため，生物は独自の進化をしており，生物相はかなり異なる．

　国連の地域分類では，カナダとアメリカを北米，グアテマラ，ベリーズ，パナマ，メキシコなどを中米，ブラジル，ペルー，チリやアルゼンチンなどを南米，カリブ海の島嶼国をカリブ海地域としている．本章では，中米と南米に一部のカリブ海地域を含めて中南米（ラテンアメリカ）とする．

5.1　北米，中米，南米の食文化の概要

　南北アメリカ大陸の食文化として共通するのは，トマト，トウガラシ，ジャガイモ，カカオ，トウモロコシ，カボチャ，マメといった原産の食材や先住民の食文化が，現在の北米，中米，南米はもちろんのこと世界中に広がり，影響を与えていることである．

　南北アメリカ大陸の食文化を，北米，中米，南米に分けてみていくと，いずれも極めて多文化性をもっていることがわかる．これはもともとの南北アメリカ大陸の先住民の食文化に，コロンブスがアメリカに到達した1492年（15世紀末）以降，ヨーロッパ人をはじめとする世界各地からやって来た入植者や移民の食文化が融合し，数多くの新しい食が生み出されていったことによる．

　北米と中米，南米の違いとしては，歴史的経緯から北米にはイギリス系の食文化をはじめ，世界各地（ヨーロッパ，アフリカ，アジアほか）からやってきた移民の食文化の影響がみられるのに対し，中米，南米は長くこの地を支配したスペインやポルトガルの食文化の影響が大きいことが挙げられる．

5.2 カナダ，アメリカの食文化

A. 北米の地理的特徴と食文化

　北アメリカ大陸のメキシコの北，現在のカナダとアメリカにあたる地域を，北米という（図5.1）．北アメリカ大陸は南北に縦断するロッキー山脈によって，大西洋岸の東側と太平洋岸の西側とに分ける．東側は，南のメキシコ湾から東へ大西洋，北は北極圏まで広大な平地が広がっている．特に内陸部は，広大な大平原（グレートプレーンズ）である．北アメリカ大陸では，北極圏は寒帯，大陸のほとんどは冷帯が占め，南は温暖湿潤気候，大平原やメキシコとの国境周辺はステップ気候や砂漠気候などがみられ，多様な風土となっており，そのことにより豊かな食材がもたらされている．

B. 国の成り立ちと食文化

　北米の食文化は，大陸の多様な風土と，15世紀末以降現在に至るまでに受け継がれてきた2つの国の成り立ちと歴史を反映し，今も変化し続けている．

　その特徴としては，①ヨーロッパ人（以下，白人）の入植以前からあった先住民（インディアン*）の料理を含む，北アメリカ大陸原産の食材を用いた食文化，②先住民の食文化と白人がアフリカ（一部はカリブ海）から連れてきた黒人（アフリカ系アメリカ人）奴隷や，数百年にわたって世界各地から流入し続けている植民者や移民

*カナダの先住民を含まない場合はネイティブ・アメリカンという．

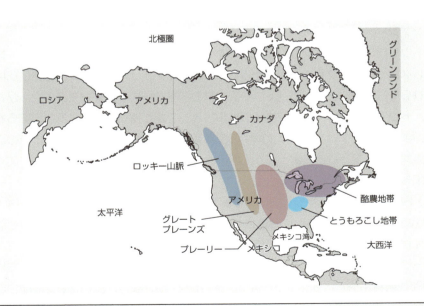

図5.1　北米（カナダ，アメリカ）

> ## カクテル
>
> カクテルという言葉が生まれたのはアメリカだといわれている．カナダとアメリカの食文化は，多文化社会カナダ，アメリカにおけるマルチ・エスニック性（多民族性）や，新たな文化の創出が，視覚的，味覚的に最もわかりやすく示されている点で，まさに世界中の食文化の「カクテル」であるといえよう．
> (岩﨑)

の食が混じり合い，新たに作り出された食文化，③19世紀後半以降，現在に至るまでの北米社会の変化によって生まれた食文化である．

C. 北アメリカ大陸原産の食材

　北アメリカ大陸の先住民は，もともとはBC3万年ごろの氷河期に，シベリアから陸続きであったベーリング海峡から東に渡ってきた．その後，北極圏に残って農業が困難な極寒の地で狩猟や漁労を中心に暮らすイヌイットなどを除き，北アメリカ大陸を南に下って，各地に定住し，風土に合わせた食文化をもつようになったといわれている．先住民は現在はほとんどの者が保留地や都市で，先住民以外の者とほぼ変わらない生活を営んでいる．

　また，さらに大陸を南下し，中米や南米に定住した先住民は，トマト，トウモロコシ，トウガラシ，ジャガイモやカカオなど，この地域原産の農産物を使った食文化を発展させていった．中南米の食文化については次節で説明する．

　ここでは，中米，南米が原産ではあるが，北アメリカ大陸南東部の先住民にも特に食された穀類のトウモロコシ（メイズ）や，農産物のカボチャ（スクワッシュ），インゲンマメ（ビーン）をみてみたい．

　トウモロコシ，カボチャ，インゲンマメは，複合農耕により同じ畑で相互に補完しながら生育させることができることから，北アメリカ大陸南東部の先住民はこれらを「三姉妹」と呼んだ．トウモロコシの茎を支柱にインゲンマメのツルが育ち，トウモロコシはインゲンマメのツルによって茎が補強され，強風から守られた．また，インゲンマメには土壌中の窒素を固定する性質があり，カボチャの広い葉が地面を覆うことによって，土壌の水分が保持されたり，雑草の発生を防ぐ効果もあった．

（1）トウモロコシ　トウモロコシは紀元前より中米のメソアメリカ文明圏（マヤ文明やアステカ文明）*を中心に栽培されてきた穀物である（図5.2A）．アメリカでは先住民の利用に続いて，1850年代からは入植者である白人の農業によってプレーリーにコーンベルトと呼ばれる一大産地が築かれた．現在では，そのうち約70％が飼料用やバイオエタノール用に利用されている．トウモロコシにはさま

*マヤ文明BC1000年ごろ～AD16世紀ごろ，アステカ文明1428～1521年

図5.2 穀類としてのトウモロコシ

Dは砕いたトウモロコシと豚肉を煮込んだ先住民チカソーの伝統料理パショファ (Pashofa).
[A〜C：アメリカ穀物協会，D：岩﨑佳孝]

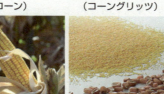
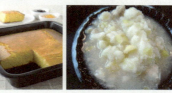

A. トウモロコシ（デントコーン）　B. トウモロコシ粉（コーングリッツ）　C. コーンブレッド　D. パショファ

ざまな調理法があったが，実を挽いて焼き上げるコーンブレッドは，すでに植民地時代後期の17〜18世紀ごろから白人社会にも広まっていた（図5.2C）．爆裂種のトウモロコシを加熱すると内部の水分が膨張してはじけ飛ぶ（ポップする）ことを先住民から学んだ白人社会は，19世紀中盤からこれをポップコーンとして見世物で売り出し始めた．また，植民地時代に白人社会は，トウモロコシからウイスキーを作るようにもなった．これが，アメリカン・ウイスキーとも呼ばれるバーボンである．

(2) カボチャ　アメリカでは総称してスクワッシュと呼ばれ（図5.3），オレンジ色の果皮のパンプキンや，サマースクワッシュ（ズッキーニ），ウインタースクワッシュ（西洋カボチャ）などに分けられる．西洋カボチャは南米原産，日本カボチャは中米原産とされている．カボチャはトウモロコシやインゲンマメよりも4000年も早くから中米で栽培化されていた可能性が示唆されている．水っぽく甘みが少ないのが特徴で，煮物には向かず，オーブンで焼く，スープやリゾットの具材として，またはピューレにして，北米を代表するデザートのひとつであるパンプキンパイに使われる．パンプキンパイはアップルパイなどのフルーツパイ

図5.3 カボチャ（スクワッシュ）

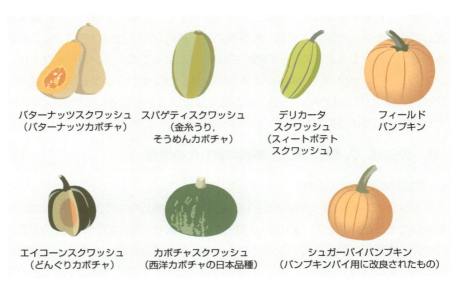

バターナッツスクワッシュ（バターナッツカボチャ）　スパゲティスクワッシュ（金糸うり，そうめんカボチャ）　デリカータスクワッシュ（スィートポテトスクワッシュ）　フィールドパンプキン

エイコーンスクワッシュ（どんぐりカボチャ）　カボチャスクワッシュ（西洋カボチャの日本品種）　シュガーパイパンプキン（パンプキンパイ用に改良されたもの）

地域	種類
南北アメリカ大陸	インゲンマメ，ライマメ，ラッカセイ
アフリカサハラ以南サバンナ帯	ササゲ，バンバラマメ，ゼオカルパマメ
インド	キマメ，ヒヨコマメ
東アジア	ダイズ，アズキ
オリエント*	エンドウ，レンズマメ，ソラマメ

表 5.1 世界のマメの原産地
＊おもに西アジアをさし，インダスから西のイラン，アラビア半島，エジプト，古代ローマからから見て東の古代エジプト，古代メソポタミア，トルコ，パレスチナ，ペルシア（イラン）をさす．
［高増雅子，豆類時報，**69**，p.34（2012）に注を加筆］

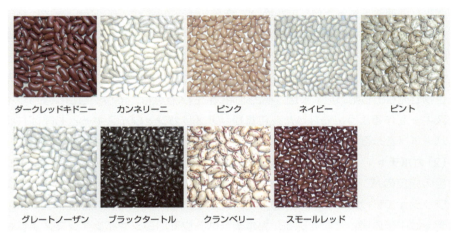

図 5.4 インゲンマメ
US Dry Bean の HP 掲載品種を参考にまとめた．
［公益財団法人日本豆類協会］

とは異なり，表面をパイ生地で覆うことはあまりない．

(3) **マメ**　表5.1に示すようにマメは世界各地にその原産地があるが，南北アメリカ大陸原産のマメは，インゲンマメ（中米），ライマメ，ラッカセイ（南米）である．中米メキシコのインゲンマメが北米に広がった．インゲンマメには図5.4に示すようにさまざまな色がある．マメは生食することなく，事前に水に浸すなどしてから煮込んで調理される．先住民には伝統的なマメとトウモロコシの煮込み料理サカタッシュとして，その後の白人たちによってボストンのベイクドビーンズ（ササゲやインゲンマメ，豚肉などの煮込み），オレゴン州やワシントン州ではグリンピース（エンドウの未熟果）の缶詰，南西部ではチリコンカルネ（ひき肉や豆の煮込み）として食されるようになった．

D. 先住民，入植者，黒人，移民の食文化の融合

a. 先住民のミシシッピ文化

　ミシシッピ文化とは，ミシシッピ川渓谷で発展し始めたマウンド（人工の丘）を構築した先住民の文化で，約800〜1500年ごろまで，現在のアメリカの中西部や東部，南東部に広まっていたとされる．遺跡からはヨーロッパ人による遺物がほとんど見つかっていないため，この文化はほとんどすべてヨーロッパ人との接

触以前のものとされている．ここでは，トウモロコシを基本とした農業が行われていた．

b. 先住民の知恵と入植者

16世紀初頭に始まる北米の植民地時代において，ヨーロッパ各地からの入植者は，100人程度から始まり，結果的に何百万人もの規模の移民へとつながっていく．

植民地時代のアメリカ南部では，貧しい白人や黒人奴隷が野生のブタを捕まえ，先住民の調理法にならって穴の中の炭火でいぶして食べるようになった．これが今のアメリカやカナダの家庭のベランダや庭で家族や友人が集うバーベキューとなった．豚肉以外に，鶏肉が入手しやすかったため，スコットランドの鶏肉を揚げる手法とアフリカのスパイスを用い，フライドチキンを生みだしたといわれている．ウシは17世紀前半に北米に持ち込まれたといわれており，ステーキを含む牛肉を食べる習慣が一般化したのは19世紀以降，ハンバーグやハンバーガーが普及してから後のことであり，それまではもっぱら豚肉が食べられていた．

貝，肉，野菜をミルクで煮込んだクラムチャウダー*やクランベリーソースは，先住民を発祥とするものであるといわれている．今ではカナダを代表する甘味料となったメープルシロップは，もともと先住民がカナダ東部のサトウカエデの樹液を煮詰めて作っていたものであり，その製法を白人に伝えたものである．

北米の海の幸では，大西洋岸で豊富に獲れるロブスターが今では高級料理となっている．コッド（タラ）は特にカナダで広く食べられているフィッシュアンドチップスとして，フライドポテトを付け合わせて食されている．大西洋と太平洋のどちらでも獲れるサーモンは焼いたり炒めたりするのに加え，スシロールの素材として盛んに食べられている．

陸の幸では七面鳥が感謝祭の主菜として有名だが，ターキーサンドイッチの具材としても広く食べられている．アメリカの南部では，湖沼のキャットフィッシュ（アメリカナマズ）をフライにして食べるのも一般的である（図5.5）．

＊フランス人入植者と先住民のコラボレーションによって生まれたという説がある．

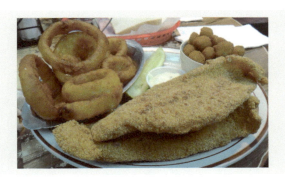

図5.5 キャットフィッシュのフライとオニオンリング
［岩﨑佳孝］

c. 移民がもたらした食文化

ヨーロッパから移民によって北アメリカ大陸に持ち込まれ，栽培されるようになったブドウは，アメリカのカリフォルニアワイン，カナダのアイスワインという有名なワインの原料になっている．ニューヨークとモントリオールで有名なベーグルは，ユダヤ系移民からもたらされ，ピザはイタリア系移民によってもたらされた．また，イギリス系移民が持ち込んだリンゴは，アップルパイとして用いられた．

またアメリカ南部のルイジアナ州（特にニューオーリンズ）に今も数多く居住するクレオール*は，フランス系，スペイン系白人と黒人，先住民の混血者という存在自体にあらわれているように，文化の混じり合った食文化を生み出した．先住民食文化からマメ，トマトやトウガラシ（5.3節参照），黒人奴隷のアフリカ食文化からオクラ（ガンボ）やコメ，フランス食文化から海産物と野菜のスープといったものが融合し，代表的なガンボスープなどになった．

アメリカのメキシコ国境に近い地域では，スペイン人と先住民の混血が進んだメキシコの影響を受け，今では南部で広く食べられている創作料理テックス・メックス（テキサス風メキシコ料理）が生まれた．もっとも有名なものが，北米のトウモロコシで作った生地トルティーヤに，同じくアメリカ大陸原産のトマトを含む野菜と炒めたひき肉を挟んだタコスである．チリコンカルネは，炒めたひき肉（スペイン語でカルネ）とタマネギに，アメリカ大陸原産のマメ，トマト，チリ（トウガラシ）を入れ，煮込んだスープである．

*宗主国生まれに対する植民地ないし副王領生まれを意味する形容詞．

E. 北米の食生活

アメリカの食といえばハンバーガー，フライドチキン，コーラ，牛肉ステーキなどを思い浮かべる人も多いだろう．しかしこれらは，あくまでアメリカの食文化の一面にすぎない．典型的な「カナダ料理」「アメリカ料理」というものは存在しない．カナダの庶民的な料理であるフライドポテトにチーズとグレイビーソースをかけたプーティン（図5.6）は，1950年代後半にケベック州で生まれ，その後カ

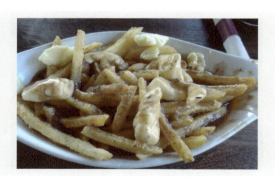

図 5.6 プーティン
［岩﨑佳孝］

ナダで広く食べられるようになったことからカナダ料理といえないこともないが，海外からはカナダ料理として認識されていない．

a. 産業社会の変化がもたらした食生活

北米は19世紀後半以降，工業化による巨大な産業社会へと変化していった．それを支える労働力を大量に流入する移民が担い，労働者たちは家庭で手間暇かけて調理する必要がなく，手早く食べることができ，あるいは通勤途中で立ち寄って食べたりできる食事を求めるようになった．低賃金労働者にとっては，安く食べられることも必要だった．

(1)缶詰　19世紀後半から缶詰技術が発展したことで，北米の家庭では調理済み食品の缶詰も使われるようになった．今も販売されている缶スープや豚肉の缶詰はこのころに誕生した．

(2) 手軽に素早く　早朝や深夜でも路傍で食事のできるプレハブ式レストランのダイナー*，総菜や弁当が買えるデリカテッセン（デリ），ハンバーガーなど素早く食べることができるファストフード，ホットドッグなど路上でも片手で簡単に食べることができるフィンガーフードが生まれた．デリ，ハンバーガー，ホットドッグはドイツ系移民が持ち込んだ．ヨーロッパから北米にもたらされた平らな挽肉ステーキは，ドイツ系移民の代表的な出身地のひとつであるハンブルグの名をとってハンバーグ・ステーキと呼ばれるようになったといわれ，これが19世紀末から20世紀初頭にかけて屋外の出店で食べられるようにパンにはさまれたハンバーガーになった．同じような経緯をたどって，ドイツのフランクフルトのソーセージをはさんだホットドッグが生まれた．

(3)チェーン店の世界的な拡大　20世紀中盤以降，ハンバーガーチェーン店は効率的かつ迅速に商品を提供するシステムと，大規模なフランチャイズ化を進めた．北米の車社会化が一層進むとともに，1970年代からは道路沿いの店舗に車で訪れドライブスルーやテイクアウトで注文する客に効率よく対応するため，メニューの簡素化と提供プロセスの迅速化が行われ，北米だけではなく世界中に店舗を拡大していった．

同じく今や世界的に有名になった北米のコーラや炭酸飲料などのソフトドリンクは，19世紀に労働者の健康を維持する薬として開発されたものであった．消化器の調子を整える，神経衰弱，頭痛，二日酔いに効く，消化不良に効能があるなどと謳われ，衛生面で問題があった水よりも安全な炭酸に砂糖を加えて，薬剤師がドラッグストアで販売していた．アメリカの1920年代の禁酒法時代に，アルコールに代わるソフトドリンクとなり，現在に至る．

b. インスタント食品や外食，中食

1940〜1990年代初頭にかけての冷戦時代におけるソ連との宇宙開発競争中に開発された宇宙食（宇宙飛行士が宇宙で簡単に食べることができる食事）をもとにした

*現在はこの発展形としてカナダやアメリカのストリートや広場の食事時に，荷台に調理器具と売り場を設置した移動屋台車フードトラックを目にすることができる．

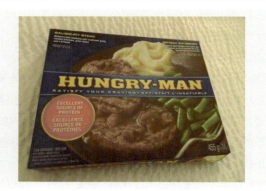

図 5.7 TV ディナー
現在は電子レンジ対応のプラスチック容器が主流になっている.
[岩﨑佳孝]

フリーズドライのインスタント食品も一般に広まった.

　1945年の第二次世界大戦後，北米の家庭には電子レンジ，冷蔵庫，テレビ（TV）が普及した．カット済み野菜，果物，食材をレンジで温めて用意できる冷凍食品も一般的になり，このうちテレビを見ながらでも作ることができるよう主菜と副菜が一枚のアルミプレートにセットされたものをオーブンで加熱して食べるTVディナーが販売された（図5.7）.

TV : Television

　このような社会変化の中，女性も労働力として家庭の外に働きに出るようになった．1970年代になるとウーマンリブ運動の影響もあり，男性が外で仕事をしているあいだ，女性は家で料理を作るという考え方に変化が現れた．食事の用意をする時間的余裕のない共働き家庭が増加し，車で外出して外食をしたりテイクアウトや宅配のピザをとる中食のかたちが浸透していった.

c. 今も続く融合

　もともとはアフリカ産でありながら，今，中南米で盛んに生産されているコーヒーが，北米各地のカフェやドーナツショップなどにおいて，大量に消費されている．北米社会で発明されたファストフードやソフトドリンクが，北米はもちろんのこと，中南米社会で大量に消費され，肥満など健康を損なう生活習慣病などをもたらしている．南北アメリカの食文化は互いに大きく影響を及ぼす関係性にある.

　1980年に米国人のための食事指針が出され，20世紀後半からの北米食文化の一つの傾向である日本の寿司をアレンジして食生活に取り込んだ健康食は，21世紀の今も継続している（フュージョンフード．p.87コラム参照）．このように北米の食文化は，外から持ち込まれた食文化を現地の素材や他の食文化の手法を使ってアレンジし，そこから新しい食のかたちを生み出しながらも，ジャンクフードといわれる栄養素のバランスの悪い，高エネルギー，高食塩含有量などの調理済み食品を摂取するという，北米の多文化混淆的な性質もあらわしている．また，南北アメリカ大陸のどちらにも日本の食文化や日系人による新しい食材，料理がも

健康志向としての日本料理との融合

　20世紀後半以降の北米では健康への関心も大きくなる．1960年代のアメリカでは，資本主義や既成の権威に反発し，環境保護に関心をもち，自然，自由，友愛をたたえるヒッピーと呼ばれる若者たちがいた．彼らは自然食品，健康食として，特に日本の寿司とは似て非なるスシロール（海苔巻き）に注目した．

　1960年代，アメリカで海苔を食べたことのない北米人が食べやすいよう，日本人の寿司職人が外側にすし飯，その内側にのりを巻いたものを考案したのがはじまりとされる．野菜を中心としたヘルシーな具材が使われ，エネルギーの高いトロの代わりに食感の似た，カリフォルニアで栽培されるアボカドを使用したカリフォルニア・ロールは，今では世界的に有名である．

　このほかにも，北米で豊富に産するサーモンを使ったサーモンロール（カナダではBC［ブリティッシュコロンビア］ロールともいう），国を象徴する赤色のトビコをまぶしたカナダロール（図5.8A），野菜だけのグリーンロールなど，北米のスシ・レストランではさまざまなタイプのスシロールを楽しむことができる．

　2010年代以降には豆腐などの和食の具材をホットドックに挟んだジャパドッグや，ハワイで生まれた飯盛丼の上にツナ，茎ワカメや生野菜をのせ，醤油をかける海鮮丼ポキボウル（図5.8B．ポキは魚という意味）が人気である．

(岩﨑)

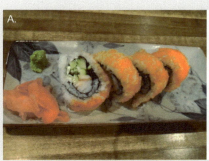 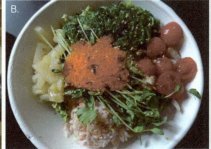

図5.8　カナダロールとポキボウル
[岩﨑佳孝]

たらされ，大きな影響を及ぼしたという事実は，注目に値する（p.94コラム参照）．

5.3 中米，南米の食文化

a. 中米，南米起源の食材

　トマト，トウガラシ，ジャガイモ，カカオ，トウモロコシ，カボチャ，ラッカセイは，中米や南米（図5.9）が原産の食材である．15世紀末のアメリカ大陸到達後，16〜17世紀のヨーロッパから見た大航海時代は，中米，南米にとっては植民地時代であり，これ以降，世界の食文化を劇的に変えることとなった．たとえば，カカオは本来甘くない食材であるが，砂糖を入れてチョコレートとしてヨーロッパに広がった．トウガラシがアジアに伝わったのは16世紀ごろで，朝鮮半島で食されるキムチは，それ以前は辛くない食べ物であった．大航海時代にヨーロッパに伝わりイタリア料理で重宝されることになるトマトは，もともとは観賞用の植物であったが，その後果実が食されるようになったものである．現在においても中米，南米原産の食材は日本人の食生活にとっても，欠かすことのできないものである．ここでは食材を中心に中米，南米各地域の食文化について示す．

b. 中米，南米の地理的特徴

　中南米地域は，アメリカの南のメキシコと，グアテマラからパナマまでの7か国が中米（キューバなどのカリブ海地域を含めることもある．図5.10）とされ，南アメリ

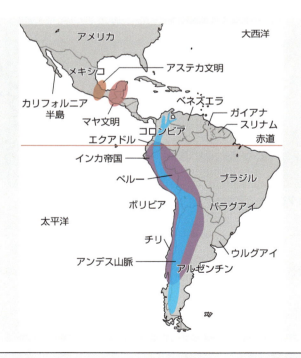

図5.9　中米，南米の国々

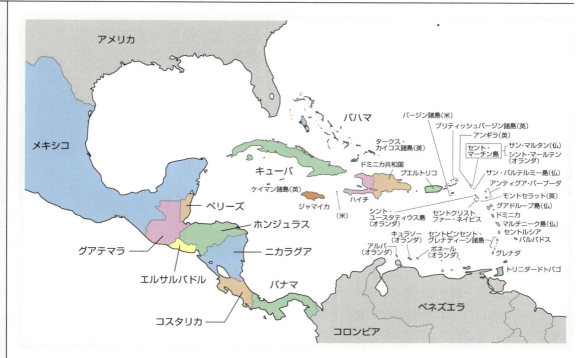

図 5.10 中米の拡大

カ大陸に位置するコロンビア，ブラジル，チリ，アルゼンチンなど12か国が一般的に南米と定義されている．

メキシコの中央部にはシエラマドレ山脈があり，そして南米にはアンデス山脈が南北約7,500 kmにわたり太平洋にそそり立つように大陸の西側を縁取っている．山脈の間にはメキシコシティ，ボゴタ（コロンビア），ラパス（ボリビア）といった首都があり，これらの3都市は2,300〜4,000 m近い標高の場所に位置している．中米，南米の地理の最大の特徴は南北に長いため，高温多湿の赤道付近の熱帯気候の地域から，南極に近いチリ，アルゼンチンではフィヨルドと呼ばれる氷原まで存在する地域を含むことである．地域によって気候が大きく異なるため各地域で収穫できる食材も多様である．

BC3万年ごろにユーラシア大陸から北アメリカ大陸へ渡ってきた先住民のインディオたちが南下し，チリ南部の遺跡からBC1万2500年ごろには定住していたとされる．

c. メキシコの食文化

メキシコの面積は日本の約5倍（約200万km²）あり，中央にはシエラマドレ山脈を含めた高原地帯が広がる．砂漠や熱帯雨林が存在する地域もあり変化に富んだ地形や気候をもつ．伝統的なメキシコ料理は現在ユネスコ（UNESCO）の世界無形文化遺産にも指定されており（2010年），多様な食材を活かした味わい深い料理が

UNESCO：United Nations Educational, Scientific and Cultural Organization，国際連合教育科学文化機関

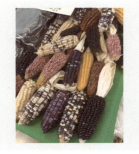
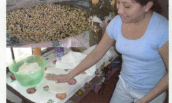
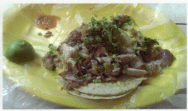

図 5.11　中米，南米のカラフルなトウモロコシ［松井友香］

図 5.12　トルティーヤとタコス［吉野達也］

世界中で評価されている．

(1) トウモロコシ　メキシコの南部，ユカタン半島一帯にはBC1000～AD16世紀ごろまでマヤ文明が栄え，彼らの神話『ポポルブフ』では人はトウモロコシから生まれたという一節が出てくる．メキシコ地域で生まれたマヤ文明，アステカ文明ではトウモロコシは特別な作物であり，トウモロコシをいかにして安定的に収穫するかということが，国家の安定にもつながっていた．また，トウモロコシといっても約60種類あるといわれており，色は黄色い物から紫色の物まである（図5.11）．トウモロコシの実を乾燥させ，すり潰した粉から生地を作り薄いパンにする．これはトルティーヤ（tortilla）と呼ばれ，メキシコ人の主食である（図5.12A）．単にタコス（図5.12B）のように具を巻いて食べるだけではなく，中に肉やチーズを巻いてトーストするブリートス（burritos），あるいはカットして揚げたトルティーヤにトマトやインゲンマメ（フリホール）のソースを浸したチラキレス（chilaquiles，図5.17参照）という料理もある．

(2) トマト，サボテン，カカオ　メキシコの市場ではトマトやナスなどの日本でなじみの野菜であっても，その種類に圧倒される．トマトはどの店でも常に数種類は常備されており，料理によってさまざまに使い分けている（図5.13）．また

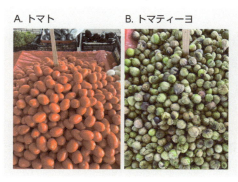
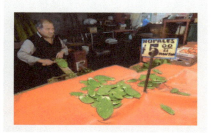

図 5.13　トマトとトマティーヨ［Alonso Flores］

図 5.14　メキシコシティの市場のノパル［吉野達也］

図 5.15 カカオ
チョコレートの原料となるカカオの栽培は，紀元前 2000 年ごろにメキシコで始まったとされてきたが，それより約 1500 年前の南米エクアドルの遺跡から，カカオの DNA が見つかったと，カナダなどの国際研究チームが発表した (Sonia Zarrillo et al., *Nature Ecology & Evolution*, **2**，1879-1888 (2018))．
[A：吉野達也，B，C：中村孝志，佐々木梓沙，食品加工・保蔵学（海老原清ほか編），p.185，講談社 (2017)]

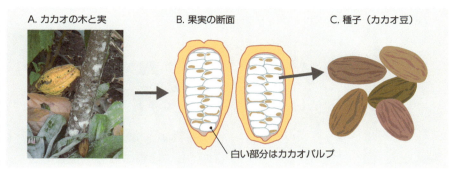

A. カカオの木と実　　B. 果実の断面　　C. 種子（カカオ豆）

白い部分はカカオパルプ

メキシコ独特の食材としてはノパル (nopal，図5.14) と呼ばれるウチワサボテンがある．表面にある棘(とげ)と分厚い皮を取って店頭で売られている．最もポピュラーな食べ方の一つとしては茹でて細かく刻み，チーズと合わせてサラダにする．ノパルはビタミンCが多く含まれており，健康食として食卓にもよく並ぶ．チョコレートの原料であるカカオは本来甘くない食材である（図5.15）．メキシコではカカオとさまざまな香辛料をすり潰してペースト状のものを作り，水とともに鍋に入れ，そして中に鶏肉を入れて煮る．この料理はモレ (mole，図5.16) と呼ばれ，メキシコを代表する料理の一つである．

(3) インゲンマメ　メキシコでは特にインゲンマメをよく食べる．よく食べられるのはフリホール (frijol，図5.17) と呼ばれる種類であり，茹でられたものをペースト状にすり潰し，塩で味付けしチーズなどを振りかけて食べる．フリホールはさまざまな料理の付け合わせとしてよく出され，メキシコ料理において欠かすことのできない食材である．

(4) トウガラシ　中米，南米諸国の中で，メキシコはトウガラシを最もよく使う国といっても過言ではない．単に辛いだけではなく，トウガラシの中にある旨味が料理を引き立てるため，さまざまな料理に使われる（図5.18）．よく露店では

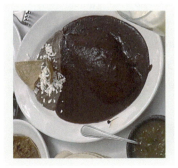

図 5.16 モレ
[板倉雅美，井上絢香]

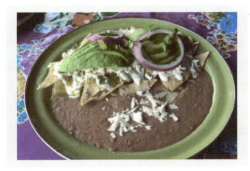

図 5.17 チラキレスのフリホールソース和え
[吉野達也]

5.3 中米，南米の食文化

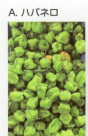
A. ハバネロ
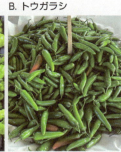
B. トウガラシ
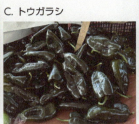
C. トウガラシ
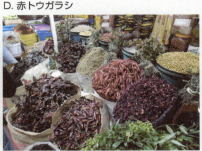
D. 赤トウガラシ

図5.18　トウガラシ
[A〜C：Alonso Flores，D：吉野達也]

マンゴー，スイカ，ココナッツといった果物にトウガラシを上からふりかけられたものが売られている．もちろん辛くない料理もたくさんあるが，メキシコを訪れると大量に使われるトウガラシに圧倒される．

d. 南米の食文化

(1) ジャガイモ　　南米では険しいアンデス山脈，高原地帯，ジャングルといった多岐にわたる自然で採れた豊富な食材が各国の食文化を支えている．世界四大作物の一つであるジャガイモは南米が原産であり，さまざまな品種が存在する．とりわけ寒さに強いため高地で栽培される．ジャガイモは大航海時代にヨーロッパへも持ち込まれ，盛んに食されるようになった．中米，南米のジャガイモは日本のものと比べると比較的小さな品種が多いが風味がよく，いろいろな料理に使われる．ジャガイモで作ったスープ，アヒアコ（ajíaco，図5.19）はコロンビアの郷土料理の一つである．

(2) 野菜　　2,000 m以上の標高が高い地域では根菜類が盛んに栽培され，それ未満の低い地域では葉物野菜などが栽培されている．

(3) コメ　　南米でもコメはよく食べられる．栽培されているコメは細長い形状のインディカ米である．高地では沸点が低く食材の芯まで火を通すのが困難なため，コメはいったん油で炒めてある程度調理したうえで，そこに水を入れて炊く．特に3,000 mを超え標高が高いボリビアではより効率よく調理するために圧力鍋が使われる．

(4) パン　　コロンビアやベネズエラではアレパ（arepa）と呼ばれる薄力粉で作られたパンが食される．薄力粉に水を混ぜて丸い平らな生地を作りフライパンなどで焼く．生地の間にはチーズやハムなどを入れて食べることが多い．アレパはおもに朝食の付け合わせとして出されることが多い．

(5) フルーツ，甘くないバナナ　　赤道に近い地域には日本ではあまり見かけることのないフルーツが豊富にある（図5.20）．また，バナナといっても数種類ある．たとえばコロンビアでは日本でもおなじみの甘いバナナはスペイン語でバナノ（banano）と呼ばれ，甘くないものはプラタノ（plátano）という．プラタノを細か

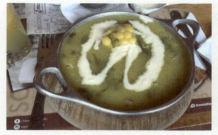
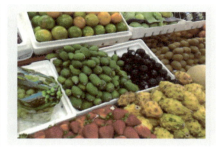

図 5.19　アヒアコ [吉野達也]　　　　　　図 5.20　ボゴタの市場のフルーツ [吉野達也]

くすり潰して丸い平らな生地を作るか，あるいはそのまま薄く輪切りにして油で揚げるとパタコン（patacón）といわれるチップスが完成する．これもコロンビア，ベネズエラ，カリブ海沿岸地域でよく食される軽食である．

(6) コーヒー　　ブラジル，コロンビアといった南米の国を中心にコーヒー栽培が盛んに行われているが，カカオと違って，コーヒーは中米，南米が原産ではなく，アフリカ大陸（エチオピア）のものである（図5.21）．19世紀前半に南アメリカ大陸にコーヒーが持ち込まれ，適度な雨が降りそれほど寒くならないアンデス山脈のふもとやブラジル高原などで栽培が始まり，大量に輸出され始めた．コロンビアでは通りに出ればコーヒースタンドがいたる所に見られる．

(7) ワイン　　南米におけるワイン生産はチリとアルゼンチンで盛んに行われている．両国はワインベルトと呼ばれる南緯30〜50度の地域に位置しており，穏やかな気候に恵まれている．植民地時代にスペイン人たちは母国と似たその特性を生かし，ブドウの栽培とワインの生産を始めた．

(8) 牛肉　　アルゼンチンは牧畜が盛んで牛肉の生産・輸出量が非常に多い．ア

図 5.21　コーヒー
コーヒーの木から採れる果実コーヒーチェリー．果実の中の2つの種を乾燥させて火を通してコーヒー豆にする．
[吉野達也]

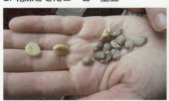
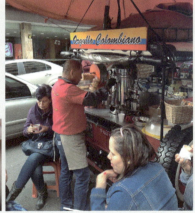

5.3　中米，南米の食文化　　93

南米における日系人の貢献

　南米の食文化において日系人が果たした貢献は大きい．1900年代の初めに日本人は南アメリカ大陸に入植し始め，農地開拓者として働き始める．風土病や貧しい生活に苦労しながらも農業分野でのビジネスを軌道に乗せて大きな成功を収めた者が現れた．彼らは南米ではそれほど盛んに栽培されていなかったキャベツなどの葉物野菜，ミカン，リンゴ，カキといった果物を現地に定着させた．南米において日系人の評価は極めて高い．それは彼らが何世代にもわたって勤勉に働き，移住先の国の発展に大きく寄与してきたためである．ペルーのリマやブラジルのサンパウロ，アルゼンチンのブエノスアイレスなどには日系人がたくさん住む区画があり，あらゆる日本料理を提供するレストランがある．チリといえばサーモンを思い浮かべる人もいるかもしれないが，もともとチリにはサーモンは存在しなかった．日本の大手水産会社が1980年代に養殖を始めて量産に成功する．その結果，サーモンは同国の重要な輸出品の一つとなった．

（吉野）

ルゼンチンでの1人あたりの年間牛肉消費量は約53kg（2019年）で，日本人1人あたりの年間米消費量，約54kg（2016年）とほぼ同量であり，牛肉は日常生活において欠かせない食べ物である．牛肉はおもに網焼き肉asado（アサード）として食される．そしてアルゼンチンではパイ生地の中身にひき肉とタマネギの炒め物を詰め油で揚げた料理empanada（エンパナーダ）が有名である．この料理は他の中米，南米の国々でも一般的である．

6. 日本の食文化

　日本列島への人類の到達時期については諸説あり，12万年前，8〜9万年前，5万年前，4万年前といずれも旧石器時代ではあるが決着していない．日本の気候風土としては，南北に長く，北海道が冷帯（亜寒帯湿潤気候）に属し，本州以南はほとんどが温帯湿潤気候である．日本は東アジアに分類され，四方を海に囲まれた島国で（図6.1），国土の約75%が山地である．大和文化を中心とし，アイヌ文化や琉球文化をもつ人々が暮らしている．

本章では，初出の食品名には漢字とふりがな，以降他章と同様カナ表記とした．

図6.1　日本

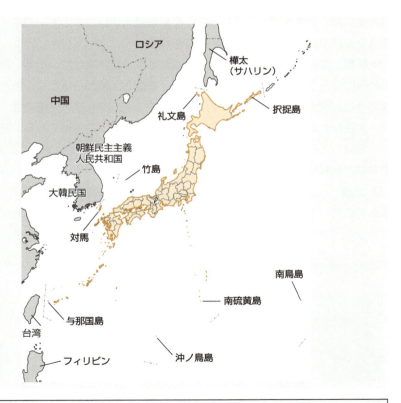

6.1 古代から江戸時代までの食文化

A. 狩猟・採集から稲作農耕に移行していった時代

a. 縄文時代

(1) 四季に合わせた狩猟・採集生活　縄文時代（BC14000年ごろ～BC10世紀ごろ）は，狩猟・採集生活が中心で，春には野草や木の芽，秋には木の実や草の根など，四季の変化に合わせて身近に自生しているものを採取すると同時に，海や川での漁，山や原野での狩りで食料を確保していた．東北地方では落葉広葉樹林帯，西日本では照葉樹林帯が形成され，それぞれ豊富な堅果類を主食として利用してきた．胡桃や栗はアク抜きが必要ではないためそのまま食されるが，団栗や栃の実，小楢の実などは水さらしや煮るなどでアク抜きし，粥にしたり，粉にしてクッキー状や団子状に加工して食べていた．なかでもアク抜きが必要な堅果類は他の動物と競合しないため，人間の食料として貴重なものであった．縄文時代の唯一の家畜はイヌであり，猟犬を使っておもに鹿や猪の狩猟を行っていた．また，銛や釣り針，魚網の使用や，弓矢での狩猟法が進歩するに伴い，さまざまな獣鳥類，魚介類も食すようになった．堅果類は大切なエネルギー源に，獣鳥魚介類はタンパク質源になっていたと考えられる．

(2) 穀類，豆類，イモ類，野菜類　穀類はすでに渡来していた粟，稗，黍などの雑穀に加え，縄文時代晩期には麦や米，蕎麦も大陸から伝わり，まだ小規模ではあったが栽培も行われていたと考えられている（図6.2）．豆類では，小豆や緑豆，大豆が栽培，利用されていた．芋や野菜は，日本在来種である，蕗，芹，独活，茗荷，山葵，三つ葉，山芋などに加え，伝来の瓢箪，牛蒡，荏胡麻，紫蘇，里芋なども栽培され利用されていた．

麦：小麦や大麦

(3) 土器　土器の発明により，焼く，煮るなど，調理方法も多様化してきた．海水を煮詰めて塩を作った土器（製塩土器，図6.3）も発見され，この時代に塩づく

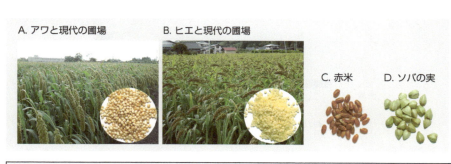

図 6.2　穀類
[一般社団法人日本雑穀協会]

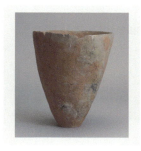
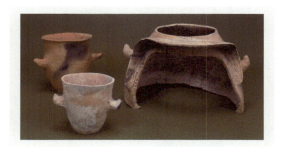

図 6.3（左） 縄文時代の製塩土器
海水を入れて煮沸し，塩を取るために使われた土器．装飾性のない単純な形をしている．高さ30 cm，紀元前500年里浜貝塚．
［東北歴史博物館］

図 6.4（右） 移動式竈（かまど）と甑（こしき）
福岡県大野城市の仲島遺跡の古墳時代後期の大きな溝から出土．竈の高さは約25 cm，裾幅は約50 cmで内側に黒い煤が付着している．下部についていないことから，下部を土に埋めて固定していたのではないかと考えられている．竈本体の上に甕，その上に甑を乗せる．
［大野城市］

*1 縄文時代中期ごろには畑での稲作（陸稲栽培）が行われていたとの説もあるが，定かではない．

りが行われていたことも明らかである．貝塚（縄文人のごみ捨て場）の痕跡から，一度に食べられない量の廃棄物が見つかっていることから，集団で狩猟捕獲し，分配や保存をしていたと考えられる．縄文時代晩期には，北九州に稲作が伝わり，水田稲作*1が開始された．

b. 弥生時代

弥生時代（BC10世紀〜AD3世紀中ごろ）は，水田稲作農耕を特徴とする．縄文時代晩期に中国大陸から伝わった水田での稲作が各地に広まり，水稲栽培が本格化した．弥生米は粳米だけでなく糯米が多く，赤米がかなりの割合を占めていたと考えられている．コメ以外にも，アワ，ヒエ，ムギ，ソバなどが栽培され，穀類が重要な食料であった（図6.2）．日本で大規模にムギが栽培されるようになったのは弥生時代からであるが，この時代は木製の搗き臼しかなかったため，労力のかかる粉食はあまり発展せず，粒食が一般的であったようである．このころには，食用に豚の飼育も行われていた．また，アズキ，ダイズ，リョクトウ，空豆，豌豆などの豆類や，野菜の栽培も盛んになった．狩猟法や漁法も発展し，コメ，ムギ，雑穀などの穀類を主食とし，野菜，マメ，イモ，海藻などの植物や，畜肉，魚などの動物性食品を副食とする食事形態ができあがってきた．

調理法では，コメが焦げ付いた土器が出土しており，コメと水を火にかけて煮炊きしていたと思われる．また，各地の遺跡から甑（コメなどを蒸すための土器，図6.4参考（古墳時代後期））が出土しており，一部では蒸しの調理法も行われていたと考えられている．弥生時代には，加熱した穀物を噛んで糖化させ，野生酵母で発酵させた口噛み酒が作られていたと考えられるが，コメを原料としたか雑穀を原料としたかは明らかではない．

弥生時代の終わりから古墳時代にかけて，現代でいう食器に相当する土器や木器が現れた．弥生遺跡からは木製の匙（図6.5）や杓子も出土しているが，3世紀（280〜297年ごろ）の中国の晋で書かれた書物で，日本の様子を示した「魏志倭人伝」*2の部分には，当時の日本人は手づかみで食していたとの記述があり，食法は手食であったと考えられる．食器は，共用器と銘々器の両方が発見されており，このころから家族が食事を共にする共食が始まっていたことがうかがえる．

*2 『三国志』の「魏書」第30巻烏丸鮮卑東夷伝の倭人条の略称．

6.1 古代から江戸時代までの食文化

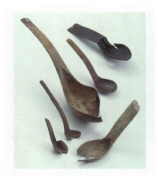

図 6.5 弥生時代の匙
[青谷上寺地遺跡出土,鳥取県]

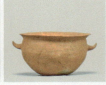

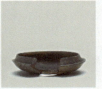

A. 3〜4 世紀の広口壺　　B. 6 世紀の鍋形土器　　C. 6 世紀　　D. 6 世紀

	土師器	須恵器
焼成	低温（700〜900℃）	高温（1,000℃以上）
特徴	茶褐色でやや軟質	青灰色で硬質
おもな用途	煮炊き，食器（保水力は低いが直火に強い）	貯蔵や供膳（保水力は高いが直火に弱い）

図 6.6　古墳時代の土師器（A, B）と須恵器（C, D）
[国立文化財機構所蔵品統合検索システム．A：香川県高松市石清尾山猫塚古墳出土（東京国立博物館 J-6195），B：大阪府柏原市大正・古町，藤井寺市船橋町出土（東京国立博物館 J-38882），C：西宮山古墳（京都国立博物館 J甲 216-36），D：西宮山古墳（京都国立博物館 J甲 216-30）]

c. 古墳時代

　古墳時代（AD3世紀中ごろ〜7世紀ごろ）には，稲作農耕を基盤とする生活が定着した．大陸との交流が盛んになり，土木技術や高度な農法が伝わり，鉄製の農機具や牛馬を利用した稲作が行われた．苗代法も採用され，稲作はさらに発展した．土器は，弥生土器の流れをくんだ赤褐色で軟質の土師器だけでなく，大陸から伝わった高温焼成して作られた硬質で灰色をした須恵器も普及した（図6.6）．コメの収穫が増えると，手入れのしやすい須恵器で作られた甑を使ってコメを蒸して強飯として食べることが多くなったと考えられる．穀類中心の食事に移行すると生理的に食塩が必要になり，このころには，海水ではなく海藻を利用して効率よく塩を作る方法も開発された．

苗代：苗を育てるための専用の場所．灌漑により育てた苗を米を栽培するための広い水田に植える．

B.　中国文化の影響を受けて発展した時代

a. 飛鳥時代

　飛鳥時代（592〜710年）以降は，遣隋使や遣唐使が派遣されたことで，仏教を国家宗教として受け入れるなど，中国の文化が急速に取り入れられていった．このことは食文化にも大きな影響を及ぼし，穀醤，肉醤*，草醤などの醤類や，牛乳や乳製品の始まりといわれている蘇（牛乳を煮詰めて作るチーズ様のものとされる）などがその製法とともに伝来したとされている．ダイズを用いた穀醤は，のちに味噌や醤油へと発展し，日本の食文化に欠かせない調味料となる．
　このころに食事方法が手食から箸の使用に移行し始めたとされるが，遺跡から

＊ししびしおともいう．

> **獣肉食の歴史**
>
> 日本人は，縄文時代以前よりマンモスをはじめとするさまざまな獣肉の食用を一般的に行ってきた．古くはシカやイノシシの狩猟を行い，食用としてきた．弥生時代には食用としてのブタの飼育も始まった．
>
> 一方で，飛鳥時代に中国から伝わった仏教を受け入れたことにより，生き物を殺したり傷つけたりすることがタブーとされるようになった．奈良時代になると675年には肉食禁止令が出され，牛・馬・犬・猿・鶏の五畜の殺生と食用が禁止された．しかし，禁止が稲作期間に限定されていることやそれまで日本人が多く食べてきたシカやイノシシが対象外であったことから，仏教の思想のみではなく，罠による乱獲を防ぐことや農耕を推進する意図があったと考えられる．その後も江戸時代に至るまでのあいだ，何度も動物を殺すことを禁じる勅令が出されたが，シカやイノシシなどの狩猟獣の肉は食べられていた．歴史の中で約1200年のあいだ，肉が忌避の対象となったことから，日本ではコメと魚の食文化が発展したといわれている．その後，肉食禁止令が解かれる（1871（明治4）年）と，牛肉や豚肉の利用が広まった．
>
> （村元）

の箸の出土状態からみて，庶民はまだ手食であったことがうかがえる．

さらに，大化の改新（645年）を経て中央集権国家が成立したことでコメが税として徴収されるようになり，貴族階級の主食はコメであるのに対し，庶民はアワやヒエなどの雑穀を主食とするなど，身分の違いにより食生活も異なっていた．

b. 奈良時代

飛鳥時代から奈良時代(710～794年)には，遣隋使や遣唐使により小麦粉やコメの粉をいろいろな形にして油で揚げた唐菓子*（図6.7）と呼ばれる菓子が伝わった．そのうちの一つである索餅（麦縄ともいう）は，素麺や饂飩の原型といわれている．唐菓子は一般的な菓子としては定着しなかったが，現在でも神饌や供物として存続している．また，このころに，砂糖がもたらされた（754年）が，当時は非常に高価で，薬として使われていたようである．

酒造りは，713年に編纂された『播磨国風土記』に麹で酒を醸す記述がみられ，

*からかし，からくだものともいう．

図6.7　唐菓子の例

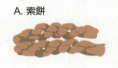

A. 索餅

B. 団喜

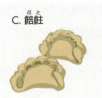

C. 餢飳

> ## 神饌料理
>
> 神饌料理とは神に捧げる料理のことで，奈良時代以前にもあったと考えられているが，奈良時代に神々への祭祀儀礼が定式化され，今日に伝わる神饌料理が成立したといわれている（図6.8）．神事が始まると神饌を供え，本儀が済むと下ろされる．この間に神様が神饌を食したことになり，神事が終了すると下ろされた神饌を肴に参加者で飲み食いが始まる．これを直会といい，神様と同じものを一緒に食す（神人共食）ことで心を同じくすることを意味し，これにより神様に願いが届くと考えられている．古くは，熟饌と呼ばれる調理済みの食品であったが，明治時代ごろからは生饌と呼ばれる素材そのものを献供することも増え，現在では多くが生饌となっている． (村元)
>
>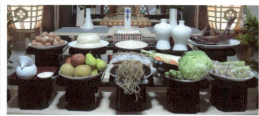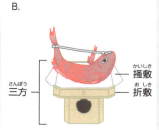
>
> 図6.8 神饌
> ［A：出雲大社新十津川分院］

このころには現代と同じような製法（醸造）で作られるようになったと考えられる*．この時代の書物には「厨酒」という言葉も確認され，酒が調理用として利用されていたことがうかがえる．あわせて，酢の醸造法も伝来した．

奈良・平安時代には，蕪や大根，葱，胡瓜，茄子など多くの野菜が伝来したとされ，奈良時代には野菜類の漬け物への加工が始まった．また，このころには，古代国家が成立し政治体制が確立したことによって，神々への祭祀儀礼が定式化され，最も古い儀式料理である神饌料理が成立した．この時代の食事は朝夕の1日2回であった．

C. さまざまな料理様式が成立していった時代

a. 平安時代

平安時代（794～1185年）には，さまざまな野菜や桃，梅，柿，梨，枇杷などの果物が食用とされていた．金属製の鍋や釜が使用されるようになり，ダイズから納豆や豆腐などの加工品が作られるようになった．平安時代の食事は食卓での調味であり，食卓には塩，酢，醤，酒などが用意されていた．また，固粥（姫飯）という現代の「ご飯」に近いものを食すようになった．この時代に現代の日本料理の

＊ 2024（令和6）年12月に日本の「伝統的酒造り」がユネスコ無形文化遺産に登録された．

大饗料理

　大饗料理はもともと大規模な宴会料理という意味であったが，平安時代における大饗料理は，貴族の儀式料理のことである．正月に行う正月大饗や，大臣に任ぜられた際の大臣大饗などがある．大饗は，拝礼，宴座（正式の酒宴），穏座（宴座よりもくだけた酒宴）の三部からなる．台盤という食卓（テーブル）が用いられ，食器やしつらえ，料理そのものも当時の贅を尽くしたものであった．『類聚雑要抄』（1146年ごろ）に収められている大饗料理を図6.9Aに示す．唐菓子が添えられていることや料理の品数が偶数であること，箸に匙が添えられていること，中国風の台盤が用いられていることなどから，大饗料理は中国料理の影響を強く受けていたことがわかる．

（村元）

A．『類聚雑要抄』をもとに作成

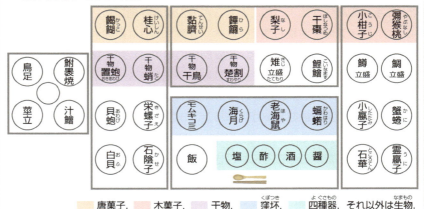

唐菓子，　木菓子，　干物，　窪坏，　四種器，　それ以外は生物．

B．江戸時代の『類聚雑要抄指図巻』（1787）に見る大饗料理

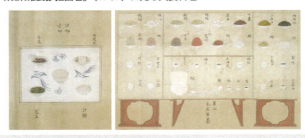

図6.9　1115（永久4）年の藤原忠通の大饗の献立
［A：『類聚雑要抄』（1146年ごろ）の写本より作成，B：三井高蔭，類聚雑要抄指図巻（1787）
出典：国立文化財機構所蔵品統合検索システム（B-2055）］

基礎ができあがったといわれている．

　平安時代には貴族と庶民の格差が顕著になり，貴族の食事は多様な食材を用い，料理法も多彩となった一方で，庶民の食事は質素であった．貴族が儀礼の際

に食す大饗料理は，盛り付けの美しさや四季を楽しむなど視覚でも食が楽しめるものであった．平安時代の貴族社会でも，1日に2回の食事すなわち朝食と夕食の食習慣が続いていた．

　中国から最初に喫茶文化が伝来したのは平安時代前期といわれ，僧侶の最澄らが茶の種子を持ち帰ったことで，茶葉を煮出して飲用する煎茶法が伝わった．このころには，人日の節句（1月7日），上巳（桃）の節句（3月3日），端午の節句（5月5日），七夕の節句（7月7日），重陽の節句（9月9日）の年中行事が行われていた．

b. 鎌倉時代

　鎌倉時代（1185〜1333年）には，天皇や武士などで1日3回の食事が始まった．

　武士は玄米を，庶民は糅飯（米に雑穀などを混ぜて炊いたもの）や麦飯を主食とし，粥や雑炊にして食していた．鎌倉時代初期には，禅僧の覚心により中国から径山寺味噌が伝来し，製造時に樽に残った液汁から溜醤油が作られるようになった．また，二毛作の農法が始まったことでムギの生産量が増加し，麦飯を食べるようになった．ダイズの生産量も増え，味噌，豆腐，納豆などの消費が多くなった．

（1）喫茶文化　日本の喫茶文化は平安時代に始まったが，鎌倉時代には僧侶の栄西*により粉末の茶葉に湯を注いで飲む点茶法が新たに伝えられた．栄西は，『喫茶養生記』（1211）に緑茶の薬効を「茶は養生の仙薬なり　延命の妙術なり」と示し，これにより茶を飲む習慣が広まった．また，茶を飲みながら食べる軽食の点心は，植物性の食材を用いた精進の「もどき料理」として発達し，のちに羊羹や饅頭などに発展した．このころには挽き臼が一般に広まり，喫茶文化や粉食が庶民に広まった．また，禅宗を通して大豆料理や油料理などの精進料理が伝来し，庶民に広まり始めたのもこのころである．

*「ようさい」ともいう．

（2）精進料理　精進は本来，仏道修行に励むことを意味する言葉であるが，修行僧が食べる野菜，豆類，海藻などの植物性食品から作られる料理を精進料理という．仏教の殺生戒の考えにより肉や魚を避けるとともに，仏事に臨んで心身を精進させるために，美食を避けるのである．匂いが強く修行の妨げになることや煩悩への刺激を避けるため，五葷と呼ばれる大蒜・韮・葱・辣韮・野蒜を避ける．精進料理は僧侶には必須の食事であり，食事を作ることも食べることも修行の一つとして重要視される．

　手間と時間のかかる料理が多く，特にダイズは菜食で不足するタンパク質を摂取するため，高野豆腐や油揚げ，湯葉などさまざまなものに加工して利用される．油を用いた揚げ物も多く作られる．また，がんもどきに代表されるように，動物性食品に似せた料理として「もどき料理」が発達した．

c. 室町時代

　室町時代（1336〜1573年）*には，うどんやそうめんが一般に普及し始め，ポルトガル人によってパン食文化も伝来した．また，紀州（和歌山県）の湯浅などで現

*鎌倉時代と室町時代の間に建武の新政（1333〜1336年）3年あり

精進料理にみる食事の心得

禅僧の栄西と道元は，中国から，高度な大豆料理と粉食文化，調味技術を有する精進料理を学んで持ち帰り，禅宗と併せて普及に努めた．なかでも道元は，寺院での食事を掌る典座の心構えを記した『典座教訓』と，典座が用意した食事を食べる側の心得を示した『赴粥飯法』を著した．道元は，これらの中で食の重要性を説き，調理の際には三心（喜心，老心，大心）を忘れてはならず，たとえ十分な食材や道具がなくても三徳（軽軟，浄潔，如法作）を満たすように作らなければならないとし，また，食べる側の心構えとして五観之偈を記した．

(村元)

在の製法で醤油製造が始められた．

この時代には，武家社会を中心に一人前ごとに膳の上に料理を並べる本膳料理が形成された一方で，茶の湯では本膳料理を基本としながらも禅宗の影響を受けた懐石料理が生まれ，この2つが日本料理の主流となった．また，本膳料理の発展のなかで，四条流，進士流，大草流などの料理流派が形成された．これにより調理技術がさらに進歩し，魚のすり身から蒲鉾が作られるようになった．

酒造りでは，室町時代末期からその技術が発展し，江戸時代初期には清酒（日本酒）の製法がほぼ完成した．一方で，このころにはタイから琉球経由，または，中国朝鮮半島経由で九州へ蒸留の技術がもたらされ，泡盛や焼酎も作られるようになった．

(1) 本膳料理

本膳料理は日本料理の正式な膳立てとされ，平安時代の宮中の年中行事や貴族の邸宅で行われた大饗料理の流れを受け継いだものである．室町時代に武家の儀式料理として成立した式正料理の中で発展し，江戸時代になってさらにその内容や形式が充実した．本膳を中心として二の膳，三の膳，与の膳，五の膳などと呼ばれる何種類もの料理をのせた小さな膳がいくつも並べられる食事の形式となった．種類としては，一汁三菜，一汁五菜，二汁五菜，二汁七菜，三汁七菜（図6.10），三汁九菜などがある．身分によって膳の数が決められており，膳の形式や食材などにより主従の関係を示す．料理流派によって膳の形や器の大きさ，どの膳に何の料理を配膳するのかなどが異なる．

本膳料理形式による儀礼食の流れとしては，まず，儀式的な酒の酌み交わしである式三献が行われ，次に本膳料理の食事が進められる．本膳料理の途中には中酒が行われ，続いて酒宴（大皿盛りの酒肴），菓子・茶と続く．現代の日常食における一汁三菜の形はこの本膳料理が原形となっている．なお，儀礼的な本膳料理に対して，略式の料理を袱紗料理という．本膳のあとに供されたりした．祝いの袱紗料理では赤飯が供されることもある．江戸時代末期には袱紗料理が一般にも普

袱紗：絹など2枚の布を合わせて，贈り物など大切な品にかける布として使われたもの．2つのものを使う，あるいはやわらかくゆったりしている，または略儀なものという意味をもつ．

6.1 古代から江戸時代までの食文化　　103

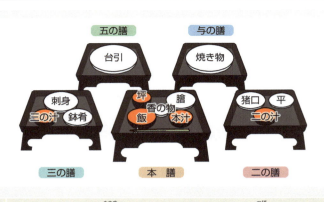

図 6.10 本膳料理の三汁七菜の整え方
[村元由佳利，基礎調理学（大谷貴美子ほか編），p.49，講談社（2017）]

及し始めたが，現在では，冠婚葬祭などの儀礼食として残っているのみである．

(2) 懐石料理　懐石料理は茶事の席で客をもてなすための料理で，茶懐石とも呼ばれる＊．茶人村田珠光によって本膳料理に禅宗の精進料理が取り入れられたことに始まり，その後，侘び茶の様式を確立した千利休によって，精神性を重視した新しい懐石料理が生まれた．"懐石"という呼称は，禅僧が修行中の空腹を凌ぐために温めた石（温石）を懐に入れたことに由来しており，一時の空腹を凌ぐ程度の簡素な食事，すなわち，茶事における濃茶をおいしく飲むための軽い食事をさす．

　本膳料理が目の前に料理を並べる平面羅列型であるのに対し，懐石料理の膳は折敷一膳で，料理を食べ終わるごとに次の料理が運ばれてくるという時系列型である．まず，折敷に飯・汁・向付をのせて提供され，次に椀盛，焼き物と続き，強肴，箸洗いの小吸い物，八寸，湯桶・香の物，菓子・茶で締めくくる．料理の器，盛り付け，順序，食べる作法など，すべて決められていて格調が高い．飯・汁・向付・煮物・焼き物の一汁三菜を基本とし，酒は三献までにとどめられることが多い．温かいものは温かく，季節感を感じられるように素材や調理法，器物，盛り付けにこだわるなど主人のもてなしの心を大切にする料理である．懐石料理の整え方を図6.11に示す．

D.　現代の食生活に大きく近づいた時代

a.　安土桃山時代

　安土桃山時代（1573〜1603年）には南蛮貿易により，南瓜（カボチャ），ジャガイ

＊現代では，茶事の席ではない場合にも懐石料理と掲げている店もみられる．そこで茶事の料理を逆に茶懐石料理と呼んで区別することもある．

図 6.11 懐石料理の整え方
とりまわしとは皿の料理を順に取ってまわすことをいう．湯桶の湯は飯椀や汁椀に入れ，器をゆすぎ清めて，すべて飲み干す．
[村元由佳利，基礎調理学（大谷貴美子ほか編，p.50，講談社（2017）より改変]

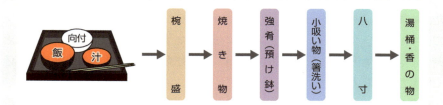

汁：味噌仕立て　　向付：魚介類の酢の物または刺身　　椀盛：煮物を数種
焼き物：蒸し物や煮物のこともある（とりまわし）　　強肴：主人の心入れの料理（とりまわし）
小吸い物：淡泊なすまし仕立てで，次に出る八寸を味わうために口の中を整える
八寸：八寸四方の杉の折敷に海のものと山のもの2種（とりまわし）
湯桶：こんがり焦げた飯に熱湯を入れ，塩味をつけたもの

モ，サツマイモ，トウモロコシ，トウガラシなどが伝来した．また，砂糖が相当量輸入され食品として受容されるようになり，これをふんだんに用いる南蛮菓子（金平糖，カステラ，ボーロなど）が登場した．南蛮菓子の伝来により鶏卵が食されるようになり，天ぷらやひりょうず（がんもどき）などの南蛮料理も受容された．

これまで，そばはそば粉を湯で捏ねたそばがき（図6.12）などで食べられていたが，江戸時代の少し前に麺状にしたそば切りが登場した．

b. 江戸時代

江戸時代（1603〜1868年）には食品の種類が豊富になり，調理法が発達し，より多彩な食生活になったが，身分や経済力，都市部と農村部などによる格差があった．コメの生産量は増加したが，地方の農民ではムギや雑穀の利用が一般的で，精白米はハレの日（6.2節参照）の特別な食べ物であった．飢饉が多く，青木昆陽はサツマイモの栽培法を広め，飢饉の被害の軽減に貢献したことで知られている．

うどんやそば切りの店が繁盛し，麺類が広まった．関東地方ではそば切り，関西地方ではうどんを好む傾向があるなど，地域での食文化の違いも生まれた．日本にパンが伝わったのは室町時代であるが，その後，江戸時代末期に兵食として利用したことでパン食文化が広まったといわれている．

図 6.12 そばがき
[冨田圭子]

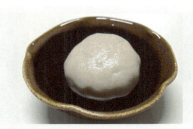

6.1 古代から江戸時代までの食文化

江戸時代には，各地に青物市場が開設され，多種類の農作物が盛んに生産された．中国から孟宗竹が伝来し，タケノコが食べられるようになった．また，イチゴ，キャベツ，トマトなどもこの時代に伝来したが，生産量が増加したのは明治時代になってからである．きのこ類では，椎茸が食用として広まり，松茸は高値で売買されていた．

　魚介類では，握りずしなどの鮮魚ならではの料理が流行し，塩引き鮭や干物の身欠き鰊，鰹節などの魚介加工品が全国に流通した．カツオを乾燥したものは古くから利用されていたが，燻乾・黴付法によるかつお節が考案されたのは，江戸時代になってからである．また，北海道産の昆布が日本海回りの北前船で北陸を経て，大阪や沖縄まで運ばれていた．

　江戸時代初期に書かれた料理書である『料理物語』(1643)には多くの獣鳥肉料理がみられ，特にツルやハクチョウの食用が盛んであったことがうかがえる．このころには牛乳からバターを製造し，砂糖の国内生産も進められた．また，これまでは飲み物として利用されていた味醂*が，江戸時代後半には甘味調味料として使われるようになった．

＊味淋とも書く．

　醤油が一般に普及するようになり，関西で作られた醤油が江戸に運ばれ，下り醤油として重宝された．その後，関西では播州（兵庫県）の龍野を中心に淡口醤油が，関東では銚子や野田などで作られる濃口醤油が発達するなど，調味料にも地域差が生まれ，各地で独自の食文化を形成していった（図6.13）．

　唐菓子や南蛮菓子に影響を受け，このころに京都で献上のための上菓子が完成した．上菓子は上質な材料と高度な技術で作られ，上流階級の供応*や茶会，贈答に用いられた．一方で，民間には飴菓子やおこし，せんべいなどの雑菓子（駄菓子）が普及した．

＊飲食で客をもてなすこと．饗応．

　現代と同様な1日3回の食事が一般化し，食習慣が整ってきたのもこの時代である．江戸時代は，宴席料理として日本料理が完成に至った時代ともいえる．

　江戸時代には料理屋の利用が増加し，酒宴を中心に酒肴が供され，最後に食事を食べる形式が生み出され，これを会席料理と呼んだ．さらに中国からは卓袱料理と普茶料理が伝わった．

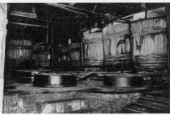
A. 1930（昭和5）年ごろ

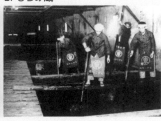
B. もろみ蔵

図6.13　昭和初期の醤油作り
［ヒガシマル醤油株式会社］

（1）会席料理　江戸時代中期，多くの人が会合する俳諧などの席を会席と呼んだことから，この席で出される料理が会席料理と呼ばれ，その後，料理屋で供される酒宴の席の料理をさすようになった．会席料理は，本膳料理と懐石料理を変化させたもので，酒を楽しみながら，料理は時系列型で提供される．吸い物，刺身，焼き物，煮物を中心とした一汁三菜を基本とし，酒の肴として前菜や揚げ物，蒸し物，酢の物，和え物などが出され，最後に飯とみそ汁（止め椀），香の物が出される．形式や作法を重んずる本膳料理や懐石料理に対して，酒や食事をくつろいで楽しむ料理形式である．

（2）普茶料理　普茶料理は，隠元禅師*から黄檗宗とともに江戸時代初期に伝えられた中国風精進料理である．黄檗宗では，法要の前後に僧侶や檀家が一堂に会して茶を飲みながら法要の段取りや慰労の挨拶を行う茶禮という儀式があり，この茶禮の後に出す料理を普茶料理という．普茶とは「普く大衆に茶を施す」という意味である．現在でも黄檗宗の寺院で供応の料理として出されることで知られている．普茶料理の食事は喫茶から始まる．葛や植物油を使って調理したものが多く，卓を囲み大皿に盛った料理を複数人で取り分けて食べることから，精進の（植物性食品で作られた）卓袱料理ともいわれる．普茶料理は，植物性食品を材料とした揚げ物料理が多く，油揚げやがんもどき，擬製豆腐，凍り豆腐などの豆腐を使った料理・加工品などを用いる．茶葉を湯に浸した浸出液を飲む淹茶法も伝えた．

* 隠元（1592〜1673）

卓袱料理

　卓袱料理は一つの食卓（卓袱台）を囲み，大皿に盛りつけられた料理を取り分けて食べるという特徴がある（図 2.4C 参照）．卓袱（卓子）料理は今日では長崎の郷土料理として知られているが，江戸時代に唐料理として知られるようになった中国の料理が始まりである．江戸時代の長崎において，唐人らによる本場の中国料理が食される一方で，長崎の家庭料理として発達し，時代とともに料亭や家庭で食される長崎の郷土料理として発展してきた．もともとは魚を使った料理が多かったが，南蛮料理も取り入れられたことでブタやニワトリなどの肉も多く使うようになった．宴会料理の一種であり，中国料理同様に卓を囲み，大皿に盛られた料理を各々が自由に取り分け食べるのが卓袱料理の基本形である．うどんやそばに「しっぽく」とつくものがあるように，一つの器に多種類の料理や食材を盛り付けたものを称するようになるなど，人々に広く受け入れられている．また，関西では食卓のことを卓袱台と呼び，現在の食卓を囲んで食事をする様式は，卓袱料理の影響を受けているといわれている．

（村元）

6.2 行事食と儀礼食

　生活には日常と非日常があり，日常のことを「褻」，非日常，すなわち特別な日のことを「晴」という．これはハレの日には「晴れ着」を着て儀礼に参加していたことに由来する．行事食や儀礼食は，正月や節句などの年中行事，お食い初めや七五三などの通過儀礼の際に食べる料理のことで，「ハレの食事」ともいう．

　7世紀以降，宮中行事として新嘗祭*が催されるようになると，その後の奈良・平安時代に中国の影響を受けたさまざまな年中行事や通過儀礼が行われるようになり，その際に特別な料理を食べるようになった．現代のように食べ物が豊富になく，無事に過ごすことが難しかった時代の人々は，季節や人生の節目に神仏を迎えて儀礼を行い，行事食や儀礼食を食べることで，自然の恵みや一年無事に過ごせたことに感謝し，その後の豊作や豊漁，家族の健康や子孫繁栄を祈り，縁起を担ぐなどして，生活してきたのである．

＊「しんじょうさい」とも呼ばれ，収穫祭にあたる．

　江戸時代になると，花見や盂蘭盆会などの季節と結びついた行事が盛んになった．江戸幕府は，人日，上巳，端午，七夕，重陽を五節句として式日と定めた．年中行事が民間に定着していったのは江戸時代以降とされるが，欧米化に伴いクリスマスやバレンタインデーなどの新たな行事が加わるとともに，伝統的な行事は衰退あるいは簡略化されつつある．食文化の伝承という点において食育の重要性が謳われている．

A. 年中行事と食

　年中行事とは，「一年を通じて決まった日に行われる民族的な行事」のことで，年中行事には，神仏を迎え，神饌としてコメや酒，海・山・里の食物を供えて祭典を行い，その後，供え物を下げていただく神人共食の酒宴（直会）が行われる．これが行事食の本来の姿であり，神仏と同じものを食べることで神仏と一体になり，神仏の加護が受けられると信じられている．地域によって若干異なるが，おもな年中行事とそれにかかわる行事食を表6.1に示す．ここでは，代表的な年中行事として，正月と五節句について述べる．

a. 正月

　正月は一年の始まりを祝う特別な日であり，年末から煤払いや大掃除を行い，しめ縄を張り，門松を飾り，餅などの神饌を供えて年神様を迎える．鏡餅は年神様の神秘な力の象徴である．鏡餅の白くて丸い形は心臓（魂）を表すとされ，鏡餅をいただくことは歳神様に力を借りて魂の再生を図ることを意味している．鏡餅の飾り方は地域によってさまざまである．

月日	行事	行事食	食物を利用した飾りなど
1月1～3日	正月	屠蘇酒，雑煮，おせち料理，若水，大福茶，花びら餅	鏡餅
1月7日	人日の節句	七草粥	
1月11日	鏡開き	汁粉，雑煮	
1月15日	小正月	小豆粥，赤飯	餅花
2月3日ごろ	節分	煎り大豆，搗栗，恵方巻き*	柊鰯（ひいらぎいわし）
3月3日	上巳の節句	菱餅，白酒，草餅，ひなあられ，蛤の吸物，ちらし寿司*	
3月18日ごろから一週間	彼岸	ぼた餅，精進料理	
4月8日	灌仏会（かんぶつえ）	甘茶	
5月5日	端午の節句	柏餅，粽，菖蒲酒	
6月30日	夏越の祓	水無月	
7月7日	七夕の節句	そうめん	
7月20日ごろ～8月6日ごろ	土用の丑	うなぎ	
8月13～15日	盂蘭盆会	精進料理	供物：野菜，果物，団子，餅，そうめんなど 精霊馬（キュウリで作った馬とナスで作った牛）
8月15日，9月13日（旧暦）	月見（中秋の名月）	月見団子，里芋，枝豆，栗	
9月9日	重陽の節句	菊酒，栗ご飯	
9月20日ごろから一週間	彼岸	おはぎ，精進料理	
10月亥の日	玄緒（亥の日）（げんちょ）	亥の子餅	
11月15日	七五三	千歳飴	
11月23日	新嘗祭	新しい穀物を使った餅や赤飯，酒	
12月22日ごろ	冬至	かぼちゃ，粥，こんにゃく	柚子湯
12月31日	大晦日	年越しそば	

表6.1　日本のおもな年中行事と行事食
＊伝統的な行事食ではないが，現代では行事の際に一般的に食べられている．

＊元日の朝に井戸から最初に汲む水のこと．神棚に供えたり，大福茶や雑煮にも用いる．若水を汲むことを若水迎えという．

（1）屠蘇酒，雑煮　正月の朝には屠蘇酒（とそしゅ）を飲み，無病息災・健康長寿を祈り，一年の邪気を払う．屠蘇酒は，みりんに数種類の薬草を組み合わせた屠蘇散を浸して作られる．関西では大福茶（おおぶくちゃ）（若水*で入れた茶に小梅と結び昆布入れたもの）を飲む習慣もある．正月に雑煮を食べるようになったのは室町時代で，正月三が日の祝い料理として食べるようになったのは江戸時代のころであった．雑煮の餅は神様からのお下がりであり，雑煮を食べることは神人共食の儀式とされている．柳の白木で作った両細の祝い箸を使って食べることも神人共食を意味している．

（2）おせち料理　平安時代の宮中では，季節の節目である節日（せちにち）に「節会（せちえ）」という行事が行われていた．このときに神様に供えられていた料理を御節供（おせちく）と呼んでいたが，江戸時代ごろには正月の料理だけをおせち料理と呼ぶようになった．邪気を祓い，健康や無事などの願いを込めて作ることから，重箱に入れる料理やその

6.2　行事食と儀礼食　109

おせち料理

おせち料理には，縁起のよい食材や願いを込めた料理が多く使われている．たとえば，黒豆はまめに暮らせるように，昆布巻きは喜ぶ，数の子は子孫繁栄，ごまめ（田作り）は五穀豊穣，エビは腰が曲がるまで長生きできるようになどである．料理を詰める重箱は四段のものが正式とされるが，簡略化が進み，三段のものが一般的になった．詰め方はさまざまであるが，一の重には祝い肴や口取り，二の重には焼き物や酢の物，三の重には煮物などを詰める（図6.14）． (村元)

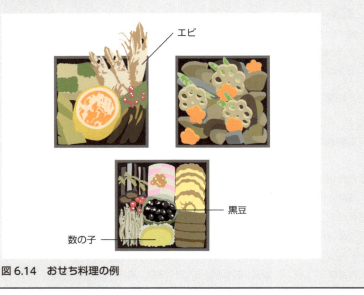

図 6.14 おせち料理の例

食材にはさまざまな由来がある．昔は店が閉まっている正月のあいだに食べる保存食としての役割もあったが，現在では正月でも店が開いており，また，デパートなどでのおせち販売も増えてきたことなどから，おせち料理を作る家庭は減ってきている．

(3) 花びら餅　花びら餅は平安時代に行われていた歯固めの儀式という新年行事に食べられていた「ひしはなびらもち」に由来している和菓子である．白い餅の上に赤い菱形の餅を重ね，やわらかく煮たごぼうと味噌餡を包んで雑煮に見立てたもので，明治時代に全国に広まったといわれている．

b. 人日の節句

五節句の一つである人日の節句は，1月7日で，正月が終わる節目の日でもある．七草粥を食べることから，七草の節句ともいう．春の七草は，芹(セリ)，薺(ナズナ)，御形(ゴギョウ)，繁縷(ハコベラ)，ホトケノザ*，菘(スズナ)，蘿蔔(スズシロ)のことである．中国では昔から1月7日の人の日には七種菜羹(しちしゅさいかん)という7種類の野菜を入れた羹(あつもの)を食べて1年の無事を祈って

＊コオニタビラコ（小鬼田平子）またはタビラコのこと．同名のホトケノザ（仏の座）はシソ科の野草．

> ### 小正月
> 1月1日を中心とした正月行事を大正月と呼ぶのに対して，1月15日を中心とした正月行事を小正月と呼ぶ．古くは，満月の日を月初めとしていたことから1月の満月の日が1年の始まりとされていた名残である．小正月には小豆粥を食べて無病息災を願い，餅花を飾って一年の豊作を祈る．そのほかにも，左義長（どんど焼き）や，粥を炊いて1年の豊凶を占う粥占，果樹の豊熟を祈念する成木責め，田植踊や鳥追い，もぐら打ちなどの予祝行事など各地でさまざまな行事が行われる．大正月に忙しく働いた女性が一休みすることから女正月ともいう． （村元）

いた．これに日本で古くから行われていた若菜摘みという風習が重なり，七草粥を食べて無病息災を祈るようになったといわれている．七草粥の作り方には諸説あるが，七草をたたく際には七草ばやしが歌われる．

c. 上巳の節句

上巳の節句は3月3日で，旧暦で桃の花が咲くころであるから，桃の節句とも呼ばれる．女児の誕生と成長を祝う日である．中国の漢王朝で行われていた上巳の禊祓という行事と，もともと日本で行われていた形代（人形に切り抜いた紙）で身体を撫でて海や川に流すことでケガレを洗い流す行事が結びつき，時代の流れとともに鑑賞の対象である雛人形が生まれ，現在の形となった．上巳の節句には，菱餅を飾り，桃の花を浮かべた白酒や草餅，ひなあられ，蛤の吸い物，現代ではちらし寿司などを食べる．それぞれ，長寿や厄除け，健康，良縁などの願いが込められている．

d. 端午の節句

端午の節句は5月5日で，現在はこどもの日である．こいのぼりや兜，五月人形などを飾り，男児の健康と成長を祝う日である．「端」は初めという意味で，「端午」は月初めの午の日を指していたが，次第に5月5日のみをさすようになった．こいのぼりには立身出世を，兜や五月人形には力強く育ってほしいという願いが込められている．行事食としては，中国の政治家屈原に関する故事に由来するとされる粽，葉が枯れても次の新芽まで落ちないことから，家が途絶えないことを表す柏の葉を使った柏餅や，その根が万病を治し邪気を避ける効能があるとされる菖蒲が用いられた菖蒲酒がある．菖蒲を「尚武」や「勝負」とかけて，この日は武家にふさわしい日と考えられ，菖蒲の節句ともいう．

e. 七夕の節句

7月7日は七夕の節句で，七夕として知られている．七夕は中国の漢王朝で行われていた星祭りと乞巧奠という風習に由来するといわれ，五色の短冊に願い事

を書いて笹に飾り，川に流すと願いが叶うと考えられている．七夕の日には天の川や織姫が織る機織りの糸に似ていることから，索餅が食べられていたが，その姿がそうめんに似ていることから現在ではそうめんが食べられる．

f. 重陽の節句

9月9日は重陽の節句で，旧暦で菊の花が咲くころであることから菊の節句とも呼ばれる．古来より，中国では奇数を縁起のよい数（陽数）としており，陽数の最大である九が重なる，9月9日を重陽と呼んでいた．また，菊は邪気を払い長寿をもたらすと信じられていたことなどから，日本でも平安時代に宮中行事として被せ綿と呼ばれる行事を行うようになった．行事食は菊の花を浮かべた菊酒がある．栗ご飯を炊いて栗の節句として祝ったり，お九日と呼んで収穫祭として行事を行っている地域もある．

B. 通過儀礼と食

通過儀礼とは，「誕生してから死に至るまでの人生の節目となる重要な時期に行われる儀礼」のことで，誕生，七五三，成人式（二十歳のつどい），結婚式，年祝い，葬儀などがある．年中行事同様に，通過儀礼では神人共食が行われ，親戚などの関係者を招いて共食が行われてきた．通過儀礼で供される食べ物の多くはコメを使用したものが多く，なかでも赤が厄除けに通じるとして祝いの膳には赤飯がよく食べられている．おもな通過儀礼と食べ物を表6.2に示す．ここでは，食とかかわりの強いお食い初めについて述べる．

a. お食い初め

お食い初めは，生後100日目に祝い膳（食い初め膳）を用意し，子に食べるまねをさせることで，一生食べることに困らないように，健やかに成長するようにと願う儀式である．初めて箸を使うことから「箸初め」「箸揃え」「箸立て」，ミルク以外の食べ物を初めて口にすることから「食べ始め」「まな初め」などともいわれる．祝い膳の献立は一汁三菜を基本とし，尾頭付きの魚，赤飯，吸い物，煮物，和え物が供される（図6.15）．正式には，食器や膳は男の子は朱塗り，女の子は黒塗りの漆器を用い，箸は白木のものを使用する．歯固め石と呼ばれる小石（梅干しの場合もある）も用意され，歯が丈夫になるようにとの願いを込めて石に触れた箸で赤ちゃんの歯茎に触れる．料理は，飯，汁物，飯，魚，飯，煮物，飯，和え物の順に食べるまねをさせる．

行事	内容	食べ物
誕生		産飯，白米飯
お七夜	生後7日目に子に名前を付け，産神様に報告し，誕生を感謝する儀式．白紙に名前を書いて神棚や仏壇などに貼って祝う．命名祝いともいう	赤飯，尾頭付きの魚
初宮参り	子が生まれて初めて氏神様に参詣し，子の健康と長寿を祈る行事．男児は31日目，女児は33日目に行うことが多い	赤飯，紅白餅
お食い初め（百日祝い）	箸初めともいい，生後100日目に子に初めて飯を食べるまねをさせ，子が一生食べる物に不自由しないように祈り，健やかな成長を願う儀式．歯固め石を使い，歯が丈夫になるようにとの願いも込める	食い初め膳（赤飯，尾頭付きの魚，吸物，煮物，和え物）
初節句	誕生後初めての節句のことで，女児は3月3日の上巳の節句，男児は5月5日の端午の節句を祝う．母親の実家からひな人形，兜やこいのぼりなどを贈るのが一般的になっている	赤飯，菱餅，ひなあられ，ひちぎり，柏餅，粽
初誕生	生後1年目の初めての誕生祝い．祝い餅をついたり，赤飯を炊いて祝う．地方によっては一升餅を背負わせたりして子の健やかな成長を祈る	赤飯，餅
七五三	3歳の男児と女児，5歳の男児，7歳の女児が11月15日に氏神様や神社にお参りして，健やかな成長と健康を祈る．社会の一員としての地位を認めてもらうという意味もある	赤飯，千歳飴
成人式（二十歳のつどい）	子が大人の仲間入りをする儀式で，18歳か20歳になると自治体ごとに成人の日（1月の第2月曜日）前後で式典を行い，祝う．2022（令和4）年4月から，民法改正により成人年齢が20歳から18歳に引き下げられたため，開催年齢や名称などは各自治体による	赤飯，酒
結納	婚姻が整ったとき，婚約の成立を確認する意味で，両家で金品を取り交わす儀式．現在では簡略化され，儀式を執り行わない場合も多い	昆布（子生婦），するめ（寿留女），かつお節（勝男武士）
結婚式	婚礼，祝言などといわれ，この儀式によって社会的に婚姻が成立する．神前式，仏前式，キリスト教式，人前式などがある．結婚式の後，周囲の人に報告をし，新しい生活への力添えをお願いするため，披露宴を行うことが多い	本膳料理 婚礼コース料理
年祝い	特定の年齢になると，長寿を祝って宴会を行う．おもなものに，還暦（60歳），古希（70歳），喜寿（77歳），米寿（88歳）などがある	赤飯，餅，えび，昆布
通夜	かつては遺体を布団に寝かせ，遺族や近親者，親しかった友人などが夜通し付き添って故人を偲び，冥福を祈るものであった．最近では枕経を終えるとすぐに納棺する半通夜とする場合が多い．焼香の後，通夜振る舞いで参列者をもてなす	精進料理
葬儀	遺族や近親者，親しかった友人などで故人の成仏を祈る儀式．一般参列者も最後の別れを告げる場合は告別式という	酒，枕団子，枕飯，精進落とし

表 6.2　おもな通過儀礼と供される食べ物

図 6.15　食い初め膳の一例

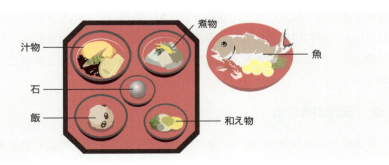

6.3 | 地域による特徴

　日本は南北に長い列島で山が多く周囲を海に囲まれている．そのため，地域により気候が異なることに加え，得られる食材も異なる．また，輸送手段の発達により，たとえば北海道で収穫されたコンブが大阪や沖縄に運ばれて定着するなど，他地域の影響も受けながら各地で独自の食文化が形成されてきた．農林水産省のHP「うちの郷土料理」にあるように，さまざまな郷土料理が受け継がれているとともに，近年では伝統野菜のブランド化も進められている．ここでは，北海道のアイヌ文化と沖縄の琉球文化と，和食に欠かせない調味料である醤油と味噌，行事食の一つである雑煮に焦点をあて，地域による違いを述べる．

A.　アイヌの食文化

　アイヌは日本列島北部周辺，とりわけ北海道の先住民族である．日本語とは系統の異なるアイヌ語を用い，祭りで踊られる古式舞踊，独特のアイヌ文様による刺繍などをもつ．アイヌが13世紀ころから生み出してきた文化のことをアイヌ文化という．

　アイヌは，コタンと呼ばれる集落で生活を営み，自然が人間に与えるものはすべて神の恵みと考え，必要な分のみ採取し，自然とともに生きてきた．狩猟，漁労，採取をおもな生業とし，農耕や交易も組み合わせて食料を確保していた．なかでも，鹿肉や鮭（さけ）は主要な食料であった．日常食は，ルルやオハウと呼ばれる汁物とラタシケプと呼ばれる煮物が多く，サヨ（雑穀類の粥）やチサッスイエプ（雑穀類の飯）なども食し，1日1食の時代もあれば，1日3食の時代もあったようである．ヒエやアワは古くから栽培され，酒の醸造にも利用されていた．オオウバユリの鱗茎から採取したデンプンも主食の一つであった．新鮮な肉の内臓は生で食べ，それ以外は，煮る，焼く，炊くなどして食べることが多かった．また，長く極寒の冬を乗り越えるため，塩漬けや燻製，乾燥などにより食材を保存して利用していた．味付けは素材のもつうま味を生かす薄味で，塩と油脂がおもな調味料であった．サケの刺身を冷凍したルイベは現在も北海道の郷土料理として親しまれている．

B.　琉球の食文化

　沖縄は，亜熱帯気候の島嶼であり，長い歴史と日中両国をはじめとする諸外国との交流の中で独自の文化を形成してきた．琉球王朝時代*，中国の冊封使（さっぽうし）や薩摩の在番奉行（ざいばんぶぎょう）などをもてなすための宮廷料理が確立し，明治時代以降には一般家

＊ 1429 年から 1879 年までの約 450 年間，日本の南西諸島に存在した王制の国．

庭にも広がった．代表的なものに，トゥンダーブン（東道盆）と呼ばれる琉球食器に盛られた料理がある．一方で，亜熱帯気候で島嶼の厳しい自然環境のもとで手に入る食材を使い，知恵を絞って創り出した庶民料理もある．庶民料理は，中国から伝わった医食同源の考え方を受け，今日でも「クスイムン＝薬になるもの」「ヌチグスイ＝命の薬」として生活に根付いている．代表的なものに，ゴーヤーチャンプルーがある．これらが融合して発展，継承されてきた伝統的な料理を琉球料理と呼び，「琉球王国時代から連綿と続く沖縄の伝統的な「琉球料理」と「泡盛」，そして「芸能」」として日本遺産に認定されている．

本土とは異なり肉食文化が発達し，特に豚肉を食べる習慣がある．ばら肉の角煮であるラフテー，あばら骨の部分を煮込んだソーキ，耳たぶの部分を食べるミミガー（耳皮），豚足料理の足テビチなどは沖縄の郷土料理として有名である．豚肉や豚の骨から取った出汁も利用される．琉球料理には豆腐も欠かせない．昭和時代の初期には，那覇地区は米食であったが，それ以外の地区はンム（サツマイモ）食であったように，沖縄を中心とした南西諸島の島や土地により，食材や料理は多種多様である．

C. 調味料

a. 醤油

醤油には，濃口醤油，淡口醤油，溜醤油，白醤油，再仕込み醤油がある．全国の醤油消費量の8割以上は濃口醤油で，色が濃く，香りの強い万能な醤油である．関東や甲信越より北ではおもにこの醤油が使われている．九州でも濃口醤油が多く使われているが，九州の醤油は甘口のものが一般的である．淡口醤油は消費量の15％程度を占め，おもに関西圏や中国，四国地方で使われている．色が薄いため素材を生かした料理に使うことが多く，煮物には淡口醤油，刺身などには濃口醤油や溜醤油を用いるなど使い分けられている．中部地方では，濃口醤油に加え，溜醤油や白醤油も使われている．再仕込み醤油は甘露醤油ともいい，山口県柳井が発祥とされる醤油で，消費量は少ないが，全国各地で使われている．

b. 味噌

味噌は麹の種類によって米味噌，豆味噌，麦味噌の3つに分けられる．日本で最も多く作られているのは米麹を使った米味噌で国内生産の約8割を占めている．豆味噌は大豆麹，麦味噌は麦麹を使って作られている．米味噌では信州味噌，仙台味噌，関西白味噌などが，豆味噌では岡崎（愛知県）の八丁味噌が有名である．九州や四国，中部地方の一部では麦味噌が普及している．図6.16に味噌の地域別分布を示す．

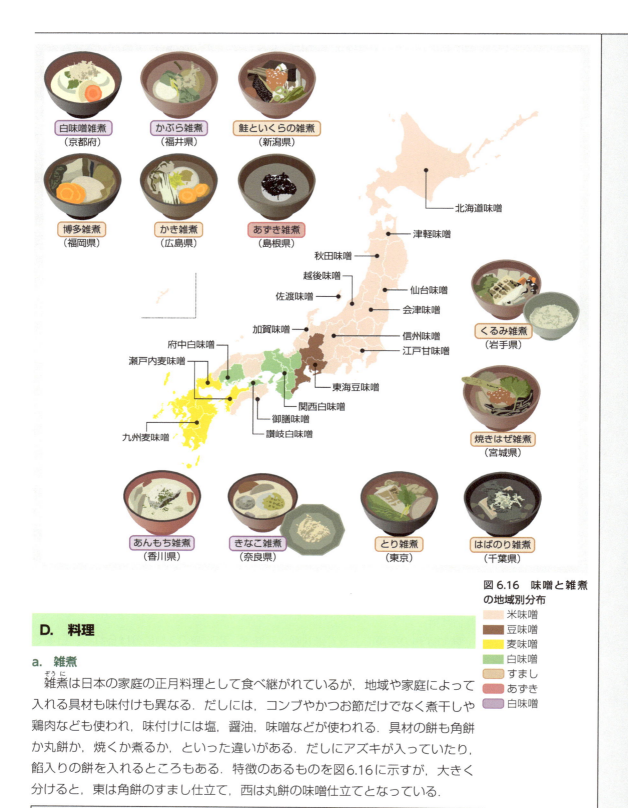

図 6.16 味噌と雑煮の地域別分布

- 米味噌
- 豆味噌
- 麦味噌
- 白味噌
- すまし
- あずき
- 白味噌

D. 料理

a. 雑煮

雑煮は日本の家庭の正月料理として食べ継がれているが，地域や家庭によって入れる具材も味付けも異なる．だしには，コンブやかつお節だけでなく煮干しや鶏肉なども使われ，味付けには塩，醤油，味噌などが使われる．具材の餅も角餅か丸餅か，焼くか煮るか，といった違いがある．だしにアズキが入っていたり，餡入りの餅を入れるところもある．特徴のあるものを図 6.16 に示すが，大きく分けると，東は角餅のすまし仕立て，西は丸餅の味噌仕立てとなっている．

【食生活編】

　食文化編では，世界各国と日本について，歴史的な時間の流れの中で，その地域の広がりと各地域の民族による形式的な，博物学的な，伝承された文化から食を捉え，その特徴を学んだ．本編では，日本の食生活について，人が営む生活の視点で，古代から江戸時代までと，明治時代以降に分けて振り返りたい．

　生活の基礎として衣食住が挙げられるが，食生活とは，基本的には食物を摂取し，生命・健康の維持を目指す生活をさす．しかしそれだけでなく，食物を摂取することにより精神的な活力を生み出し，やすらぎを感じるといった精神面の充実感を得る側面も含まれる．食生活の変遷をみると，食生活の目的として，単に生き延びること以外に，よりよく生きることの重要性が増してきたことがわかる．

　2013（平成25）年12月には「和食；日本人の伝統的な食文化」がユネスコ無形文化遺産に登録された（8章参照）．

　食生活を考えるとき，現代や未来の食に対する関心は強いが，過去の食のことは忘れがちである．しかし，長い年月をかけて受け継がれてきた食生活の変遷を知り，和食の知恵と文化を再認識することは，現代の食生活の問題点や改善点，さらには未来への課題を考えるきっかけとなるとともに，食文化を守り，継承することにもつながる．

7. 日本の食生活の変遷：古代から江戸時代まで

　本章では，古代から江戸時代までの食生活の変遷について，食生活の形態，食材について概説する．表7.1に食生活の変遷の概略を示した．

　食生活の形態として，台所の変遷，主食の概念形成や食事回数の変化および箸

表7.1　古代から江戸時代までの食生活の変遷の概略

時代		食生活時代区分	台所		主食の概念
縄文時代	BC14000年ごろ 〜 BC10世紀ごろ	自然物雑食時代	BC9000年	・竪穴式住居（地床炉，石囲炉）	
			BC2500年ごろ		・水田稲作が日本列島に伝来
弥生時代	BC10世紀ごろ 〜 AD3世紀ごろ	主食・副食分離時代	BC200年ごろ 〜 AD240年ごろ	・台所の位置が家の中央から隅へ	・稲作の広がりと定着とともにコメが主食という概念の形成 ・土器で「煮る」調理法
古墳時代	AD3世紀中ごろ 〜 7世紀ごろ		AD500年ごろ	・竈の伝来	・土師器の移動式竈の使用 ・土師器の甑で「蒸す」調理法が広まる：強飯
飛鳥時代	592〜710年	唐風食模倣時代	7世紀		
奈良時代	710〜794年		8世紀	・貴族は独立した台所（厨）を利用	
平安時代	794〜1185年	食生活形式化時代	8〜12世紀		・水気が少なめの粥：姫飯 ・「湯取り法」の普及 ・羽釜の使用開始 ・「炊き干し法」の普及
鎌倉時代	1185〜1333年	和食発達時代	12〜14世紀		
室町時代	1336〜1573年		14〜16世紀	・囲炉裏の普及	
安土桃山時代	1573〜1603年		16〜17世紀		
江戸時代	1603〜1868年	和食完成時代	17〜19世紀	・竈と囲炉裏の利用 ・木炭，炭団の普及	

の変遷について記し，食材の変遷として，日本の食文化に影響を与えた食材の発酵食品と茶についてとりあげる．さらに弁当の変遷について概説する．なお，これらを個々に独立したものとして捉えるのではなく，相互の関連性を把握することにより，食生活の変遷の全体像を捉えることができる．

7.1 台所の変遷

　ヒトは火を使って調理をする動物である．約45万年前，ヒトは食べ物を直火であぶるなどの調理をしていたと考えられている．したがって，「焼く」調理は最古の加熱調理法といえる．

　食材は加熱によって，デンプンの糊化，タンパク質の変性，脂肪の融解，酵素の失活などによるさまざまな成分変化，物性変化，外観の変化などが生じるが，

食事回数	箸の使用	発酵食品	茶	弁当
・空腹時に食事を摂る				
	・「魏志倭人伝」に，倭（日本）では飲食に高杯を使い手食との記述			
	・箸の伝来			
		・唐より穀醤，草醤，肉醤などの発酵食品が伝来		
	・箸の利用の広まり（貴族）			・携行食として，糒，焼米，屯食の普及
・貴族は1日2回食（朝・夕） ・修行僧や武士が朝食と夕食の間に軽食を摂る	・箸の利用の広まり（庶民）	・味噌が市で売買される	・最澄と空海が中国から茶の種を持ち帰る	
	・禅宗における食事作法や調理の心得を説いた『典座教訓』，『赴粥飯法』を道元が執筆	・自家製味噌が盛んになる ・味噌の製造樽に残った汁がたまり醤油へ発展 ・紀州で醤油づくり開始	・栄西が宋より「点茶法」を普及 ・栄西が『喫茶養生記』をまとめる	
・庶民に1日3回食が広まる ・1日3回の食事回数が定着		・専門の味噌製造を行う味噌屋の出現 ・関東で濃い口醤油の製造開始	・隠元による「淹茶法」が普及	・『日葡辞書』に弁当の記述 ・幕の内弁当の出現

加熱前とは異なるおいしさが得られることが多い．さらに消化吸収性の向上や，微生物の死滅により安全性が高まるといった利点もある．火を使う加熱調理が始まったことにより，食生活は一気に広がりをみせたことが想像できる．

A. 屋外（焚火）から屋内（炉，竈）への移動

　台所は火の設備を伴い，調理をする場として重要な場所である．台所の変遷は，燃料，加熱調理に用いる諸道具，住居，食料の流通形態の変遷の影響が大きい．旧石器時代の遺跡からは，焚火の跡や焼けた石を集めた礫群と呼ばれる跡が見つかっており，当時の調理法としては，屋外での焚火で焼く，もしくは焼石を用いて加熱調理を行ったと思われる．縄文時代，屋外に作られた加熱調理用の炉もあったが，やがて竪穴式住居と呼ばれる家の中の床にくぼみを作り，そこで火を焚く地床炉や石囲炉（図7.1A）も使うようになり，台所が屋外から屋内へ移動した．当時の遺跡には多くの縄文土器が発見されており，煮沸痕がある深鉢も発掘されている．よって，それまでの焼く調理に加えて，土器を使った茹でる，煮るなどの加熱調理も行われたと考えられる．なお，縄文土器の形状や模様は時代によって異なっており，食べ物の盛り付けや貯蔵にも使用された．

　弥生時代になり，煮炊きの場所が家の中心から隅へ移動したと考えられている．さらに古墳時代には大陸から竈（図7.1B）が伝わり，家の隅に設けられ加熱調理が行われた．竈は石や土で囲われ，熱が放射で逃げない構造のため，炉より調理上熱効率がよく，当時広がりをみせた稲作文化におけるコメの調理にも適しており，急速に普及した．台所を家の隅に移動させ，家の中心には家族が集い食事をし，団らんする場所が設けられたと考えられる．

B. 貴族宅での厨の独立

　奈良・平安時代になると，身分の高い貴族の台所は，住まいとは独立した厨と

図7.1　石囲炉と竈

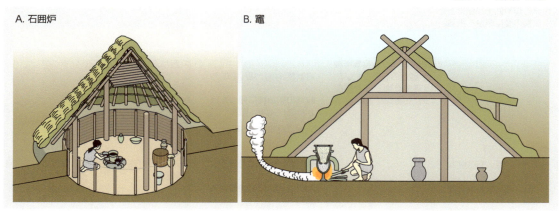

図7.2 囲炉裏の例と木炭，炭団

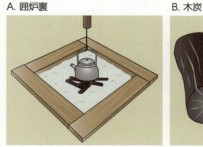
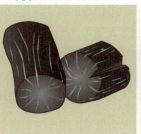
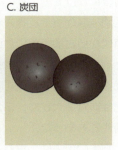

A. 囲炉裏　　B. 木炭　　C. 炭団

いう別棟の建物に造られた．台所の「台」は，平安時代の台盤をさす．台盤とは，食物を盛った盤を載せる4本脚付きの台のことである．平安時代，身分の高い宮中や貴族の家で使われており，御台ともいわれていた．台盤や御台が置かれている場所を台盤所，御台所といったことが語源とされている．

C.　囲炉裏の普及

　室町時代には，竈に加えて囲炉裏が普及していった．囲炉裏は食事の用途以外にも部屋を暖める暖房の役割もあった．炊飯や下準備は竈で行い，囲炉裏では食べる直前の調理を行っていたと考えられている（図7.2A）．

　江戸時代にも調理の場としては土間の竈と板の間の囲炉裏が使われた．燃料はそれまでの薪に加えて，木炭，炭団*（図7.2B, C）などの加工炭が普及し，七輪の熱源として利用され，小鍋や小鍋を使った料理の発達を促した．

＊木炭や竹炭，石炭などの炭を作る際に出る粉末や破片をフノリなどの海藻を結着剤として混ぜ，団子状にし，乾燥させた燃料．

7.2 　主食の概念の変遷

　1983（昭和58）年に農林水産省より提唱された食生活のあり方である「日本型食生活」とは，「コメ（飯）を中心に，魚や肉，豆類，野菜，海藻など多様なおかずを組み合わせた献立を用い，理想的な栄養バランスが期待できる食生活として示されている．コメなどを「主食」，魚や肉，豆類，野菜，海藻などのおかずを「副食」としているが，主食と副食そして汁物を組み合わせた典型的な日本型食生活の献立は，室町時代に生まれた本膳料理の様式に由来する．配膳の基本として，飯は手前左，汁物は手前右と配膳するのも本膳料理の形式に基づいている．

A.　主食と副食

　現代において献立作成をする際に，主食・副食の概念は重要であるが，主食・副食の概念はいつどのようにはじまったのであろうか．日本文化の発生から紀元

前後にかけて約1万年続いた縄文時代は，自然物雑食時代であり，主食・副食の区別はなかったと考えられている．縄文時代晩期に大陸から伝来した稲作が弥生時代から古墳時代にかけて定着し，そのころからコメを中心とした穀類を「主食」とし，その他の動植物性食品を「副食」とする基本形態が徐々に定着した．弥生時代は500年ほどであり，縄文時代に比べて短い期間ではあったが，食生活の変化は非常に大きく，コメ文化のあけぼのとして現代に至るまでの基盤が築かれた時代でもあった．

　稲作の伝来は，食料の安定供給に伴う定住をもたらしたが，同時に支配層と非支配層が分離するなど，それまでの社会・経済構造を大きく変えるきっかけになった．コメは主食として認識されていったが，一般庶民の日常の主食はムギ，アワ，ヒエなどの雑穀であり，白米を常時食べることができたのは貴族や一部の富裕層にすぎなかった．それでも稲作が定着するにしたがって，それまでの雑食時代とは異なり，量の多少にかかわらずコメが主食という概念と日常食の基本形態が徐々に形成されていった．

B. コメの調理法

　コメが日本人の主食として定着した理由として，収穫倍率（一粒の種をまいて何粒の収穫が得られるかを示す指標）が高いことや，連作ができるため，平地が少なく国土の狭い日本にとっては理想的な作物であったことが考えられる．さらに，毎日食べても飽きにくい味のため，副食と合わせやすいことや調理が単純であることが挙げられる．

　コメの調理法の変遷は諸説あるが，鍋などの調理器具の変遷と関係が深い．稲作文化伝来当時は，ある程度脱穀したコメを土器で煮て半液状で食べたと考えられている．煮炊きの始まりは紀元前13,000〜12,000年ごろとされているが，コメの調理法もまずはこの方法から始まった．その後，古墳時代中期に土師器の竈や甑が伝来した．甑とは蒸し器の一種であり，底にいくつか穴をあけた甕型の器である．その中にすのこを敷くか麻布などで包み，穀物などを入れ，湯沸し器の上に重ねると穴を通って上る蒸気で穀物を蒸すことができる（図7.3）．

　熱効率の高い竈や甑の使用により，コメを「蒸す」調理が一般的となっていった．「蒸す」調理を施したコメは「煮炊き」調理されたものに比べて堅いため，「強飯」と呼ばれた．平安時代末期，鉄鍋が普及し始めると，水分が少なめの粥も作られるようになり，強飯に比べて柔らかいので「姫飯」といわれた．さらにその後，調理時間短縮のため，一度茹でたコメを蒸して仕上げる「湯取り法」が広まった．羽釜*が使われるようになると，現在の白米の炊き方であるうるち米を使った「炊き干し法」が一般的になった．

　このように，稲作文化の伝来以降，主食のコメをどのように調理すれば効率よ

*竈にかけるために釜の中腹周囲につばをつけた鉄製の飯炊き用釜．土器より熱伝導がよい．蓋には木製の厚みのあるものを用い，釜内に蒸気を密閉させる．

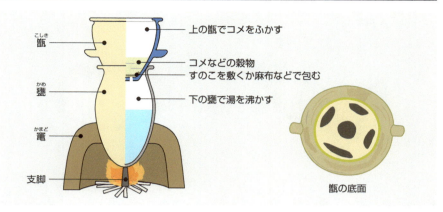
図 7.3 甑, 甕, 竈

く, しかもおいしく調理できるかを模索していたことがうかがわれる.

7.3 食事回数の変遷

　私たちの食生活と健康は密接な関係にあり, 日々健康的な食生活を送ることが大切である. 厚生労働省では, 毎日, 朝・昼・夕の3食と, 三色食品群 (p.175, 図9.10B参照) のそろった食事を摂る「栄養3・3運動」を推奨している. 朝・昼・夕の3食を毎日摂ることは, 健康の維持増進のために大切であるという概念は, 今でこそ一般的な概念となっているが, 一般庶民に1日3食が広まり, 定着し始めたのは江戸時代の後半になってからと考えられている.

　弥生時代にはコメを主食とした食事形態が定着したが, 食事回数に関しては定かではない. その後, 貧富の差が激しくなり, コメを主食とする富裕層と雑穀などを主食とする庶民に分かれ, 奈良・平安時代の貴族は1日に朝と夕の2回の食事であったとされている.

A. 非時と軽食

　食事回数が1日3回となるきっかけは, 平安時代中期から鎌倉時代以降にかけて, 禅僧が修業の疲れを癒すため, 朝と夕の間に非時食として少量の軽食を摂ったことであったと考えられている. また, 武士が日々の訓練や戦に出る際に軽食 (弁当, 7.6節参照) を持参したこともきっかけの一つである.

　軽食の内容は, 米を蒸した強飯の握り飯を竹の皮や木の葉で包んだ屯食や, 飯を乾燥させて梅干しなどの副食を添えた糒, 米の籾のまま焼いた焼米であった (図7.4). 屯食は現在のおにぎりの原型とされ, 強飯を握り固めたものである. 飯を乾燥させたものが糒であり, 米を籾のまま焼いたものが焼米である. ともに飯に

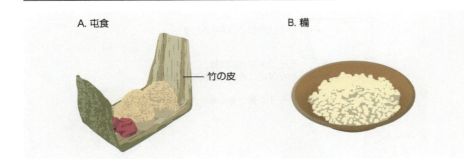

図 7.4　屯食，糒
糒はコメを煮たり蒸したりした後，洗って天日に干した飯．

比べ保存性が高く，携行食に適していた．食べる際にはそのままか，または水やお湯につけて戻してから食べていた．

　その後，徐々に1日3回食が広まり，江戸時代の後半には庶民層にまで定着した．その理由としては諸説あるが，1657（明暦3）年の江戸時代の明暦の大火で焼失した江戸の復興のために働いた大工や職人が，朝食と夕食だけでは体力が持たないため，昼にも食事を摂るようになったという説や，庶民の間にロウソクや行灯が普及し，夜間の活動時間が長くなったことによるという説などがある．

　ヒトが食事を摂る食行動や習慣として生命活動の維持があるが，人々の労働量や活動時間の影響も大きいことがわかる．

7.4　箸の使用

　食の多様化が進む現代においても，日本人の食生活において人生で一度も箸を使わないことはないであろう．食事の際に箸を使う国は日本以外にもあるが，箸のみを使って食事をする作法が確立されているのは日本だけである．また，個人専用の茶碗や汁椀，箸がある文化も日本と朝鮮半島のみである．箸を使って，つまむ，はさむ，ほぐす，さく，すくう，はこぶなどのさまざまな行為ができ，絹ごし豆腐のようにやわらかく崩れやすいもの，ダイズのように小さくて転がりやすいもの，さらには液体のみそ汁も箸のみで食することができる．現在ごく自然に日常的に使用している箸であるが，私たちはこの箸をいつごろからどのように使ってきたのだろうか．

　「魏志倭人伝」には，「邪馬台国の卑弥呼の時代の日本人（倭人）は，地面にコメを盛った食器を置き，手食していた」とあるため，稲作伝来当時は手づかみで食事をしており，箸や匙の食具は使われていなかったようである．

　日本での箸の使用開始時期は定かではないが，古墳時代末期から飛鳥時代にかけて中国・朝鮮半島経由で箸が日本にもたらされ，飛鳥時代（600年代初め）にはす

図 7.5 箸の形状

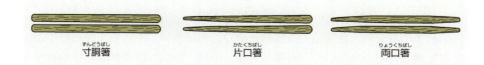

でに箸が使われるようになっていたと考えられている．その後の奈良時代（710～794年）の平城宮跡・京跡で箸が多く出土されているが，平城宮跡のほうが京跡よりも多く出土されていることから，まずは貴族や高級官僚らが祭りや儀式に伴う会食の際に使ったと考えられている．形状としては太さが一様の細い丸棒であり，長さは20～21 cmが多い．その後，使いやすさや食べやすさを求めたためか，しだいに一端をわずかに細く仕上げて本と末の区別がなされるようになった（図7.5）．

箸と，手持ちの器で食べる習慣が庶民の間にも普及し，定着していくのは平安時代以降とされている．軟らかく粘り気のある姫飯が普及し，箸で食べやすくなったことが大きな理由と考えられる．同時に，箸にまつわる礼儀も生まれた．鎌倉時代に道元禅師による『典座教訓』では，食事を掌る典座の職責の重要性が記されている．同様に『赴粥搬法』では，「飯をいただくとき口を鉢に近づけてはいけない」「鉢を取り上げ置いたとき，匙や箸を扱うとき，音を立ててはいけない」「一度にたくさんの飯を口に入れてはいけない」など，食事を摂る際の心得が記されており，日常的な行いである食事は，生命の維持のためだけではなく，心身共に育成する場であることを説いている．

現代においても，食事の際の箸づかいについては，迷い箸，握り箸，渡し箸，寄せ箸など多くのタブーが挙げられている（図7.6）．最近では，箸を正しく持てない，使えない子どもが多くなっているともいわれているが，正しい箸づかいを身につけ，日本の食文化としての礼儀作法や美意識，器用さを伝承していくことは日本文化全体のためにも極めて重要である．

図 7.6 箸のタブーの例

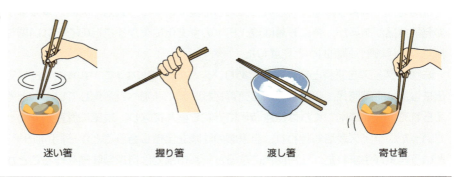

> ### 食器を持つ習慣
>
> 　日本の食文化，食生活では食器を持つことが多い．平皿や大皿を持ち上げて食することはないが，茶碗や汁椀，小鉢，小皿，重や丼などを持ち上げる．世界的にも珍しい食事風景であるといってよい．欧米はテーブルの上での食事で，器と口元が近いため持ち上げる必要がないが，日本は畳に座って膳から箸で食べていたため，料理との距離が遠く，器を持ち上げたほうが食べやすいことなどが理由とされている．　　　　　　　　　（安藤）

7.5 日本の食生活に根づいた食材

A. 発酵食品

　日本の高温多湿の環境は，微生物が繁殖しやすい気候条件であるため，四季ごとに収穫される作物の保存は，腐敗との戦いであった．食品に微生物が関与する場合，ヒトが利用できないものになればそれは腐敗と呼ばれ，逆に利用できるものになれば発酵と呼ばれる．つまり，発酵食品はヒトにとって有益な微生物を積極的に利用したものである．発酵食品の利点として，保存性・栄養価・風味が向上することなどが挙げられる．

　発酵にかかわる微生物には，カビ，酵母，細菌が挙げられるが，味噌や醤油は麹菌（学名：*Aspergillus oryzae*）を使用した発酵食品である．麹菌は，黄麹菌やニホンコウジカビとも呼ばれ，2006（平成18）年に日本醸造学会により日本の国菌として認定されている（2013（平成25）年一部改正）．日本の気候条件を活用して，味噌，醤油，漬け物などの発酵食品が発達し，栄養面，嗜好面，健康面において現代の食生活においても大切な食品となっている．

　飛鳥時代，唐より製造技術と共に伝来した食品の中に，穀醤，肉醤，草醤などの発酵食品があるが，特に穀醤は現代日本の食文化に欠かすことのできない調味料である「味噌」，「醤油」へと発展した．

　味噌はダイズを原料とする穀醤であり，未醤（未だ醤になっていないもの）として伝来した．平安時代，平城京の市で売買され味醤，味噌へと変化していったと考えられている．味噌づくりは鎌倉時代に寺院で盛んになり，次第に庶民に伝わっていった．ダイズ栽培も行われ，自家製の味噌を自慢し合うことから「手前みそ」という言葉が生まれた．江戸時代になると，都市部では自家製味噌を作ることが

できない庶民層を対象に味噌屋が出現し，大量の味噌を作る専門的な技術を発達させた.

一方，醤油は鎌倉時代初期に伝来した径山寺味噌の製造後の樽に残った汁を煮物などの味付けに使ったことから溜醤油に発展した. 室町時代の1535年，紀州の湯浅（和歌山県湯浅町）で醤油作りが始まり，播州龍野（兵庫県たつの市）も醤油生産地として発展，京都や大坂（大阪），江戸へ販路を広めていった. 京都方面で使われ始めた淡口醤油は，素材の色や風味を生かす京料理を支える調味料として現在に至る. 江戸時代の1616年には総州（千葉県）銚子や野田でも醤油作りが始まり，1821年ごろには濃口醤油を使ったそばつゆや鰻のかば焼きのたれなど，砂糖やみりんの普及と相まって関東独自の味ができた.

B. 茶

煎茶，玉露，番茶などの緑茶は，茶葉を摘み取った直後に蒸して発酵を止める不発酵茶である. 緑茶を焙煎した（焙じた）ほうじ茶なども合わせて日本茶と呼ばれているほど，茶は日本の食生活上重要な嗜好飲料となっている.

＊約3cm

鎌倉時代に僧侶の栄西がまとめた日本初の茶書『喫茶養生記』には，茶の飲み方として，「一寸＊四方ほどのさじに2，3杯の茶を入れ極熱湯で飲む」とある. つまり，当時の飲み方は，茶葉を粉末にして湯を注ぎ飲用する点茶法であったようである. また茶の薬効として，「人を眠らざらしむ，酒を冷ます」など，カテキンやカフェインの効果と考えられる記述があり，当時は嗜好飲料というよりも薬として利用され，のちに風味を味わう方向へ発展したと考えられる.

江戸時代には隠元禅師が明から来日し，茶の飲み方として，茶葉を湯に浸したあとの浸出液を飲用する淹茶法を伝えた. 現代の茶の淹れ方に近い方法である.

7.6 弁当の変遷

日本の食生活において，弁当は幼少期から食生活の一部を彩ってきた. 学校で食べる日常的な弁当から，運動会や花見など行事のときの特別な弁当まで，どれもふたを開けるときのワクワク感や，その際の風景，出来事とともに食の記憶として刻まれていく. こうした日本の弁当文化は，海外でも「BENTO」という固有名詞になるほどの広がりをみせている.

弁当は，1日の食事回数が2回から3回に変化することと関連し，基本的には外出先で食べる携行しやすい食事方法としてはじまったと考えられる. 携行しやすいものとして当初は，糒，焼米，屯食であった. 竹の皮には殺菌力が強いサリチル酸が含まれており，保存に向いていた. 弁当にササの葉やハランを敷いた

> ## 茶
>
> チャノキには，中国種とアッサム種がある．チャノキの新葉を摘み取り（手摘みの場合は1芯2〜3葉，機械摘みの場合は1芯4〜5葉），発酵程度によって緑茶（不発酵茶），烏龍茶（半発酵茶），紅茶（発酵茶）となる．
>
> 緑茶は，製造加工の始めの加熱工程（蒸し製，釜炒り製）により，葉に含まれる酵素を不活性化する．その後，揉み，乾燥工程を経て煎茶となる．茶摘み前に一定期間日光を遮った茶園（覆下茶園）で栽培した生葉を，煎茶と同様の工程で製造した茶を玉露という．うま味や香りが強く，苦味や渋味が少ないことが特徴である．また，玉露と同じく覆下茶園で栽培され，加熱後揉み工程を行わず仕上げたものを，碾茶といい（中国の甜茶とは別物），碾茶を石臼で挽いて粉末にしたものが抹茶である．新葉を摘み取ったあとの茶葉を摘み取り，加工したものを番茶という．
>
> （安藤）
>
>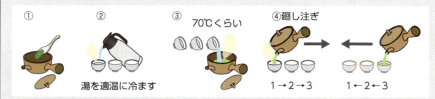
>
> **図 7.7 煎茶の淹れ方**
> ①茶葉1人約2〜3gを急須に入れる．②湯は計量と適温に冷ますことも兼ね，人数分の茶碗に八分目くらいずつ注ぎ，③それぞれ急須に戻す．1〜2分待ち，④急須はゆすらずに廻し注ぎで茶碗に注ぐ．上級煎茶は約70℃，中級煎茶は約80〜90℃で淹れる．二煎目もおいしく淹れるためには急須に湯を残さないようにする．

り，仕切りに使うのも殺菌効果のためである．携行食は戦国時代には麻で作った糧袋に入れて持ち歩き，弁当箱という道具が生まれたのは安土桃山時代とされている．なお，弁当の定番である「おにぎり」であるが，類似したものとして弥生時代の遺跡から，三角形にまとめた炭化米が出土している．ただし，当時は携行食ではなかったと考えられている．

江戸時代に入り1日3回食が定着すると，弁当文化も広がりをみせていく．江戸時代には，料理書や料理屋も数多く出現し，料理内容の多様化とともに，弁当の種類や内容もバラエティに富んだものになっていく．江戸時代初期にイエズス会の宣教師によりまとめられた，日本語をポルトガル語で解説した「日葡辞書」には「弁当」についての記述がある．『Bento（ベンタウ，便当，弁当）』は，「充足，豊富」という意味と，「抽斗がついた箱に食物を入れて携行するもの」という意味が記されている．

また，花見や芝居見学，神社仏閣への参詣などの娯楽目的で外出することが増

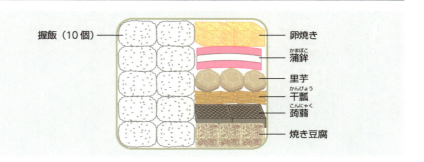

図7.8 幕の内弁当
江戸時代の風俗，事物を記した『守貞謾稿』に記述がある「幕の内弁当」を再現したもの．

え，その際に弁当を持参することが多くなっていく．芝居の合間に食べる弁当は「幕の内弁当」(図7.8)と呼ばれ，大きな楽しみの一つであった．

弁当は，かつては労働時の空腹を満たすためだけの携行食であったが，時代の流れとともに変化し，現在では利便性や機能性だけでなく，見た目の美しさ，栄養バランス，おいしさを兼ね備えたものに進化している．

8. 日本の食生活の変遷：明治時代以降

本章で扱う明治時代以降の日本の食生活を，表8.1にまとめた．

表8.1　明治時代以降の食生活の変遷
明治以降の全元号と西暦との対照は巻末の付表を参照．
イタイイタイ病の発生は大正時代とされる．

時代		元号（年）	西暦（年）	食生活	学校給食	栄養科学の発展	食品の安全
明治時代		明治元〜明治45	1868〜1912	【脚気の流行】【海外食文化の受容】・食肉再開宣言・西洋料理から洋食へ【科学や技術の発展】	・山形県鶴岡市で始まる	・高峰譲吉（タカジアスターゼ，アドレナリン）・佐伯矩（ジアスターゼ，栄養士輩出）・鈴木梅太郎（オリザニン）・池田菊苗（コンブのうまみ成分）	
大正時代		大正元〜大正15	1912〜1926		・東京で始まる	・小玉新太郎（鰹節のうまみ成分）	（・イタイイタイ病）
昭和時代	初期	昭和元〜昭和15ごろ	1926〜1940ごろ	【上下水道の整備】【各家庭への台所の定着】【配給制】	・ララ物資などによるパン，脱脂粉乳給食実施	・食品成分表の策定	
	中期	昭和16ごろ〜昭和50ごろ	1941ごろ〜1975ごろ	【高度経済成長期】【キッチンカー】【集合住宅用のダイニングキッチン】【電化製品の発達】【レトルト食品，ファストフード】【コンビニエンスストア】	・学校給食法公布	・栄養士法公布・管理栄養士制度の創設・成瀬仁蔵，香川綾，香川昇三ら（栄養士養成の大学開設）・國中明（干ししいたけのうまみ成分）	・森永ヒ素ミルク中毒事件・水俣病・イタイイタイ病・第二水俣病・カネミ油症事件
	後期	昭和51ごろ〜昭和64	1976ごろ〜1989	【PFCバランス】【和食】	・米飯給食開始		
平成時代		平成元〜平成31	1989〜2019	【食育】・食生活指針・食事バランスガイド・食育基本法	・栄養教諭制度		・BSE（牛海綿状脳症）・腸管出血性大腸菌O157
令和		令和元〜	2019〜	【新型コロナウイルス感染症流行】・配食，黙食			

8.1 近代の食生活：明治，大正～昭和初期・中期

A. 明治，大正時代

　江戸幕府は，徳川慶喜による大政奉還（1867（慶応3）年），王政復古の大号令により終わった．その後，1868（明治元）年に発足した明治政府は，欧米諸国に追いつくために，西洋の技術と文化を学び，明治維新による改革を行った．人々の食生活も欧米文化を取り入れたことで大きく変化した．

　囲炉裏が使われなくなり，居間に長火鉢が普及したといわれる．同時に囲炉裏調理からかまど調理への回帰が見られ，かまどの改良普及から焜炉，火鉢の登場と続く．各自が畳や床の上で箱膳で食事を摂るようになり，大正時代の終わりごろよりちゃぶ台という円形の食卓が優勢になっていく．明治には外食は洋式のテーブルで椅子に腰かけ食事をし，家庭では畳に座って食事をするという生活様式が混在した．

a. 脚気の流行

　江戸の町で「江戸わずらい」といわれた脚気は，重症化すると心不全を起こして死に至ることもある疾患で，明治時代にも大流行した．のちに玄米を主食としていればかからず，白米食をするとかかることがわかるが，長い間原因は究明されず，大正時代には結核と並ぶ二大国民病となっていた．

　脚気はビタミンB_1不足で起こる欠乏症であるが，当時は細菌などの病原体が病気を起こすのであって，栄養素の不足が病気の原因であることは知られていなかった．米の胚芽部分に多いビタミンB_1は，精米することで取り除かれてしまい，白米にするとわずかしか残らないため，当時の一汁一菜の食生活で飯を大量に摂取し，野菜やおかずが極端に少ない食生活が招いた欠乏症であった（図8.1）．

　海軍では脚気で死亡する人が多く，軍医の高木兼寛は，食べ物に原因があるのではと考え，世界初の疫学調査を実施する．白米を主食とし，おかずが少ない通常の食事提供で272日間航行した軍艦「龍驤」では，乗員376人のうち169人が脚気に罹患し，そのうち25人が死亡した．これを受け，高木はタンパク質と炭水化物の割合に原因があると仮説を立て，イギリス海軍を参考に軍艦「筑波」で改善食として洋食を提供し，龍驤と同じコースを287日航海をさせた．結果，乗員333人のうち，脚気罹患は14人（改善食を摂取しなかった者のみ），死亡は0人となった．その後，イギリス海軍で採用されていたカレーが，栄養バランスがよく，調理が簡単で大量に作ることができ，おいしいとして日本海軍でも採用された．1908（明治41）年に『海軍割烹術参考書』が発行され，海軍内にカレーが普及

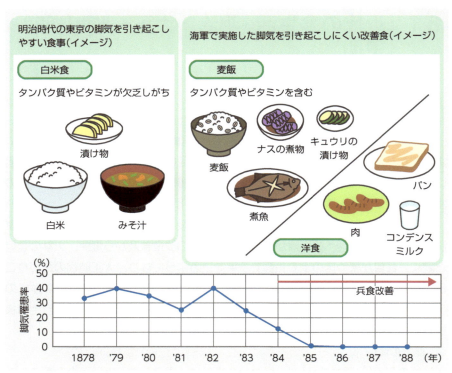

図8.1 明治時代の食事と脚気

高木は1883（明治16）年まで白米食であった海軍の兵食を1884年から洋食（パン，肉類）へ，さらに翌1885年から麦食（白米：麦＝1：1）に改善した．脚気罹患率は海軍脚気患者数／兵員数である．
［友竹浩之，公衆栄養学概論 第2版（友竹浩之ほか編），p.5，講談社（2020）］

した．

b. 海外食文化の受容

(1) 肉食の解禁 仏教伝来後，645年に天武天皇が出した「肉食禁止令」から約1200年ぶりに，1871（明治4）年，天皇が「肉食再開宣言」として肉食を解禁した．実際はそれまでにもシカ肉を紅葉，イノシシ肉を牡丹や山鯨などと称して江戸時代にも食されてはいたが，明治政府が日本人を西洋人の体格に近づけるための富国強兵策として打ち出したことでもあった．肉食は，牛鍋（現在のすき焼き）屋のような外食店や上流家庭から広まっていった．

(2) 書籍による西洋料理の伝搬 1872（明治5）年に刊行された仮名垣魯文著『西洋料理通』と敬学堂主人著『西洋料理指南』は，西洋料理の料理法や調理器具，テーブルマナーなどを解説した本で，これをきっかけに西洋料理が広く知られるようになった．

(3) 油を使った料理 江戸時代に油といえばほぼ灯火用で，料理に油を用いることはほとんどなく，煮る，焼く，蒸すといった手法が中心であった．明治以降，洋食文化が少しずつ浸透し始め，まずは外食で，徐々に家庭へと精油技術の発展とともに油を使う料理が増えていく．

(4) パン食 パン食が浸透するきっかけは，1874（明治7）年にあんぱんが発売

> ### 電気の普及
>
> 東京銀座に電灯（アーク灯）が灯ったのは 1882（明治 15）年であるが，東京市（東京都の前身）のほぼすべての家庭に電灯が普及するのは約 30 年後の 1912（大正元）年ごろである．さらに都市部以外への普及には時間がかかり，全国各地の家庭に電灯が普及したのは第二次世界大戦後である．　　　　　（西川）

されたことによる．以降，ジャムパン，クリームパンと好評を博し，また，パン食が脚気を治すとされた．明治後半にはコメの凶作を受け，パンが主食の代用として役割を果たすようになる．

(5) 西洋式ホテルや西洋式社交場での食事　1868（明治元）年開業の築地ホテル館（図 8.2A）や，1883（明治 16）年開設の鹿鳴館（ろくめいかん）など，外国人を接遇するための社交場での晩餐会や会食では，フランス料理が公式料理として提供された．フランス語で書かれた天長節（てんちょうせつ）夜会のメニューによれば，ヨーロッパから取り寄せた高級ワイン，フォアグラ，キャビア，トリュフ，仔羊に七面鳥など，世界の最高級品を集めて用意されていた．

(6) 新しい調味料　イギリス発祥のウスターソースが日本に伝来したのは江戸時代末期で，その後，1885（明治 18）年を皮切りに次々とソースが発売された．アメリカから入ってきたケチャップは，1896（明治 29）年に国内ではじめて製造されたとされる．ケチャップを使うオムライスやチキンライスは，当時はまだ家庭料理として普及しておらず昭和になってから導入された．

(7) 洋食という新しい料理の誕生　西洋料理を日本風にアレンジした和洋折衷の新たなメニューとして「洋食」と呼ばれる料理が誕生する．1899（明治 32）年に制定された「高等女学校令」により女子教育が盛んになり，必修科目の「家事科」で家庭料理として浸透していく．

大正時代には都市部において，食生活の近代化が進み，明治時代に取り入れられた西洋料理は和風にアレンジされ洋食として普及していった．今では定番の料理であるとんかつ，コロッケ，カレーライスは，大正時代の三大洋食といわれて

図 8.2　明治時代の西洋式ホテル（A）と大正時代の三大洋食（B）
[A：三代歌川広重，東京築地ホテル館表掛之図（1869），B：（とんかつ）講談社資料室，（コロッケ）農林水産省 HP，（カレー）杉本商店]

A. 築地ホテル館

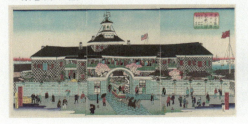

B. とんかつ（カツレツ），コロッケ，カレー（和風）

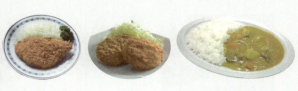

いる(図8.2B). 明治・大正時代の都市部では，西洋料理が普及していたが，農村部では，主食は麦飯，副食は野菜や漬け物などの質素な食事であった.

B. 昭和初期（1940（昭和20）年ころまで）

a. 技術の進歩

調理の燃料は，炭団，練炭などから灯油，プロパンガス，都市ガスへと移り変わっていく．各家庭でも上下水道の整備が進み，井戸や小川での屋外の洗い作業が屋内に取り込まれることとなり，台所（キッチン）で水と火の扱いがコントロールできるようになっていく（図8.5A参照）．

また，冷蔵庫は，氷を入れて冷やす氷冷式であったが，1923（大正12）年，アメリカGE（ゼネラル・エレクトリック）社の電気冷蔵庫が初めて輸入され，国産冷蔵庫は1930（昭和5）年ごろに登場した．日本で最初の市販冷凍食品は，1930（昭和5）年に発売された冷凍いちごとされる．

b. 戦争による食糧難

1937（昭和12）年，日中戦争開始後には，飯と梅干しだけの「日の丸弁当」が奨励されたが，徐々に食糧は不足していった．砂糖やコメ，小麦粉などは配給制となり，国が管理し，生活に必要なものが自由に買えなくなっていた．戦争が激しくなると，配給も少なくなり，押し麦*，高粱（モロコシ），トウモロコシなどがコメの代替食品として配給されるようになった．また，雑炊，すいとん（小麦粉のだんごを入れた汁）が主食となった（図8.3）．

＊うるち性の大麦を蒸してローラーなどで押しつぶしたもの．

第二次世界大戦の終戦を迎えた1945（昭和20）年ごろは，国土荒廃で食糧難に陥り，各地で闇市が現れた．高い乳児死亡率が問題となり，戦災孤児も多く栄養

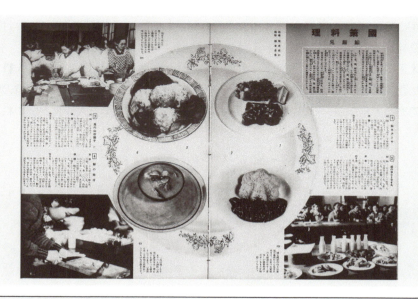

図8.3 国策料理
1（右上）：鯨ステーキ，2（右下）：鯨のカレーライス，3（左上）：兎の山吹団子，4（左下）：鰯の粕汁とある．
［内閣情報部，写真週報，53（1939）：アジア歴史資料センター，Ref.A06031064800，8画像目］

不足でなくなる子どもも多くいた．終戦後まもなくすると，朝鮮戦争（1950〜1953年）特需もあって急速な経済の回復がみられた．

C. 昭和中期（1975（昭和50）年ころまで）

a. 高度経済成長期と栄養状況の好転

昭和30年代（1955年〜）には，高度経済成長期を迎えた．栄養改善運動の一環として，栄養指導車（キッチンカー：調理設備が搭載されているマイクロバス，図8.4）を全国的に巡回させた．キッチンカー事業は，アメリカ農務省の資金で運営されたものである．栄養教育や料理の実演講習を実施することで，国民の食生活の向上を図った*．キッチンカーでの調理では，献立の中に最低一品は小麦を使ったものを含めることが条件（粉食奨励）であったことから，輸入小麦の粉食の普及に一役買った．

b. 集合住宅や家電製品

戦後の住宅不足や都市の再建として団地などの集合住宅が多く建設された．導入された台所は狭く，流し台はトタン張りの小さなものであった．ダイニング（食事をする場所）とキッチン（台所）が一緒になったダイニングキッチンとともに，家庭での椅子とテーブルでの食事が普及したのも集合住宅の大量供給による（図8.5B）．

このころ，炊飯器や冷蔵庫などの家電製品が家庭にも普及し，家事労働は大幅に省力化し，食生活も大きく変化して，国民の栄養状態はかなり改善された．日本で最初のテレビ料理番組が放送されたのは1957（昭和32）年である．

c. 食料品の製造，加工，販売技術

食料品製造・加工・販売技術も進歩し，1958（昭和33）年インスタントラーメンが登場し，1961（昭和36）年には国産の業務用電子レンジが発売された．自動販売機の国内の本格的な普及が1962（昭和37）年であり，同年，フリーザー付冷凍冷蔵庫が登場したことにより，冷凍食品が一般家庭でも保存できるようになった．世界第2位の経済大国となった1968（昭和43）年にはレトルト食品，1971

*「栄養指導車運営指導について」（昭和三六年一〇月二四日，衛発第八六九号，各都道府県知事あて厚生省公衆衛生局長通知）も発出され全国に展開される．当時の厚生省公衆衛生局栄養課長，のちに国立健康・栄養研究所所長を歴任した大磯敏雄の牽引による．

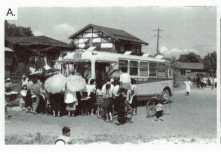 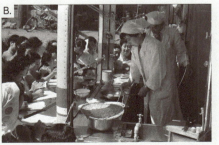

図8.4 キッチンカー
A：バスを改造して作られたキッチンカー，B：手前のざるには小麦の麺．中央にはフライパンを用いた油料理が見える．
［青森県郷土館，ニュース2012/10/25の記事画像，佐々木直亮（1957）］

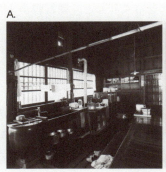
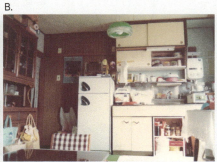

図 8.5 昭和初期の台所（A）と昭和中期の団地の台所（B）
[A：山口昌伴，大図典 View, p.976, 講談社 (1984)，B：川尻俊夫（協力：パルテノン多摩）]

（昭和46）年にカップラーメンが発売された．1970（昭和45）年には，高度経済成長期の象徴ともいえる日本万国博覧会が大阪で開催され，このころ，フランチャイズチェーンによるハンバーガー，フライドチキンなどのファストフード店，ファミリーレストランがオープンしている．1960年代から1970年代にかけてエネルギー摂取量の増加とともに，タンパク質，脂質の摂取量が増加し，炭水化物の摂取量は減少した．これは食生活の欧米化と呼ばれる食事内容への変化によるものである．1974（昭和49）年にはコンビニエンスストアも登場するなど，食生活の形態は，家で食材を調理して食べる内食からレストランで食事をする外食，購入して自宅で食べる中食が広がっていった．

8.2 現代の食生活：昭和後期，平成，令和

A. 昭和後期，平成，令和（1975（昭和50）年ごろから）

1975（昭和50）年ごろに専業主婦世帯[*1]の割合は64.4%とピークを迎える．2021（令和3）年では共働き世帯が68.8%と逆転している．世帯構成や家事労働の変化もこの時期の食生活に大きな変化をもたらしている．

(1) 台所　1974（昭和49）年に卓上式の誘導加熱(IH)クッキングヒーターが発売され，1994（平成6）年にはビルトインサイズ[*2]が開発された．本格的な普及は2000年代になってからである．1960（昭和35）年に登場した食器洗い乾燥機は，バブル経済期（1980年代後半〜1990年代初）を経て，1990年代になり普及した．

現在は，流し台と調理台，ガス台，ガスキャビネットなどユニットを自由に組み合わせできるセクショナルキッチンや，調理用ガスコンロが組み込まれているシステムキッチン，壁から独立したアイランド型など，需要に合わせた変化がみられる．

*1 男性雇用者と無業の妻からなる世帯．夫が非農林業雇用者で，妻が非就業者（非労働力人口および完全失業者）の世帯

*2 建築に造り付けやあらかじめ組み立てられている状態のものを組み込むもの．

図 8.6 電子レンジ
ターンテーブル式は食品が回転することで均等に加熱され，フラット式はアンテナが回転することで均等に加熱される．
＊1秒間に24億5000万回，食品中に含まれる水分子を振動させる．

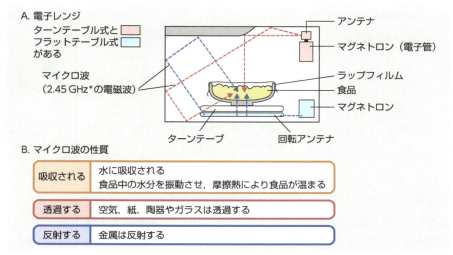

（2）電子レンジの普及 1976年，低価格の家庭用電子レンジが発売され，自動で再加熱ができるようになった（図8.6）．家族の食事時間がずれはじめ，1人分の食事を簡単に温め直せる電子レンジや，冷凍食品，冷凍食品を家庭で保存できる冷凍庫付きの冷蔵庫が普及した．電子レンジで調理することを前提とした加工食品も販売され，利便性の高まりとともに電子レンジの普及率は高まり，今日の日本では90％台後半を維持することになった．

B. 現代の食生活で見えてきた課題

日本人の平均寿命は長く，1985（昭和60）年に世界一の長寿国となったが，1994年には高齢化率が高齢社会といわれる14％を突破，2007年には21％を突破し，超高齢社会となっている．人生の最期まで自立した生活を送るためには，介護を必要としない健康な期間，すなわち健康寿命を長くすることが重要である．厚生労働省によると，2019（令和元）年の健康寿命は，男性72.68年，女性75.38年で，一方，平均寿命は男性81.41年，女性87.45年であった．健康寿命との差は男性が8.73年，女性が12.07年でこの差は少しずつ縮まる傾向にあったが，まだ大きいといえる．高齢者の低栄養も問題となっている．

現在，日本人の食生活をとりまく環境は，単身や共働き世帯の増加を背景に大きく変化し，食の簡便化により加工食品，外食，中食の利用が増加している．私たちが健康寿命を延ばすためにどんな行動をとればよいか考え，国が示す「食生活指針」の実践ポイントから食生活の見直しが必要である．

a. 日本型食生活

昭和50年代ごろの米飯を中心とした食事は，タンパク質（P），脂質（F）および炭水化物（C）の三大栄養素（エネルギー産生栄養素）のバランスのとれたもので，農林

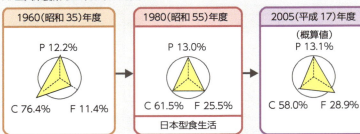
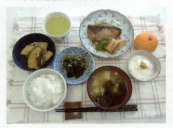

図 8.7 三大栄養素のエネルギーバランスと日本型食生活
P：protein タンパク質，F：fat 脂質，C：carbohydrate 炭水化物．P15％（13〜20％），F25％（20〜30％），C60％（50〜65％）が理想のバランスとされている．たとえばエネルギーでは1日 2,000 kcal が摂取基準となる人の場合，P 300 kcal，F 500 kcal，C 1,200 kcal であり，重量では P 75 g，F 55 g，C 300 g である．
［A：内閣府，平成18年版食育白書，p.6，B：農林水産省 HP，健全な食生活の実現］

水産省によると，このころが理想的な日本型食生活であるとされている（図8.7）．しかし，1980年代以降，国民1人1日あたりの三大栄養素のエネルギー比率の推移をみてみると，脂質エネルギー比率が高くなり，一方，炭水化物は減少傾向になっている．

> ### 若者のやせ志向と健康リスク
>
> ダイエット（diet）とは本来，「食事や日常の飲食」を意味するが，今や「食事制限をする，やせる」を意味して使われることのほうが多い．厚生労働省の「令和元年国民健康・栄養調査」（2019）によると，やせの人（体格指数：BMI＜18.5 kg/m²）の割合は，男性 3.9％，女性 11.5％であった．特に，20歳代女性のやせの人の割合は 20.7％であった．健康日本 21（第二次）＊では，2022（令和4）年に 20 歳代女性のやせの人の割合を 20％にすることを目標にしていた．20 歳代女性のやせの人の割合の年次推移をみてみると，1979（昭和54）年 14.4％，1989（平成元）年 19.0％，1999（平成11）年 22.2％，2009（平成21）年 24.6％であり，2019（令和元）年の結果からすると目標値に近い．しかし，最近の若者は，別にやせる必要がないのに，よりきれいに見えるように，また，太らないために安易にやせようとする．若者のやせる必要のない「やせ」は健康問題のリスクを高める．やせ志向が過ぎると，「神経性やせ症（拒食症）」や「過食症」の摂食障害を引き起こす可能性もある．
>
> また，やせすぎる女性の出産の場合，母体が低栄養であるために，低出生体重児出産の可能性が高い．低出生体重児は，出生後にも医療的ケアが必要となる場合も多く，また発育・発達の遅延や障害，成人後も含めた健康にかかわるリスクが大きいことが指摘されている．さらに，文部科学省「令和2年度学校保健統計調査」結果を見ると，やせ志向は小中学生へと低年齢化している．
>
> （西川）

＊ 2024（令和6）年度から第三次がスタートしている．

＊正式名：雇用の分野における男女の均等な機会及び待遇の確保等に関する法律．1972（昭和47）年施行の勤労婦人福祉法を1986（昭和61）年に題名を含め改正，施行．

1980年代ごろは，男女雇用機会均等法＊（1985年公布）により女性の社会進出，また単身世帯の増加がさらに進んだ．食生活は，食の簡便化志向も高まって，コンビニ弁当やおにぎり，サンドイッチや調理パン，スーパーの総菜，ファストフードのテイクアウト，宅配ピザなどを家で食べる中食が増加した．いつでも好きなときに好きな食べ物が手に入るなどの便利な時代となってきたことも，夜遅い時間の食事や朝食の欠食など，生活スタイルを多様化させてきた．不適切な生活により，肥満症や高血圧症，脂質異常症，糖尿病などの生活習慣病が急増し社会問題化している．

b. 食育の時代

(1) 食生活指針と食事バランスガイド　　1985（昭和60）年，厚生省（現 厚生労働省）によって国民の食生活改善の自覚を促すことを目的に「健康づくりのための食生活指針」が策定され，「30品目食べましょう」と多品目をバランスよく食べようという指針が登場した．1990（平成2）年には対象特性別の食生活指針が，成人病予防のため，成長期のため，女性（母性を含む）のため，高齢者のためと分けて策定された．その後，2000（平成12）年3月に，当時の文部省・厚生省・農林水産省共同で策定された「食生活指針」につながる．2005（平成17）年6月，厚生労働省と農林水産省が共同で，日本の「食生活指針」をわかりやすく具体的に実践するツール，すなわち1日に「何を」「どれだけ」食べたらいいのかを，日本古来の玩具であるコマの形と料理のイラストで表現した「食事バランスガイド」を策定した．国内の食をめぐる変化に対応して，2016（平成28）年6月に「食生活指針」が一部改正された．この指針は表8.2のような10項目からなり，それぞれに実践のポイントが示されている．

BSE : bovine spongiform encephalopathy

(2) 食育基本法　　1998（平成10）年ごろからは，牛海綿状脳症（BSE）の発生（p.151参照）を契機に食品に対する不安から安全性の意識も高まった．また，多忙な生活のなかで「食」を大切にする心や日本の伝統的食文化が失われつつあり，さらに，肥満などの生活習慣病の増加，栄養の偏りや不規則な食事の増加，過度のやせ志向，「食」の海外依存度の上昇，「食」に関しての正しい知識をもたない人の増加といったさまざまな問題が生じてきた．そのような背景から，現在および将来にわたる健康で文化的な国民の生活と豊かで活力ある社会の実現に寄与することを目的に，2005（平成17）年7月には，食育基本法が制定された．これにより，食育編に示すような食育が実施されている．

＊芸能や伝統工芸技術などの形のない文化であり，土地の歴史や生活風習などと密接にかかわっているもののことである．ちなみに，日本では「和食；日本人の伝統的な食文化」のほかに，「歌舞伎」，「能楽」，「雅楽」や，「和紙」，「伝統建築工匠の技」など22件（2024（令和6）年4月現在）が登録されている．

c. 「和食」のユネスコ無形文化遺産登録

2013（平成25）年12月には，「和食；日本人の伝統的な食文化」がユネスコ無形文化遺産＊に登録された．和食の4つの特徴である，①多様で新鮮な食材とその持ち味の尊重，②健康的な食生活を支える栄養バランス，③自然の美しさや季節の移ろいの表現，④正月などの年中行事との密接なかかわりが評価された結果で

①食事を楽しみましょう.	・毎日の食事で，健康寿命をのばしましょう. ・おいしい食事を，味わいながらゆっくりよく噛んで食べましょう. ・家族の団らんや人との交流を大切に，また，食事づくりに参加しましょう.
②1日の食事のリズムから，健やかな生活リズムを.	・朝食で，いきいきした1日を始めましょう. ・夜食や間食はとりすぎないようにしましょう. ・飲酒はほどほどにしましょう
③適度な運動とバランスのよい食事で，適正体重の維持を.	・普段から体重を量り，食事量に気をつけましょう. ・普段から意識して身体を動かすようにしましょう. ・無理な減量はやめましょう. ・特に若年女性のやせ，高齢者の低栄養にも気をつけましょう.
④主食，主菜，副菜を基本に，食事のバランスを.	・多様な食品を組み合わせましょう. ・調理方法が偏らないようにしましょう. ・手作りと外食や加工食品・調理食品を上手に組み合わせましょう.
⑤ごはんなどの穀類をしっかりと.	・穀類を毎食とって，糖質からのエネルギー摂取を適正に保ちましょう. ・日本の気候・風土に適している米などの穀類を利用しましょう.
⑥野菜・果物，牛乳・乳製品，豆類，魚なども組み合わせて.	・たっぷり野菜と毎日の果物で，ビタミン，ミネラル，食物繊維をとりましょう. ・牛乳・乳製品，緑黄色野菜，豆類，小魚などで，カルシウムを十分にとりましょう.
⑦食塩は控えめに，脂肪は質と量を考えて.	・食塩の多い食品や料理を控えめにしましょう．食塩摂取量の目標値は，男性で1日8g未満（現在は，7.5g未満），女性で7g未満（現在は，6.5g未満）とされています. ・動物，植物，魚由来の脂肪をバランスよくとりましょう. ・栄養成分表示を見て，食品や外食を選ぶ習慣を身につけましょう.
⑧日本の食文化や地域の産物を活かし，郷土の味の継承を.	・「和食」をはじめとした日本の食文化を大切にして，日々の食生活に活かしましょう. ・地域の産物や旬の素材を使うとともに，行事食を取り入れながら，自然の恵みや四季の変化を楽しみましょう. ・食材に関する知識や調理技術を身につけましょう. ・地域や家庭で受け継がれてきた料理や作法を伝えていきましょう.
⑨食料資源を大切に，無駄や廃棄の少ない食生活を.	・まだ食べられるのに廃棄されている食品ロスを減らしましょう. ・調理や保存を上手にして，食べ残しのない適量を心がけましょう. ・賞味期限や消費期限を考えて利用しましょう.
⑩「食」に関する理解を深め，食生活を見直してみましょう.	・子供のころから，食生活を大切にしましょう. ・家庭や学校，地域で，食生活や，食品の安全性を含めた「食」に関する知識や理解を深め，望ましい習慣を身につけましょう. ・家族や仲間と，食生活を考えたり，話し合ったりしてみましょう. ・自分たちの健康目標をつくり，よりよい食生活を目指しましょう.

表 8.2　食生活指針 ［2016（平成 28）年 6 月一部改正］

ある．これら和食の特徴は，日々営んできた食生活の中で長い時を経て培われ形成されてきたものである．

　和食は，主食，主菜と副菜2品と汁物の「一汁三菜」を基本としており，主食はエネルギー源となる炭水化物を多く含む飯，主菜は筋肉や血液の材料となるタンパク質を含む肉・魚，ダイズなど，副菜は野菜や海藻などの各種ビタミン，無機質および食物繊維を含む食材を中心にバランスよくとることができる食事法である．

d.　食物アレルギーの増加

　摂取した食物を原因として，免疫学的機序を介してじん麻疹，湿疹，下痢，咳などの症状が起こることを食物アレルギーという．アレルギーを起こす対象（アレルゲン）は，おもにヒト以外の動植物由来のタンパク質である（p.142コラム参照）．

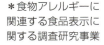

図 8.8 食物アレルギーと診断された児の割合の推移
東京都内区市町村で実施した3歳児健康診査の受診者.
［東京都健康安全研究センター，アレルギー疾患に関する3歳児全部調査（令和元年度）報告書，p.15（2020）］

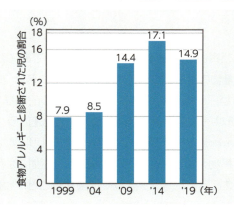

＊食物アレルギーに関連する食品表示に関する調査研究事業

消費者庁による＊報告（2021）では，2017（平成29）年調査で4,851例であったが，2020（令和2）年調査では6,080例と増加傾向である．東京都の3歳児健診時の推移からも増加傾向がみられるが，2019（令和元）年は減少している（図8.8）．

食生活の変化によって，原因物質となる卵や牛乳，小麦の摂取量が増えたことが食物アレルギー増加の要因といわれてきた．上記消費者庁報告書では，木の実類（くるみ，カシューナッツ）に対する発症増加が顕著であり，このくるみアレルギーは，くるみの輸入量が増え，国内消費量が増加したからではないかと考えられている．

8.3 学校給食と食生活

A. 明治，大正，昭和初期

学校給食は，1889（明治22）年，山形県鶴岡町（現鶴岡市）の私立忠愛小学校において，貧困児童へ無料で支給されたのが最初といわれ，当時のメニューはおにぎり，焼き魚と青菜の漬け物であった．

1919（大正8）年には，東京府管内小学校で私立栄養研究所の佐伯矩博士の援助により学校給食が実施された．1923（大正12）年の関東大震災や1929（昭和4）年の世界恐慌により経済不況が拡大し，貧困による欠食児童が問題となったため，1932（昭和7）年には，国が補助金で学校給食を支援するようになった．

第二次世界大戦で中断していた学校給食は，戦後（1946（昭和21）年）に当時の文部省，厚生省，農林省から「学校給食実施の普及奨励について」の通達が出され「全児童」を対象に行うことになった．敗戦後の食糧難にもかかわらず，アメリカのララ（LALA，アジア救済連盟）やユニセフ（UNICEF，国連児童基金）の援助物資により，アメリカ産輸入小麦と脱脂粉乳によって学校給食は全国に普及した．

LALA：Licensed Agency for Relief in Asia

UNICEF：1946年，国際連合国際児童緊急基金 United Nations International Children's Emergency Fund→現在 United Nations Children's Fund

食物アレルゲンを知る

給食でたびたび事故が発生する食物アレルギーであるが、食物アレルゲンのほとんどが食物のタンパク質である。タンパク質は20種類のアミノ酸からできているが、その特定の構造やアミノ酸の配置をIgE抗体が認識・結合するとアレルギー反応が起こる（図8.9）。たとえばラッカセイ（ピーナッツ、学名 *Arachis hypogaea*）で最初に同定されたアレルゲンは Ara h 1 と命名され、これは植物や微生物は持っているが、動物には存在しないクーピンというタンパク質スーパーファミリーに属することがわかっている。ピーナッツは豆類であるが日本食品標準成分表では脂質含量が高いため、種子や木の実などの種実類に分類されている。ピーナッツは、えび、かに、くるみ、小麦、そば、卵、乳と同様、特定原材料として表示義務のある食材である。

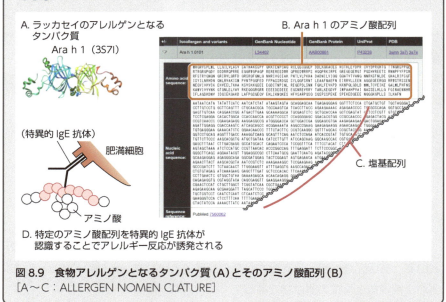

図8.9 食物アレルゲンとなるタンパク質（A）とそのアミノ酸配列（B）
[A〜C：ALLERGEN NOMEN CLATURE]

B. 学校給食法の公布

1954（昭和29）年「学校給食法」が公布され、教育の一環に位置づけられた。学校給食では、パンを主食とし、ミルクとおかずの献立であった。この背景には、不足があり、それら児童や生徒の発育に必要な動物性タンパク質やカルシウムなどの栄養素を補給することが目的であった。なお、日本で米飯給食が始まったのは1976（昭和51）年からであった。農林省（当時）は、次世代のコメ消費の主体となる子どもたちに、米飯を中心とした日本型食生活やその味覚の継承のため、米

> **新型コロナウイルス感染症（COVID-19）の
> 流行と食生活の変化**
>
> 　食事は，他者とのコミュニケーションの場でもあり，心の健康にも重要な役割を果たしている．そのため，学校では，仲間と一緒に楽しく食事をする「共食」を重視した食育が進められてきた．しかし，2020（令和2）年の新型コロナウイルス感染症（COVID-19）の世界的な感染拡大に伴い，日本国内でも緊急事態宣言発出による外出自粛を余儀なくされ，生活様式は大きく変わった．COVID-19の流行により，飛沫感染リスクを防ぐために，食事の際は会話をせずに黙って食べる「黙食」が推奨された（図8.10）．コロナ禍のためさまざまなことが制限され，「食」の大切さについて改めて気づかされた人が多かったのではないだろうか．
>
> 　　　　　　　　　　　　　　　　　　　　　　　　　　　　　　　　（西川）
>
>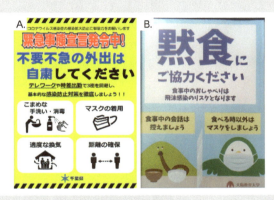
>
> **図8.10　COVID-19流行時の緊急事態宣言によるポスター（A）と黙食推奨ポスター（B）**
> [A：千葉県横芝光町役場HP，B：大阪教育大学]

飯給食を推進した．主食，おかず，牛乳を提供する完全給食＊を実施している全国の学校において，週あたりの米飯給食の回数は，2008（平成20）年度3.1回，2013（平成25）年度3.3回，2018（平成30）年度3.5回となっている．さらに，学校給食には，地域の食文化を通じた郷土への関心・理解を深め，地産・地消を進めるために郷土料理も出されるようになった．

C.　学校給食の現状

　2005（平成17）年に食育に関する取り組みを推進するため食育基本法が制定された．また，2004（平成16）年の学校教育法の改正により，栄養教諭制度も始まった．2009（平成21）年に「学校給食法」が改正施行され，教育の一環として学校給食は，子どもを取り巻く食生活を支えている（9.3節参照）．学校給食法では，

＊給食内容がパンまたは米飯（これらに準ずる小麦粉食品，米加工食品その他の食品を含む），ミルクおよびおかずである給食をいう．ほかに補食給食（完全給食以外の給食で，ミルクおよびおかずなど），ミルク給食（ミルクのみ）がある．

海外の学校給食の様子

　世界の学校給食の始まりは，18世紀にドイツのミュンヘンで貴族が貧困児童に食事を与えたことがきっかけとされている．フランスでは19世紀のパリで貧困児童救済のために実施された．イギリスでは1899～1902年の第二次ボーア戦争で兵士が兵役に耐えられなかったことから，学童期からの体位の向上を目的に，学校給食法にあたる教育法が発布され実施された．アメリカでも20世紀になりニューヨークで学童の身体検査で栄養不良者が多いことから市教育長が実施し，学校にカフェテリアが設置された（図8.11）．これらの状況から図8.12のような学校給食の発達段階が考えられる．

（濵口）

A. インドの学校給食の様子

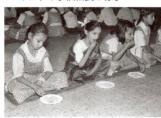 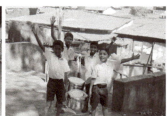

B. イスラエルの学校給食の様子　　C. ベトナムの学校給食の様子

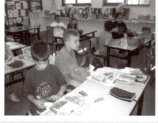 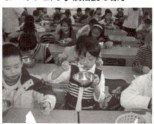

図8.11　海外の学校給食
[A：全インド医学研究所 Aloka Mohan Chutani 氏提供．NP-NSPE（基礎教育における国家栄養補助プログラム），B，C：山本茂，食育・食生活論 社会・環境と健康（山本茂ほか編），p.98，講談社（2011）]

段階5　「感謝の気持ち」まで深化させた給食：日本
段階4　味や食文化に配慮した給食
段階3　栄養基準を満たす給食
段階2　発展途上の給食
段階1　福祉給食

図8.12　世界の学校給食の発達段階
[山本茂，食育・食生活論 社会・環境と健康（山本茂ほか編），p.99，講談社（2011）より改変]

義務教育の学校設置者について「給食が実施されるように努めなければならない」（第四条，義務教育諸学校の設置者の任務）と定めている．文部科学省の令和5年度学校給食実施状況等調査によると，国公私立学校で学校給食を実施している学校において，完全給食実施率は小学校で98.8%，中学校で89.8%であった．国公立学校と私立学校では，いずれも私立学校が低い．喫食数ベースでは，学校給食実施校において，食物アレルギーなどにより，弁当を持参しているため，給食の提供を受けていない児童生徒がいるほか，一部の自治体では，中学校を中心に選択制を実施していることから，実施率が低くなっている．

8.4 栄養学の発展と食生活

A. 栄養学の発展

近代食生活の発展は，食品や栄養に関連した化学成分が解明されたことも一因である．1883（明治16）年には分析された食品成分を一覧できる『日本飲食品分析表』（早田清記・山口謹太郎／編）がまとめられている．国（内務省栄養研究所）が『日本食品成分総覧』を編纂したのが1931（昭和6）年，『日本食品標準成分表』となったのは1950（昭和25）年である．

a. デンプン消化酵素

高峰 譲吉は醸造学の研究から，1894（明治27）年，強力な消化酵素であるタカジアスターゼ（アミラーゼ）の特許申請や1901（明治34）年アドレナリンの結晶化などに成功する．1904（明治37）年，佐伯矩が，ダイコンから「ジアスターゼ」を発見した．佐伯は，「栄養学」の概念を世界で初めて提唱した人物でもある（図8.13A）．当時は「営養」の表記であったが，彼により「栄養」に統一された．また，世界最初の栄養士の専門教育機関である栄養学校を開校した．さらに，1919（大正8）年，地方自治体（東京府）の学校給食の実施の功労者もまた佐伯であった．

図8.13 栄養学の発展と栄養学の実践
[A. 佐伯栄養専門学校，B. 日本女子大学成瀬記念館]

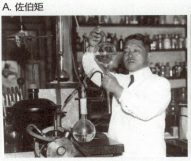
A. 佐伯矩

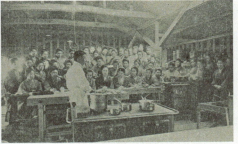
B. 渡辺鎌吉による西洋料理の授業

b. ビタミンB₁の発見

1910（明治43）年には，鈴木梅太郎が，米糠から「オリザニン」を単離した．なお，「オリザニン」は，翌年にポーランドの生化学者フンクが発見した「ビタミンB₁」と同じ物質であったにもかかわらず，鈴木の「オリザニン」発見の研究論文が日本語で発表されたので国際的に広まらなかった．しかしながら，鈴木博士の偉業は，江戸，明治から昭和初期まで国民病であった脚気の治療に貢献し，また栄養素としてのビタミン研究の発展につながった．

c. うま味の発見

1908（明治41）年には，池田菊苗によりグルタミン酸ナトリウムがコンブの旨味成分であることが明らかとなった．1913（大正2）年に小玉新太郎により，鰹節から取れるかつお出汁から核酸系のうま味物質，イノシン酸ナトリウムが，さらに，1956（昭和31）年に國中明が，グアニル酸ナトリウムがうま味物質であることを発見，干しシイタケの出汁のうま味成分であることが確認された．これらのうま味物質は，料理においしさを与え，和食に欠かせない成分である．発見されるまでは，食品の味は甘味，塩味，酸味，苦味の4基本味だけとみなされてきた．うま味は第5番目の新しい基本味であると国際的に認められ，英語でも"Umami"として表記された．最近は，出汁を利用した減塩効果に関する研究も数多く報告されており，健康な食生活に役立っている．

B. 食生活における栄養学の実践

1925（大正14）年，栄養学校の設立を機に，家政学を基礎とした調理学の発展，農学系での食品学の発展，保健・医療分野での疾患の治療としての栄養学などさまざまな分野の基礎と実践が合流していく．1941（昭和16）年，厚生科学研究所（のちの健康・栄養研究所）から，『日本人栄養要求量標準』が公表されている．これが『日本人の栄養所要量』や現在の『日本人の食事摂取基準』へとつながっていく．1945（昭和20）年，国民栄養調査（のちの国民健康・栄養調査）が始まっている．戦後の貧困状態について，海外からの食糧援助を受けるための基礎資料を得る目的で，連合国軍司令部（GHQ）の指令に基づいた調査であった．1947（昭和22）年に栄養士法が施行され，それまで1年の養成教育であったが，総合的に栄養学として学ぶ2年制の栄養士養成校が1950（昭和25）年ごろから指定を受け始める．日本の食生活において，栄養不足改善のために「何を，いつ，どれぐらい食べたらよいか」という考えが重要視されるようになった．1962（昭和37）年には管理栄養士制度も始まり，現在，管理栄養士・栄養士養成校では，その成り立ちの特徴を生かした教育を行っている．

a. アメリカでの学びと女子教育

山口市に生まれた成瀬仁蔵*¹は，小学校長などを務めたのち，アメリカ留学

*1　1858（安政5）
–1919（大正8）年

146　　　　8.　日本の食生活の変遷：明治時代以降

を経て，女性が自立して活動することを期し，『女子教育』を刊行，日本女子大学校設立趣意書を発表する．1900（明治33）年に日本女子大学校（現日本女子大学）設置が認可され，家政学部創設当初より，実験・実習が重視された．1903（明治36）年から，鹿鳴館（華族会館と改称）で料理長であった渡辺鎌吉[*2]が講師として本格的な西洋料理の授業をし（図8.13B），今日までその伝統が引き継がれている．栄養士養成校の指定が始まった1950（昭和25）年度に指定を受けている．

*2 1858（安政5）－1922（大正11）年

b. 予防医学に基づく実践栄養学を，家庭の食や栄養指導に活かす

脚気の蔓延が続く大正時代，香川綾[*3]は，その治療・予防法として，東京帝国大学医学部（当時）島薗内科学教室にて，ビタミンB_1を多く含む胚芽米を主食とする食事法の有効性を見いだし，1928（昭和3）年から提唱を始める．1933（昭和8）年には女子栄養大学の前身である「家庭食養研究会」を発足させ，その講義テキストが月刊誌『栄養と料理』として創刊され，今に続いている．

*3 1899（明治32）～1997（平成9）年．夫となる香川昇三とともに現女子栄養大学創立．

1950（昭和25）年に短期大学（栄養士養成校指定），1961（昭和36）年には4年制大学を開設，1965（昭和40）年には日本初の栄養学部の認可を受け，その後，1997（平成9）年にかけ，大学院の博士課程を順次開設していく．栄養学に基づく実践を家庭における食でも具現化，再現化できるよう，料理レシピの前身となる「料理カード」や「計量カップ」，「計量スプーン」の考案と普及に尽力したことでも知られる．

8.5 食品の生産，加工，流通

食生活に欠かせない食材は，生産，加工，保存，流通を経て，消費者に提供される（図8.14）．これをフードシステム（食料システム），あるいはフードサプライチェーン（食料供給連鎖）という．業態で表現すれば，農林水産業から，食品製造業，食品卸売業，食品小売業，外食産業を経て，消費者の食生活に至る食料供給の一連の流れであり，それぞれに人的，技術的，経済的，環境の視点から幅広く捉えることができる（10.1節参照）．このつながりは，今では国を越えてつながっており，各段階が密接に影響し合っている．

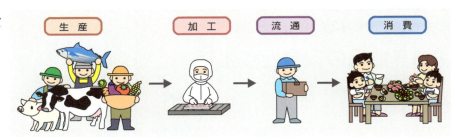

図8.14 フードシステム（フードサプライチェーン）

明治時代以降の日本では，海外との貿易の再開による新たな食品の流通，世界大戦による食料不足，食品の生産，加工，保存技術の発達，流通網の充実など，令和に至るまで，時代背景とともに江戸時代までとは大きく異なる食品産業と食生活を取り巻く変化があった．

　交通網が整備され，流通が発達するまでは，その地域のみで食されていた食材が，その国内のどこででも食べることができるようになり，貿易によって輸出され，海外でも食べることができるようになっていく．日本では経済協力開発機構（OECD）に加盟した1964（昭和39）年以降の貿易の自由化によって，国内の産業にも影響があったが，他国の食材も輸入が自由化された．近年では，地産地消の考え方とも相まって，その地域でしか食べられない食材の価値が上がり，それを求めて人の移動が起こることもある．また，流通のために規格化された食材が出回るなか，規格外の食材も廃棄するのではなく，無駄なく消費するための生産者の直売や道の駅などでの販売，さまざまな加工技術による商品展開などが浸透しつつある．

OECD：Organisation for Economic Co-operation and Development

　また，瓶や木箱といった梱包素材は，流通面での軽量化やコスト削減などから，プラスチック製品への転換が進んだが，現在は環境への負荷を減らすためにリサイクルや代替製品への転換が図られている．

　食の形態も，食材を購入し家庭で調理する内食から，外食や中食といった形態が生まれ，日々の食の選択肢を豊かにしている．世界大戦後の食糧難の時代から，高度経済成長後に飽食の時代といわれる食べ物に不自由なく，食べ飽きるほどに豊かな食生活ができるようになった時代を迎えた．その後，食品ロスの問題が顕在化してきた1996年には，公共広告機構（現ACジャパン）が「輸入してまで食べ残す，不思議な国ニッポン」として，巨大なネコの写真とともに打ち出した広告は，食料資源を考えるきっかけを提示した．近年，国連が提唱する持続可能な開発目標（SDGs）の人間と地球のやるべきことのリストともつながっている（10章参照）．

　2019（令和元）年からの新型コロナウイルス感染症の世界的流行では，日本でも非常事態宣言が出された．食品の輸出入といった世界的な流通にも大きな影響が及び，それまでフードシステムとしてつながっていた物流が滞る事態となった．食事時の黙食の推奨や，大人数で集まることができなくなるなど，飲食業界にも大きな打撃を与えた．

8.6 食品の安全と食生活

　食品は安全であることが前提である．その食品を取り巻く環境が健全であって

こそ安全であり，健康な食生活を送ることができるのである．しかし，その環境がひとたび脅かされれば，重大な健康被害が引き起こされる可能性がある．

A. 高度経済成長期にみる化学物質による食品汚染

日本の高度経済成長期（1955（昭和30）～1973（昭和48）年ごろ）には，重化学工業化の拡大により，食品工場での中毒事件，四大公害病のイタイイタイ病，四日市ぜんそく，熊本水俣病および新潟水俣病が相次いで発生した．これらのうち，四日市ぜんそくを除く公害病は，毒性の強い化学物質を含む食品を摂取し深刻な健康被害をもたらした食中毒事件である．

a. 森永ヒ素ミルク中毒事件

1955（昭和30）年森永乳業徳島工場製の粉ミルクに大量のヒ素が混入，これを飲用した乳児12,000人以上が高熱や下痢，皮膚の色素沈着，貧血などの中毒を発症，うち131人が死亡した．これは，粉ミルク原料の牛乳の鮮度低下において加熱するとタンパク質が凝固してしまうことを防ぐために添加した中和剤の二リン酸ナトリウムにヒ素（As(OH)$_3$：三酸化二ヒ素，亜ヒ酸[*1]）が混入していたことが原因である．この事件を機に，食品衛生法が1957（昭和32）年に大きく改正され，食品添加物の規格基準として「食品添加物公定書」が刊行された（2024（令和6）現在第10版）．

b. 水俣病

1956（昭和31）年，熊本県水俣市の新日本窒素肥料株式会社水俣工場の排水中にメチル水銀（有機水銀）が含まれ，八代海の魚介類を汚染した．それらを食べた住民が手足のしびれ，四肢感覚麻痺，言語障害や運動障害を発症した．

また，1964（昭和39）年，新潟県鹿瀬市の昭和電工鹿瀬工場からメチル水銀を含む廃液が阿賀野川に流れ込み，その流域の住民に水俣病と同様の事件が起きた．翌年5月に公式確認され，第二水俣病といわれている．

c. イタイイタイ病

イタイイタイ病は，三井金属鉱業神岡事業所（神岡鉱山）のカドミウムを含む工業排水が富山県の神通川に流れ込み，住民がその流域の農作物や飲料水を摂取したことによる慢性中毒である．カドミウム中毒の症状は，1968（昭和43）年に公害疾患とされたが，実際は大正年間には発症していたと推察されている．

d. カネミ油症事件

カネミ油症は，1968（昭和43）年，福岡県と長崎県の西日本一帯で発生したライスオイル（米ぬか油）による戦後最大規模の食中毒事件である．原因はカネミ倉庫（北九州市）製のライスオイルに，製造の際の脱臭工程の熱媒体に使用した鐘淵化学工業（現カネカ）社製カネクロール[*2]が混入した．脱臭管中のステンレス蛇管が高熱（約300℃）により腐食されてできたピンホールからの混入であり，ずさん

[*1] ヒトにおける経口最小致死量は，亜ヒ酸 1.429 mg/kg，亜ヒ酸ナトリウム 2 mg/kg（小児）である．事件時の粉ミルク中の亜ヒ酸濃度は 21～34 μg/g 乳児の 1 日摂取量は 2.5～4.6 mg と推定されている．

[*2] 原因物質は，当初カネクロール中の PCBs（毒性の強いコプラナー PCBs を含む）がおもな原因とされていたが，研究の結果，ライスオイル中の含量がPCBs の 約1/200の PCDFs（ポリ塩化ジベンゾフラン）などの PCB 関連化合物との複合中毒であることが明らかとなった．なかでも2,3,4,7,8-ペンタクロロジベンゾフランが最重要の原因物質であった．

無機ヒ素を含む食事

ヒ素（無機ヒ素）には，ヒトにおいて発がん（肺癌や膀胱癌など）が認められ，また染色体異常などの遺伝毒性がみられている．2004年7月，イギリス食品規格庁（FSA）がヒジキなどの海藻類の総ヒ素と無機ヒ素を分析した結果，ヒジキには，無機ヒ素が多いと発表した．イギリスでは国民にヒジキの摂取を控えるか，そのほかの海藻を選択するよう勧告が出された．日本ではヒジキを日常食で摂取するために不安が発生した．2013（平成25）年12月の食品安全委員会が食品中のヒ素に関する食品健康影響評価をとりまとめ，「食品を通じたヒ素の摂取については，特段の措置が必要な程度とは考えていないが，これまで行ってきた食品中のヒ素の汚染実態を把握するための調査，ヒ素のリスク低減方策に関する研究をさらに充実して取り組んでいくことが必要である」としている*．農林水産省の調査で，家庭内でヒジキを調理するときに，乾燥ヒジキを水で戻す「水戻し」で5割程度，乾燥ヒジキを直接茹でる「茹で戻し」でも8割程度減らすことができた．よって，乾燥ヒジキからのヒ素の摂取量を減らすためには，戻し水は調理に使用しないようにすれば健康への影響はないと考えられる．

一方，コメにも無機ヒ素は含まれる．国際基準を策定するコーデックス委員会は，コメ中に含まれる無機ヒ素濃度について最大基準値（精米：0.2 mg/kg，玄米：0.35 mg/kg）を設定している．最近，農林水産省から「コメ中ヒ素の低減対策の確立に向けた手引き」が報告され，コメに含まれる無機ヒ素の濃度を低くする技術を導入することが重要であると述べている．日本では食品摂取による無機ヒ素による健康への影響は認められていないものの摂取量に気をつけなくてはいけない．しかし，特定の食品に偏らずバランスのよい食生活を心掛けることのほうがより重要である．

(西川)

FSA：Food Standards Agency

*厚生労働省HPのヒジキ中のヒ素に関するQ&Aによると，毎日4.7 g（1週間あたり33 g）以上のヒジキを継続的に摂取しない限りPTWI（provisional tolerable weekly intake，暫定週間耐容摂取量）を超えないとしている．

な衛生管理が招いた事件であった．症状は，眼瞼浮腫，吹出物，色素沈着，月経異常などの症状があり，重症の場合は死亡例もあった．中毒した母親から皮膚の黒い乳児が生まれた．母乳を飲んだことによって発症した乳児の例もある．油症は，未だに根本的治療方法はないとされている．

私たちの食生活に危険をもたらすものは，日常生活で摂取する食品に潜んでいることがあり，食品の安全性をいかに確保するかが課題である．これらの事件を過去の事件と捉えず，現在も被害者が後遺症に苦しんでいることを忘れてはならない．

B. フードシステムからみた食品安全の問題

a. 牛海綿状脳症（BSE）問題と食生活

　牛海綿状脳症（BSE）は1986年にイギリスで初めて報告され，家畜伝染病予防法によって指定されている家畜伝染病の一つである．BSEは日本において，俗称の狂牛病[*1]と呼ばれることもある．ウシがBSEプリオンタンパク質（異常プリオンタンパク質）に汚染された飼料[*2]を摂取することで感染すると考えられている．イギリス政府および世界保健機構（WHO）が，BSEはヒトにも感染して変異型クロイツフェルト・ヤコブ病（vCJD）を起こすことを指摘し，BSEはヒトへも感染する人獣共通感染症であるとした．この発表により，世界中に食品安全性に対する不安が拡大して，WHOは肉骨粉禁止を勧告した．日本国内では，2001（平成13）年9月に千葉県で初めてvCJDの発生が確認され，翌10月からvCJD予防のため反芻動物への肉骨粉の使用を禁止して，特定危険部位の除去，と畜牛のBSE全頭検査を開始した．現在までにと畜検査で22頭，死亡牛検査14頭の計36頭に発生したが，2009（平成21）年1月に確認されたウシを最後に，国内で生まれたウシでのBSE発生の報告はない．

　牛肉は，外食や中食で消費される割合が高く，1960（昭和35）年度の1人あたりの消費量は年間で約1 kgだったが，2000（平成12）年度には1人あたり7.6 kgであった．BSEにより主要な輸入先であったアメリカでもBSEが発生し，消費が急激に減少し，外食，中食の産業も大きな影響を受けた．減った分の需要は豚肉や鶏肉に置き換わった．2019（令和元）年度の1人あたりの消費量は6.5 kgにとどまっている．

b. 腸管出血性大腸菌O157による食中毒事件

　BSE問題からほどなくして，腸管出血性大腸菌O157：H7による食中毒事件が発生した．1996（平成8）年5月に岡山県邑久町の小学校の食中毒発生が発端となり，6月には全国各地で集団食中毒が発生，7月には大阪府堺市の小学校で大規模な食中毒事件となった．この菌は，ウシなどの家畜の腸管内に生息し，その糞便汚染から水や土壌に広がる．感染力が強いため，ヒトからヒトへ二次感染も引き起こし，糞便を通して感染する．感染経路としてはウシの生肉からが多い．この事件を契機に，生食用牛肉の加工・提供方法は厳しくなった．2012（平成24）年7月には，牛レバー（肝臓）の生食用販売・提供は法的に禁止された．そうすると，生食基準のない豚レバーを提供する飲食店が現れた．しかし，豚肉や豚レバーの生食はE型肝炎ウイルス感染，サルモネラやカンピロバクター，寄生虫感染などの食中毒の危険性が高い．そこで，豚肉・豚レバーの生食も2015（平成27）年6月から食品衛生法に基づき禁止した．「生食用」と表示のない肉は，加熱調理用であり，新鮮な肉であっても食中毒菌が高率に付着しているため食中毒

BSE：bovine spongiform encephalopathy

＊1　イギリスの農民が名付けた mad cow disease をそのまま翻訳したために広まったといわれている．

＊2　肉骨粉．牛や豚などの食用とならない部分をレンダリングした後，乾燥粉砕して作った粉末状のもの．

WHO：World Health Organization

vCJD：variant Creutzfeldt-Jakob disease

表 8.3　2000（平成12）年以降のおもな食品不祥事

発生年	
2000（平成12）	雪印乳業　集団食中毒事件
2002（平成14）	中国産冷凍ほうれんそう　農薬基準違反
2007（平成19）	不二家　期限切れ材料使用問題
	石屋製菓　「白い恋人」偽装問題
	赤福　「赤福」偽装問題
	船場吉兆　偽装問題
	ミートホープ　食肉偽装問題
2008（平成20）	三笠フーズ・浅井・太田産業　事故米転売事件
	中国からの輸入加工食品　メラミン検出
	日本生活協同組合連合会（日本生協連）　ジェイティフーズ（JT Foods）中国産冷凍ギョーザ　有機リン混入事件
	こんにゃく入りゼリーによる窒息死事故の社会問題化
2011（平成23）	フーズ・フォーラス　焼肉酒家えびす　ユッケ集団食中毒事件
2013（平成25）	浪花酒造　大吟醸酒原材料偽装
	アクリフーズ　冷凍食品に農薬のマラチオン混入（事件）
2014（平成26）	まるか食品　ペヤングの異物混入
2015（平成27）	日本マクドナルド　異物混入
2017（平成29）	学校給食，キザミノリによるノロウイルス食中毒発生
2024（令和6）	小林製薬　健康食品紅麹サプリメント　健康被害

になるリスクが高い．「新鮮だから安心」は間違いである．予防のポイントは，生野菜はよく洗い，食肉は中心部*まで十分に加熱（75℃で1分以上）することである．調理済み食品などへの二次汚染を防ぐために，焼肉などは，食べるときの箸と生肉の取り箸は区別することが大事である．

c.　食品安全への対応

BSE対策を悪用した食肉偽装事件，輸入野菜の残留農薬問題など，食の安全を脅かす事件が頻発したことで，消費者の食品の安全に対する不安が高まった（表8.3）．そのような背景から，2003（平成15）年にリスクアナリシス（リスク分析）の概念を取り入れた食品安全基本法が公布された．食中毒事件は，レストランなどの飲食店，宿泊施設や学校給食だけでなく，家庭の中でも発生する．私たちが健康な食生活を送るためには，食品の栄養面だけでなく，安全面の重要性をきちんと知り，日々の食生活の中での食中毒予防の実践が大切である．

C.　食中毒を防ぐ

食中毒は高温多湿な夏に発生するイメージがあるが，実は，年間を通して発生しており，冬に患者数が多くなる傾向にある．これは，11月から2月に多く発生する感染力の強いノロウイルスによる食中毒が考えられる．ノロウイルスは，

＊腸管出血性大腸菌は牛肉表面に付着しているため，ステーキなどの塊肉は表面を焼けば中心部がレアでも食することが可能であるが，ユッケのような小さな肉の塊の集合物では，厚生労働省「生食用食肉の衛生基準」をクリアしている店舗のみが提供可能である．家庭で作るハンバーグも小さな肉の塊であり，中心部までよく焼く必要がある．

冬季の「感染性胃腸炎」の原因物質の一つである．食中毒事例のうちでも約7割では原因食品が特定できていないが，ノロウイルスに汚染された二枚貝（牡蠣など）が原因食品の場合がある．ノロウイルスは手指や食品などを介して，経口で感染，ヒトの腸管で増殖し，おう吐，下痢，腹痛，微熱などを起こす．特に子どもや高齢者は重篤化することがあるので注意が必要である．予防対策は，十分な手洗い，加熱して食べる食材は中心部までの十分な加熱（85℃〜90℃で90秒間以上）である．

a. ジャガイモによる食中毒

ジャガイモには，α-ソラニンやα-チャコニンといったグルコアルカロイド化合物（有毒成分）を含む．これらを体重50 kgの成人が50 mg摂取すると発症し，150 mg〜300 mgで死に至る可能性がある．小児ではその1/10以下で発症する場合もある．おもな症状は，喫食後20分ごろから，吐き気，嘔吐，下痢，めまい，呼吸困難などを呈して，ひどい場合は死に至る．ジャガイモは光にあたると，芽が出たり，クロロフィルが蓄積して緑化したりする．有毒成分は芽の部分に多く，次に緑色になった外皮，未熟な小さなイモに多く含まれる．ソラニンやチャコニンは，茹でても蒸しても分解されない．2019（令和元）年7月，兵庫県の小学校において，ジャガイモが原因の食中毒事件が発生した．その原因は，家庭科の授業で，児童が栽培・収穫したジャガイモの中に，未成熟で小さいサイズが含まれており，それも調理して食べたことであった．

新学習指導要領（平成29年告示，令和2年実施）では，小学校家庭科の改訂で「ゆでる」調理の材料として青菜やジャガイモなどを扱うこととしている．学習指導要領には「芽や緑化した部分には，食中毒を起こす成分が含まれているので取り除く必要があることにも触れる」とあるが，教科書には芽の取り方が写真付きで説明されているだけであった．ジャガイモの有毒成分は，芽が出ていなくても，緑化してなくても目（芽が出る部位）の部分にも含まれている．指導者は，食中毒を起こさないためにも，ジャガイモの選び方や皮のむき方において，詳細に説明する必要がある．

b. 野生きのこによる食中毒

きのこによる食中毒には，食品安全委員会のホームページ「毒きのこの食中毒予防のポイント」にあるように多く事例がある．きのこは，4,000〜5,000種類が存在しているといわれている．このうち，林野庁によると食べることができるといわれているきのこは約100種類，食べると中毒となる「毒きのこ」（図8.15）は食用の倍の200種類以上で，あと残りの大半のきのこは，毒性の有無自体も不明ということである．以前は食べられるきのことして広く食べていたスギヒラタケは，腎機能障害を持つ人が食べた場合死に至った事例があり，異常のない人でも発症が確認され，現在は「食べてはいけない」きのこである．きのこによる食中

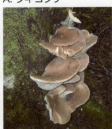 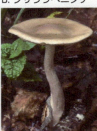 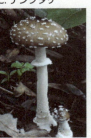

A. ツキヨタケ　B. クサウラベニタケ　C. テングタケ

図 8.15　おもな毒きのこ
[A, B：厚生労働省 HP, C：農林水産省 HP（写真提供：三河きのこ会　木村修司）]

毒は，昔からの言い伝えのような「地味な色のきのこなら食べられる」，「柄が縦に割けるきのこは食べられる」，「虫が食っているものなら大丈夫」といったことを信じて起こり，「加熱調理などできのこの毒消しができる」もまったく根拠はないため注意が必要である．

きのこに限らず植物性食中毒の場合，ニラとスイセンなどのように，その植物の形状から食べることができると思い込み，誤って摂食して発症することが多い．そのため食中毒を予防するには，素人判断で口にしないことである．

c. フグ毒中毒

フグ毒は，テトロドトキシンで，ヒトの経口摂取による致死量は 2〜3 mg である．フグ毒の解毒方法は見つかっていない．以前は，独自の加熱方法によりフグの肝を提供するフグ料理店もあったが，素人によるフグの肝臓の誤食による中毒が多かったため，1983（昭和58）年に厚生省（現在の厚生労働省）は「フグの衛生確保について」の通知により食べてもよいフグの種類と部位を規定し，フグの肝臓の食用を完全に禁止した．また，フグは専門知識と技術を持ったフグ調理師免許（国家資格でない）を持った人でないと調理できない．しかし，素人が自分でフグを調理（自家調理）して喫食することにより死亡している．フグによる食中毒の発生

石川県の郷土料理：おいしいフグの卵巣

ゴマフグやサバフグなどの食用不可の部位である卵巣を漬けた「ふぐの子糠漬け・粕漬け」は，日本国内で唯一作ることを許可されている．これは，石川県の郷土料理であり，「幻の珍味・奇跡の食材」といわれている．「ふぐの子糠漬け」の作り方は，ゴマフグの卵巣（毒の量：$10^2 \sim 10^3$ MU/g）を 1 年ほど塩蔵した後，糠に 2 年間漬け込む．このように，計 3 年もの間，熟成・解毒（減毒）させる．そして，毒の量が基準値 1 g あたり 10 MU 以下であることを確認して出荷される．このフグ卵巣の糠漬けのフグ毒低減化メカニズムは完全に解明されていない．

（西川）

MU：マウスユニット．1 MU は体重 20 g のマウスが 1 g を摂取し 30 分で死亡する毒の量．

を未然に防止するためには，自家調理しないことである.

8.7 新しい技術を利用した食品と食生活

A. 遺伝子組換えとゲノム編集技術応用食品の安全性

GM：genetically
modified

＊観賞用の青いバラ
は商業栽培の作物で
ある.

遺伝子組換え（GM）技術を利用した作物は，食糧を安定的に供給するために開発された．遺伝子組換え作物は，1996年にアメリカで商業栽培が始まった．日本では遺伝子組換えの農作物は商業栽培＊されていないが，私たちの身の回りの食品にはGM作物から作られたものが数多く流通・消費されている．日本で流通が認められている遺伝子組換え作物は，トウモロコシ，ダイズ，ナタネ，ワタ，テンサイ，パパイヤ，ジャガイモ，アルファルファ，カラシナの9種類である．これらの主要な用途は，植物油脂（大豆油，菜種油，綿実油，マーガリン），調味料（しょうゆ），コーンスターチ（プリン，ジュース，ビール），家畜の飼料，綿（衣料）などである.

GABA：γ–amino
butyric acid

2020年代に入り，ゲノム編集技術であるCRISPR/Cas9システムを利用した遺伝子組換え作物が登場してきた．国内では，高血圧の予防につながるとされる成分GABA（ギャバ）を多く含むトマト（通常トマトの4〜5倍），筋肉量（可食部）の多い肉厚のマダイや成長の早いトラフグ，有毒成分ソラニンを生成しないジャガイモ，収量の多いイネなどが開発されている.

＊目的の遺伝子以外
のところに変異が入
ること

すでに，スタートアップ企業からゲノム編集技術により作出した可食部増量のマダイやフグ（22世紀鯛や22世紀フグと呼ばれている）が販売されている．販売にあたっては，厚生労働省に「ゲノム編集技術応用食品及び添加物の食品衛生上の取扱要領」にしたがって届出をされており，オフターゲット変異＊がないことを確認し安全性を確保している.

また，最近では，プラントベースフード（植物由来食品）や代替タンパク質として植物性代替肉や培養肉，昆虫食なども登場し，「食」がますます多様化している．学校教育で育成すべき「健康・安全・食に関する資質・能力」（平成28年12月の中央教育審議会答申，文部科学省，平成31年）にあるように，私たちは，自ら健康や食，安全の状況などについての必要な情報を収集し，健康で安全な生活や健全な食生活を実現するために何が必要かを考え，適切に意思決定し，行動するために必要な力を身に付けることがますます重要になってくる.

B. 乳児用液体ミルクの提供と災害多発時代

欧米では1970年代に，粉ミルクのように調乳を必要とせず，哺乳瓶に注げば

すぐに飲ませることができる乳児用ミルク（以下，液体ミルク）が普及している．また，ペットボトルや紙パックなどの容器に充填された液体ミルクも販売されているが，日本では，最近まで液体ミルクについては法的整備がなかった．しかし，近年の日本で大規模な地震（1995（平成7）年 阪神・淡路大震災，2011（平成23）年 東日本大震災など）や，豪雨災害（2017（平成29）年 九州北部豪雨，2018（平成30）年 広島県・岡山県・愛媛県などの西日本豪雨など）が多発し，乳児用ミルクの衛生的な作製や確保が心配され，常温で保存できる液体ミルクの国内販売を望む声が高まった．

2016（平成16）年の熊本地震では，駐日フィンランド大使館から液体ミルクが救援物資として被災地に配布され，注目された．そこで，ようやく2018（平成30）年に厚生労働省において「乳及び乳製品の成分規格等に関する省令」と「食品，添加物等の規格基準」，消費者庁「健康増進法施行令」，「特別用途食品の表示許可等について」が改正され，液体ミルクを国内で製造・販売できるようになった．これを受け，2019（平成31）年3月に江崎グリコ株式会社から，同年5月に株式会社明治から発売が始まった．防災のために液体ミルクを備蓄する自治体が増えており，2024（令和6）年 能登半島地震では被災地からの要望を受けて避難所などに届けられた．また，普段出かける際に持ち歩く家庭も増え，授乳の負担軽減などにも役立っている．

【食育編】

■食育という考え方

　明治時代にすでに「食育」という考え方はあったが，平成時代の「食育基本法」（2005（平成17））が公布されるまで法的に明文化はされていなかった．昭和時代には「学校給食法」（1954（昭和29））によって，学校給食が日常生活における食事について，正しい理解と望ましい習慣を養うことが目標の一つとされ，「学習

表　「食育基本法」施行（2005（平成17）年）当時の「食」をめぐる現状と課題，「食育」の位置づけ，「食育の推進」への取り組み

食の変化	日本では，外食あるいは調理済み食品やそう菜，弁当などの中食を利用する傾向が増大している．生活時間の多様化，単独世帯の増加，女性雇用者の増加など社会情勢の変化の中で，調理や食事を家の外に依存する食の外部化が進展し，簡便化志向が高まった．これらが相まって，家族などと楽しく食卓を囲む機会が少なくなりつつある
食に関する理解や判断力	適切な食品選択や食事準備のために必要な知識・技術があるとする者は男性で約3割，女性で約5割しかないなど，健全な食生活の実現に欠かせない食に関する知識や判断力が低下している
栄養の偏り	昭和50年代半ば（1975年ごろ）には，米を中心とした水産物，畜産物，野菜などの多様な副食から構成され栄養バランスに優れた「日本型食生活」が実現していたが，脂質の過剰摂取や野菜の摂取不足などの栄養素摂取に偏りが見られる．野菜の摂取量は，年齢が高いほど多い傾向にあるが，最も摂取量の多い60歳代であっても目標とする野菜の摂取量の350 gに達していない
不規則な食事	朝食欠食に代表される不規則な食事が子どもも含めて目立つようになってきた．朝食欠食率は，男女ともに20歳代が最も高く，次いで30歳代で，年々増加傾向にある．朝食欠食をする子どもはつかれる，いらいらするなどの不定愁訴を感じる割合が高いことや，毎日朝食を食べる子どもほどペーパーテストの得点が高い傾向にあることが明らかになっている
肥満と過度の痩身	子どもを含めて肥満の増加が見られる．男性では30～60歳の約3割，女性では60歳以上で約3割に肥満が見られる．女性の場合は20歳代の約5人に1人がやせており，若い世代を中心にやせている人の割合が増加傾向となるなど，過度の痩身志向の問題が指摘されるようになってきている
生活習慣病の増加	糖尿病は，全人口の1割を超える1,620万人が「強く疑われる」と「可能性が否定できない」に該当する．メタボリックシンドローム（内臓脂肪症候群）が「強く疑われる」と「予備群と考えられる」を併せた割合は，40～74歳の男性約2人に1人，女性約5人に1人にのぼる
食に関する感謝の念と理解	日本では，食品産業や家庭での食べ残しや食品廃棄が大量に発生している．これらを国民1人あたりの供給熱量と摂取熱量の差として捉えると，拡大傾向で推移している．また，毎日の食生活が食に関する人々のさまざまな知恵や活動に支えられていることについて，都市生活者が日々の生活の中で学び実感することは困難である場合が多い
食の海外への依存	日本の食料自給率は，世界の先進国の中で最低の水準であり，食を大きく海外に依存している．日本のカロリーベースの食料自給率は，40%で推移しているものの，長期的には食料自給率の低下傾向が続いている
食文化	生活水準が向上していく中で，多様な食生活を楽しむことが可能となったが，その一方で日本各地で育まれてきた多彩な食文化が失われつつあると指摘されている
食の安全上の問題	食品の安全性が損なわれれば，健康に影響を及ぼし，時には重大な被害を生じさせるおそれがある．国内外の事案の発生によって食品の安全性に対する国民の関心が高まっている

これらの「食」をめぐる問題に対処し，その解決を目指した取り組みが「食育」である．食育という考え方自体は明治時代にすでに存在していたが，食育基本法は改めてその基本理念を定め，食育に法的根拠を付与した．食育基本法には食育の定義規定は設けられていないが，その前文において，食育は，生きる上での基本であって，教育の三本の柱である知育，徳育，体育の基礎となるべきものと位置付けられた．さまざまな経験を通じて，食に関する知識と，食を選択する力を習得し，健全な食生活を実践することができる人間を育てるものとして「食育の推進」が求められるとされた．食育の推進にあたっては，健全な食生活の実践としての単なる食生活の改善にとどまらず，食に関する感謝の念と理解を深めることや，伝統のある優れた食文化の継承，地域の特性を生かした食生活に配慮することなどが求められている

［資料：平成17年度食育推進施策，食育白書，概要，内閣府］

指導要領」(1958(昭和33))に学校給食が学校行事などの領域として位置づけられるなど,食事が教育の中に組み込まれてはいた.学校給食が食に関する指導であり,推進する者として1974(昭和49)年には「学校栄養職員」の名称地位が制度上明確になり,2005(平成17)年に「栄養教諭制度」がスタートした.同年「食育基本法」が公布・施行され(p.159表),2008(平成20)年の中央教育審議会答申にて食育の必要性が明記され,2009(平成21)年,学校給食法にも食育が盛り込まれることとなる.

■アメリカの報告

日本が明治時代の半ばを過ぎた1900年ごろ,アメリカでは肥満が増加しており,原因は食生活,特にエネルギーの摂取過剰であろうと推測や指摘はされていた.栄養学や食生活と疾患の関係についての研究は進んでいたが,専門誌,学会での発表にとどまっていた.そのまま半世紀ほどが過ぎ,昭和時代の中ごろ,1960年代になるとアメリカでは心疾患や血管系疾患の増加などにより保健医療費が増大し,破綻が問題となっていた.1968年にアメリカ合衆国上院栄養問題特別委員会(Select Committee on Nutrition and Human Needs United States Senate)が設置され,1977年に報告書(アメリカの食事目標(Dietary Goals for the United States,通称マクガバンレポート,図A)が発表された.これはアメリカにおいて,国民の食生活の変化と健康についてのはじめての総括報告であった.6つの食事目標や食品選択と調理のガイド,政府と食品業界の行動などの基本方針が示されている.この報告書の公表により,アメリカでは国民の食生活のありかたに政府が関与することが示され,国民の健康と医療,農業,食産業を考慮した政策を進める転換点となった.

その後,1980年にアメリカ人のための食事指針が出され,1990年になると10年後の国民の健康の目標値を示したヘルシーピープル2000をスタートさせる.そのツールとして1992～2005年までフード

A. マクガバンレポート

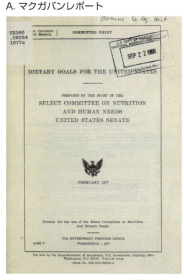

B. 健康日本21の通知

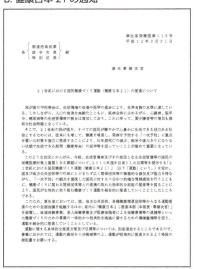

図 マクガバンレポート(A)と健康日本21の通知(B)
[A:Select Committee on Nutrition and Human Needs, United States Senate, *Dietary Goals for the United States* (1977)]

ガイドピラミッドが5年ごとに作成された．2005〜2011年にマイピラミッド，2011年からはマイプレートに移行している．

■日本の動き

日本でもアメリカのヘルシーピープル2000を参考に，これまで1978（昭和53）年から開始していた国民健康づくり対策という名称だったものの第3次に，健康日本21（正式名：21世紀における国民健康づくり運動，図B）と通称をつけ，2000（平成12）年に10年後の2010（平成22）年の目標値を定めた施策が始まった．

1990（平成2）年以降，日本ではBSEの発生や食品安全問題を契機とし，食育を提唱普及する専門家の取り組みなどを受け，2002（平成14）年には自由民主党政務調査会食育調査会，文部科学省・厚生労働省・農林水産省連携による食育推進連絡会議が設置される．それまで，教育関係者や管理栄養士が「食教育」，文部行政が「食に関する指導」，農業関係者が「食農教育」としてきたようなことをすべて包括して「食育」と称されるようになり，2005（平成17）年に食育基本法が施行され，2006（平成18）年度から食育白書が公表されている．

なお，日本では1985（昭和60）年に「健康づくりのための食生活指針」，2000（平成12）年に「食生活指針」を策定している．このときには食育という言葉は使われていないが，今の食育につながるものとなっている．この指針を具体的な行動に結びつけるものとして，1日に「何を」「どれだけ」食べたらよいかを「料理」のイラストで示した「食事バランスガイド」を2005（平成17）年に公表している．成人のみでなく，子どもにも理解しやすいよう工夫されている．

■メディアリテラシーの必要性

食べ物や栄養が，健康や病気へ与える影響を過大に信じたり評価することをフードファディズム（food faddism）といい，SNS（social networking service，ソーシャル・ネットワーキング・サービス）やネット広告，マスメディア情報や健康食品産業界からの情報，口コミなど多くが該当する．「体によい」といわれる食品であっても過剰摂取には注意が必要であり，適度な摂取が大切である．望ましい食習慣形成のためには，このような情報を正しく理解し，自身の健康を考え，客観的，自律的に判断することを学ぶメディアリテラシー教育の必要性が高まっている．メディアリテラシーを高めるためには，以下の点に注意する．

・情報源の信頼性を確認する：公的な医療機関や専門家の意見を参考にする

・科学的根拠を確認する：研究データや臨床試験の結果を確認する

・批判的思考をもつ：情報を鵜呑みにせず，複数の視点から検討する

海外の食におけるガイド

イギリス保健省は，2004年に野菜と果物を1日に5単位以上食べることを奨励するキャンペーン「5 A DAY」を導入し，実践ツール「Eatwell Guide」を発信している．韓国では，2010年に保健福祉部が改訂した「食物ベースの食生活指針」に基づき，3つの団体がそれぞれフードガイドを作成している．また，シンガポールでは，2014年に国民の健康的な食習慣の実践を促進するために，家庭でも外食でも活用可能なシンプルなツール「My Healthy Plate」を公表している．　（濵口）

9. ライフステージに応じた食育

　生物であるヒトは，加齢に伴い心身に変化が生じる．これをライフステージとし，その特徴に応じて健康的な食生活をサポートするために食育が行われる．ライフイベントである，進学，就職，結婚，出産，育児，介護などの機会の有無により，生活，そして食生活も変化するため，その時期に適した食育のサポートが必要となる．また，個人の食生活の捉え方により，同じライフステージであっても，たとえば毎日の昼食を自分または家族が作る弁当にする（内食）か，コンビニで購入する（中食）か，食堂やレストランで食べる（外食）かといった選択によって，長期的に摂取される栄養素やその量に違いが出てくる．さらに，加齢による身体の変化や，単身か同居かといった家族形態の違いによっても食事内容に違いがみられる．

　このように，各ライフステージにおける社会的，身体的，心理的要因に対応した食育が適切に行われ，健康的な食事への関心を高めることが重要である．

9.1 妊娠前，妊娠期，胎児期，授乳期

　妊娠するためには男女とも10代からの生活が大切である．WHOやアメリカ疾病対策予防センター（CDC）などではプレコンセプションケアというヘルスケアを提唱した（図9.1）．厚生労働省も2021（令和3）年の成育医療等基本方針で，男女を問わず相談支援や健診などを通じ，将来の妊娠のための健康管理に関する情報提供を推進するなど，プレコンセプションケアに関する体制整備を図るとした．

　プレコンセプションケアとは，女性やカップルを対象として，将来の妊娠のための健康管理を促す取り組みと定義され，若い男女が将来のライフプランを考えて，日々の生活や健康と向き合うことをさす．「プレ」は「～の前の」「コンセプション（conception）」は「受胎・妊娠」という意味である．

CDC : Centers for Disease Control and Prevention

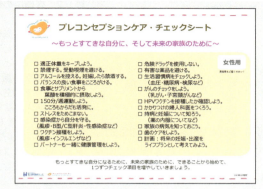
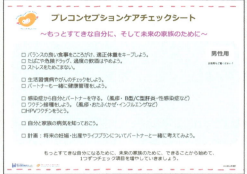

図9.1 プレコンセプションケア・チェックシート
[国立成育医療研究センターHP, プレコン・チェックシート]

　日本では2022（令和4）年から不妊治療が保険適用となったが，喫煙や肥満，やせ，性感染症，飲酒，ストレス，加齢などが不妊を引き起こす要因になると報告されている．WHOによると不妊の原因について，女性側のみが41％，男性側のみが24％，男女両方が24％，不明が11％となっている．不妊の原因は，女性側は排卵因子（排卵障害），卵管因子（閉塞，狭窄，癒着），子宮因子，頸管因子，免疫因子など，男性側は，造精機能障害，性機能障害，精路通過障害などである．

A. この時期における食育の意義

a. 妊娠前からはじめる，妊娠・授乳期の母親のための食育

　妊娠・授乳期は，母親の健康と子どもの発育にとって大切な時期である．厚生労働省は，若年女性の「やせ」が多いなどの課題を受け，2021（令和3）年3月，妊娠前からの健康な体づくりを目指し，妊娠・授乳期に望ましい食生活を実践するための「妊娠前からはじめる妊産婦のための食生活指針」10項目を示した（表9.1）．

　新しい指針が「妊娠前からはじめる」と強調されている背景として，日本人の若

表9.1 妊娠前からはじめる妊産婦のための食生活指針
[厚生労働省，2021]

・妊娠前から，バランスのよい食事をしっかりとりましょう
・「主食」を中心に，エネルギーをしっかりと
・不足しがちなビタミン・ミネラルを，「副菜」でたっぷりと
・「主菜」を組み合わせてたんぱく質を十分に
・乳製品，緑黄色野菜，豆類，小魚などでカルシウムを十分に
・妊娠中の体重増加は，お母さんと赤ちゃんにとって望ましい量に
・母乳育児も，バランスのよい食生活のなかで
・無理なくからだを動かしましょう
・たばことお酒の害から赤ちゃんを守りましょう
・お母さんと赤ちゃんのからだと心のゆとりは，周囲のあたたかいサポートから

妊娠前体格[*2]	BMI (kg/m²)	体重増加量の目安
低体重	<18.5	12～15 kg
普通体重	18.5 ≦～<25	10～13 kg
肥満（1度）	25 ≦～<30	7～10 kg
肥満（2度以上）	30 ≦	個別対応（上限5 kgまでが目安）

表9.2 妊娠中の体重増加の目安[*1]
*1 増加量を厳格に指導する根拠は必ずしも十分ではないと認識し，個人差を考慮したゆるやかな指導を心がける（産婦人科診療ガイドライン産科編2020 CQ010より）.
*2 体格分類は日本肥満学会の肥満度分類に準じた.
［日本産婦人科学会，2021］

年女性は十分にエネルギーが摂取できていない状況にあり，妊娠期に付加量として設定されている栄養素のうち，ビタミンやミネラルなど多くの栄養素摂取量が推奨量・目安量にも及ばないことがある．食生活，喫煙や飲酒などの控えるべき生活習慣は妊娠後に急激に変えることは困難であり，妊娠前から体づくりを意識するためにも指針の活用が望まれる.

b. 妊娠・授乳期の母親のための食育

主食・主菜・副菜を揃えるとともに乳製品や小魚でカルシウムを補うと，妊娠期のバランスのよい食事をとりやすい．また，妊娠前，妊娠期は，やせ志向による不要な食事制限によって早産や低出生体重児出産のリスクが高まるので注意が必要である．食事量の過不足は体重によって把握できる．日本産婦人科学会の「妊娠中の体重増加の目安」(2021)を参考に管理することが重要である(表9.2).

妊娠による反応は千差万別であり，つわりなどで食事量が確保できない人もいれば，まったく生活に支障のない人もいる．しかし，妊娠中の体の変化や，出産後の子育てなど慣れないことが多く，ストレスを抱えることが多い．母親の心と体のゆとりは食欲にも影響する．また，摂取したアルコールや薬物などは胎盤を通過し，母体から胎児にそのまま届いてしまう．そのため妊娠期の母親の健康な食生活は胎児の健全な発育に欠かすことができない．夫（パートナー）や家族の協力，友人や公的機関の専門職による支援などを気軽に受けることで，負担軽減を図る.

c. メディアリテラシー

妊娠中の女性がメディアリテラシーを高め，食生活に関する正しい情報を選び取る能力をもつことは，母子の健康を守るために非常に重要である．特に，食生活や栄養に関する情報を得る際に，信頼性のある情報源を選び出す能力が求められる．妊婦を対象とした，食べ物に関する知識や理解(栄養リテラシー)を深める学習と，メディアリテラシー教育を組み合わせた成果を検証した研究[*]では，メディアリテラシーを高めることで，妊娠中の適切な体重増加や食生活の質が向上したことが確認されている.

* Lee JH et al., *BMC Pregnancy and Childbirth*, **22**, 517 (2022)

また，ソーシャルメディアにおける通常の食品以外の食品(サプリメント)の宣伝は，科学的な裏付けが不足していることが多い．メディアリテラシーが不足していると，誤った情報に影響されやすくなり，不適切な健康判断をしてしまうリス

胎児期（妊娠期）の味蕾の形成

味を感じ取る器官である味蕾は，未熟な形態ながら，胎生 7 週頃に口腔粘膜に発生し，胎生 12 週目には，味蕾先端部に小さな穴（味孔）が現れ，成人の味蕾とほぼ同様になる．胎児は，母親の食事に由来する血液性状の変動が反映される羊水を規則的に嚥下している．アメリカの研究によれば，妊娠中にニンジンジュースを飲んでいた母親の子どもは，ジュースを飲まなかった母親の子どもよりも，生後 6 か月の離乳食において，ニンジンジュース入りのシリアルを抵抗なく食べていた（図 9.2）．したがって，羊水を通じてニンジンの味が胎児に伝えられたと考えられている．つまり，嗜好形成の最初の一歩は胎児期に始まっていると考えられ，母親は，悪阻などの症状が落ち着けば，栄養面はもちろんのこと，胎児の味覚の幅を広げる点からも，食生活に対して配慮することが重要である．

（濱口）

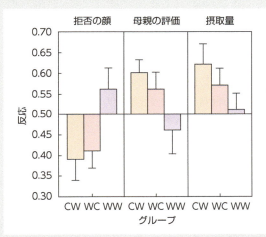

母親は，妊娠後期および授乳の最初の 2 か月間に，ニンジンジュースまたは水のいずれかを以下のパターンで 300 mL 摂取した（3 週連続，1 週あたり 4 日間）．CW グループ：妊娠期間中にニンジンジュース，授乳期間中に水．WC グループ：妊娠期間中に水，授乳期間中にニンジンジュース．WW グループ：両方の期間ともに水．この間，ほかにニンジンを食べることやニンジンジュースを飲むことは控えた．小児は生後 6 か月の離乳食において，3 グループほぼ同じ時刻にシリアルを摂取．小児の反応は，0.50 以上のスコアはプレーンなシリアルを与えたときと比べた拒否の顔の表情の増加や，母親の評価の増加を示す．ニンジンジュース入りのシリアルを与えた際に，プレーンなシリアルに比べて摂取量を増加させた場合である．

図 9.2 離乳食おけるニンジンジュース入りシリアルの摂取に関する研究
[Mennella, J.A. et al., *Pediatrics*, **107**, E88 (2001)]

クが高まる．妊娠を計画する女性は葉酸（プテロイルモノグルタミン酸）を通常の食品以外の食品から 400 μg/日摂取することが望まれる．しかし，妊娠中の女性がレチノイン酸（ビタミン A の 1 つ）を過剰摂取すると，妊娠初期においては胎児に催奇形性を引き起こす可能性があることが動物実験やヒトの研究結果でも認められているなど，情報源や最新の情報であるかなど，確認する必要がある．したがって，サプリメントを摂取する前に，医師や信頼できる情報源からのアドバイスを受けることが重要である．

B. 産後の体の変化と授乳

妊娠・出産によって変化した母体が，妊娠前の状態に戻るまでの産後 6～8 週間の期間を産褥期という．産後の母体では，母乳を生成するために乳房が発達

し，授乳を続けることで乳房が張り，母乳の量も増加する．授乳中の母親の食生活は，子どもの健康と成長に直接影響を与える．したがって，適切なエネルギー，良質なタンパク質やビタミン，ミネラル（特に鉄分とカルシウム），そして授乳に必要な十分な水分を摂取することが重要である．これにより，産褥期の母体の回復を助けるとともに，母乳を通じて子どもに必要な栄養素を提供することができる．

母親が摂取した食物は消化され，栄養素が血液に吸収される．これらの栄養素は母乳に取り込まれ，授乳により子どもに供給される．母親がアルコールやカフェインを摂取すると，その一部が母乳に含まれ，子どもの脳の発達に悪影響を及ぼす可能性があるため，これらの摂取は控えなければならない．

C. 保育所（園）を中心とした食育活動

保護者が仕事をしている場合など，保育所などに乳児を預ける場合がある．乳児の通う保育の場は，保育所，認定こども園，地域型保育と大きく3種類に分けられる．保育所では厚生労働省「保育所における食育に関する指針」(2004)において，6か月未満児の哺乳については，母乳・人工栄養にかかわらず保護者の意見を尊重することが配慮事項となっている．保護者に対する保育士や栄養士などからの声掛けや，保護者同士の交流により，食生活や子育てについて話ができたり，保護者の不安解消や情報交換をすることなどで食育の場となることもある．子どもにとって乳児期は，空腹を満たし，ゆったりと安定した人間関係の中で心地よい生活を送ることが，大人との信頼関係を育むためにも重要であることを保護者にも伝えていく．

9.2 乳児期，幼児期

A. 家庭における食育

a. 乳児期の食育

（1）哺乳　　出生時に比べ，乳児期の1年間で，体重は約3倍，身長は約1.5倍となる．乳児は，空腹を訴えると哺乳によって満たされることを繰り返し，大人との信頼感を育んでいく．母乳のみで子どもを育てることを母乳栄養，母乳以外の乳汁やその加工品を用いて育てることを人工栄養，母乳と人工栄養の両方を利用して育てることを混合栄養と呼ぶ．父親や家族が調乳可能であれば混合栄養にしたり，外出先で調乳がしやすい液体ミルクを利用するなど，授乳の仕方も工夫するとよい．母乳栄養，人工栄養などにかかわらず，哺乳中のアイコンタクトやスキンシップによる安心感は，より安定した心地よい生活を送るためにも重要で

食品番号	食品名	エネルギー	たんぱく質		脂質		炭水化物		無機質						
			アミノ酸組成によるたんぱく質	たんぱく質	脂肪酸のトリアシルグリセロール当量	脂質	利用可能炭水化物（質量計）	差引き法による利用可能炭水化物	ナトリウム	カリウム	カルシウム	リン	鉄	ビタミンC	
	単位	kcal	g	g	g	g	g	g	mg	mg	mg	mg	mg	mg	
13051	人乳（成熟乳）	61	0.8	1.1	3.6	3.5	(6.4)	7.3	15	48	27	14	0.04*	5	100 g : 98.3 mL，100 mL : 101.7 g
13059	乳児用液体ミルク	66	−	1.5	−	3.6	−	7.1	−	81	45	29	0.6	31	100 g : 98 mL，100 mL : 101 g
13003	普通牛乳	61	3.0	3.3	3.5	3.8	4.4	5.3	41	150	110	93	0.02*	1	100 g : 96.9 mL，100 mL : 103.2 g

表 9.3　母乳，人工栄養と牛乳のおもな成分可食部 100 g あたり
[日本食品標準成分表 2020 年版（八訂）]

＊１歳未満の乳児にハチミツやハチミツ入りの食品を離乳食として与えない。一般的にハチミツは加熱処理されていないため，ボツリヌス菌が混入していることがある。

ある。

　母乳と人工栄養のおもな成分について表9.3に示す。生後2週間くらいは1回に約80 mLくらいを1日に7，8回哺乳し，3，4か月になると1回約200 mLを1日に5回くらい哺乳する。

（2）離乳期　　離乳とは，成長に伴い，母乳や人工栄養などの乳汁だけでは不足してくるエネルギーや栄養素を補うため，幼児食に移行する過程のことをいう。乳汁を吸うことから食べ物を噛みつぶして飲み込むことを覚えていくが，そのときに食べる食事を離乳食という。「授乳・離乳の支援ガイド」(2019，図9.3)に離乳食の進め方の目安がある。個人差があるので口腔や消化機能の発達に合わせて進めるとよい。離乳食＊によって食の経験が広がり，手づかみ食べなどの探求行動は精神的な発達も促すことにつながる。手づかみ食べは，食べ物を目で確かめ，手指でつかみ，口まで運び，口に入れるという目と手と口の協調運動で，摂食機能の発達として重要な役割を担っている。手づかみ食べがうまくできることで，食器や食具を上手に使えるようになる。そのため，手づかみできる食事提供として，おにぎりにする，野菜類の切り方を大きめにするなど工夫する。喉に詰まらせないよう注意が必要となったり，準備や片付けなど家族や保育者の負担は増えるが，子どもの食べる意欲を尊重することが大切である。食行動の発達と習慣化，生活リズムを整えるためにも重要な時期である。離乳食を開始し，2か月くらいすると乳歯が生え始め，それとともに調理形態も変化させ，生後12〜18か月で離乳完了となる。

便の色の観察

　生後4か月くらいまでは便の色を観察し，胆汁酸の色である黄色やそれが酸化した緑などであれば特に問題がないが，白い場合は胆道閉鎖症などが疑われるので，注意が必要である。

（時岡）

	離乳の開始 → 離乳の完了 以下に示す事項は、あくまでも目安であり、子どもの食欲や成長・発達の状況に応じて調整する。			
	離乳初期 生後5～6か月頃	離乳中期 生後7～8か月頃	離乳後期 生後9～11か月頃	離乳完了期 生後12～18か月頃
食べ方の目安	○子どもの様子をみながら1日1回1さじずつ始める。 ○母乳や育児用ミルクは飲みたいだけ与える。	○1日2回食で食事のリズムをつけていく。 ○いろいろな味や舌ざわりを楽しめるように食品の種類を増やしていく。	○食事リズムを大切に、1日3回食に進めていく。 ○共食を通じて食の楽しい体験を積み重ねる。	○1日3回の食事リズムを大切に、生活リズムを整える。 ○手づかみ食べにより、自分で食べる楽しみを増やす。
調理形態	なめらかにすりつぶした状態	舌でつぶせる固さ	歯ぐきでつぶせる固さ	歯ぐきで噛める固さ
1回当たりの目安量				
Ⅰ 穀類（g）	つぶしがゆから始める。 すりつぶした野菜等も試してみる。 慣れてきたら、つぶした豆腐・白身魚・卵黄等を試してみる。	全がゆ 50～80	全がゆ 90～軟飯80	軟飯80～ ご飯80
Ⅱ 野菜・果物（g）		20～30	30～40	40～50
Ⅲ 魚（g）		10～15	15	15～20
又は肉（g）		10～15	15	15～20
又は豆腐（g）		30～40	45	50～55
又は卵（個）		卵黄1～ 全卵1／3	全卵1／2	全卵1／2～ 2／3
又は乳製品（g）		50～70	80	100
歯の萌出の目安		乳歯が生え始める。	1歳前後で前歯が8本生えそろう。	離乳完了期の後半頃に奥歯（第一乳臼歯）が生え始める。
摂食機能の目安	口を閉じて取り込みや飲み込みが出来るようになる。	舌と上あごで潰していくことが出来るようになる。	歯ぐきで潰すことが出来るようになる。	歯を使うようになる。

図 9.3　離乳の進め方の目安
衛生面に十分に配慮して食べやすく調理したものを与える.
［厚生労働省，授乳・離乳の支援ガイド，p.34（2019）］

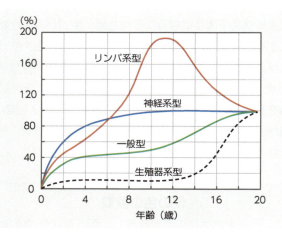

図 9.4　スキャモンの臓器別発育曲線
20歳の発育を100とした場合，それぞれの年齢での発育の程度を百分比で示している．リンパ系型：胸腺，リンパ節，扁桃腺など，神経系型：脳，脊髄，視覚器など，一般型：呼吸器，消化器，腎臓，心臓，脾臓，筋肉，骨格など，生殖器型：精巣，卵巣，精巣上体，子宮，前立腺など

b.　幼児期の食育

(1) 幼児期前期（1～2歳）　図9.4のスキャモンの臓器別発育曲線からわかるよ

「好き嫌い」の理由をみつめる：調理法の工夫

子どもの食の困りごとのなかで，好き嫌いを気にする保護者が多い．子どもが食べないときには，食べない理由に寄り添い調整するとよい．子どもが空腹であるか，その食材が食べ慣れたものか，料理の形態が食べる能力と合っているか，食事に集中できる環境であるか，といった子どもの様子に目を向けてみる．

たとえば，野菜の苦味や青臭さはヒトが本能的に食べることを避けるものであったり，繊維が多いものやかたいもの，また，水分が少なく口腔内でまとまりにくいものは咀嚼・嚥下機能が未熟な子どもにとっては食べにくいものとなったりする．そのため，子どもの食べる能力に見合った食べやすい調理法で料理を提供する．

食べやすい調理のポイントは，①かたさ，大きさ，凝集性*1の3つの要素を調整すること，②酸味，苦味など子どもが苦手な風味をやわらげることである．野菜，肉，魚などのかたいものや繊維の多いものは，やわらかく煮ることを基本にし，奥歯ですり潰しにくい葉野菜や肉・魚などは小さく切り，水分が少ないものはだし汁を足したり餡をかけたりして，口腔機能を助けることで食べやすくなる．酸味は柑橘類などから経験させ，少しずつ慣らしていく．ホウレンソウなどの苦味のある野菜にはうま味のあるかつお節，油揚げ，しらすなどの食品と合わせたり，ゴマ，醤油や味噌など香ばしい香りをもつ食品と合わせたりすることで野菜の味や風味が和らぎ食べやすくなる．ちょっとした工夫で，子どもが食べられるようになることで自信につながり，食べる意欲につながる．

家庭で保護者がおいしそうに食べる姿を見たり，保護者と子どもが食事を通してともに心地よく楽しい時間を過ごすことで，コミュニケーションの場となる．また，保育所や幼稚園での給食やお弁当の時間などで，大勢で食卓を囲む共食の機会を経験し，ほかの子の食べる様子を見ることで，子どもの食べる意欲を引き出す要素となる．好き嫌いの理由を見つめ，その子が自然と食べてみようと思う気持ちの育ちを，焦らずゆっくり待つことも食育の一つである．

(境田)

*1　食品のまとまりやすさ．

*2　本シリーズでは，身体構造の拡充を発育，心身機能の拡充，向上を発達とし，それらを合わせて成長としている．

うに，この時期に脳をはじめとした神経系型は成人期の6割近くに発達する*2．味覚や食の認知をする前頭連合野は「認知・実行機能」，「心の理論・社会性機能」，「情動・動機づけ機能」など多様な機能を持っており，子どもはこの時期に，特定の大人との間に情緒的な絆（愛着）を形成する．

1日3回の食事を身近な大人から与えられることで，空腹が満たされ，安心感

とともに食の記憶を蓄積する．また，保護者から離れることで不安を感じる傾向が強くなるが，姿が見えると安心して活動するようになる．この繰り返しによってさらに大人との絆が深まる時期である．

(2) 幼児期後期（3〜6歳）　食事や排泄，着替えなど，身の回りのことができるようになり，基本的な生活習慣の定着が重要な時期である．「早寝早起き朝ごはん」の習慣はこの時期から身に付けることが望ましい．

　自分の意見を主張できるようになり，食事も自立できるが，自我が芽生え始め，好き嫌いも増える．好き嫌いは生物にもともと備わっている感覚とされ，この時期の子どもは未知のものに対するネオフォビア（新奇性恐怖）があり，食べ慣れないものや初めて食べる物に抵抗を示す．なぜそういった反応となるのかを保護者とともに観察し，身近で信頼している大人などがおいしそうに食べることにより食への新奇性恐怖が和らぎ，勇気を出して食べたことを褒められる経験は自己肯定感を育てることにつながる．この時期をうまく乗り越えるためにも一人で食べる孤食や子どもだけの子食は避け，共食の環境を作ることが重要である．

(3) 食物アレルギーや栄養にかかわる疾患があるときの食生活の注意点　食物アレルギーや乳糖不耐症，代謝性疾患など，食や栄養にかかわる病気を持つ子どもは多い．この場合は必ず医療機関と相談をし，除去食対応だけでなく，少しずつ食べる経口免疫療法など，安全を確保しながら，成長に必要な栄養を摂り，食を楽しむことが望まれる．また，成長に伴って食べられる食品が増える場合があるため，特定の食材に恐怖心をもたないよう配慮が必要である．

C.　メディアリテラシー

　乳児，幼児はテレビやスマートフォンなど身近な情報機器を通しメディアと接する．こども家庭庁の令和5年度青少年のインターネット利用環境実態調査では，動画視聴やゲームを中心としたインターネットの利用は2歳で58.8%，6歳で80.9%と年齢が高くなるほど多かった．メディアの長時間利用は発達への影響が指摘されており，この時期は正しい生活習慣が身につくよう大人が調整する必要がある．

　近年，やせ志向の低年齢化が問題となっているが，幼児期のボディ・イメージにおけるやせ志向は，メディアや保護者との会話による影響が指摘されている．

　乳児期，幼児期は保護者の影響力が大きいため，保護者自身のリテラシーを高めることも重要である．保護者向けにはICTによるSNS相談，アレルギーチェックや健康管理アプリなどが開発されており，これらの活用によって保護者の不安軽減や日常生活の充実が期待できる．

ICT：information and communication technology，情報通信技術

五感を育て，食べたいもの，好きなものが増える嗜好学習

離乳期以降の幼児期は，食習慣や食嗜好の基礎が確立する時期である．子どもが食事を味わい楽しむようになるには，多くの食品に親しむことや，見て（視覚），嗅いで（嗅覚），噛んで（触覚・食感），音を感じ（聴覚），五味を味わう（味覚）など，五感（図9.5）を使っておいしさの発見を繰り返す経験が大切である．

また，その食べ物を食べたときに感じた印象が「快感情」にあったときに満足感を得て，次に同じ食べ物を進んで食べようとする．これを嗜好学習という（表9.4）．家族と野菜を育てる，一緒に料理を作る，食べ物の絵本を見る，食べ物について楽しく会話をする，など，日々の生活の楽しみとなるような体験をとおしておいしさを感じることで，食べ物の嗜好学習を重ね，食べたいもの，好きなものが増える．

日本では，だしのうま味を活用することで，料理の味をしっかりと引き立てながら食塩を抑えることができる．コンブ，かつお節，シイタケなどに含まれるアミノ酸や核酸から生じるうま味は，料理全体の風味を深め，コクを与える効果がある．うま味が味覚を刺激することで，少ない食塩でも満足感を得られ，おいしく感じることができる．子どものころからこのようなうま味を活かした和食を食べることで，自然な味わいを楽しむ習慣が身につき，薄味に慣れることができる．

北陸地方では，食品を保存するために食塩濃度が高い食品を摂取する文化が歴史的にある．冬の寒さが厳しく，古くから塩漬けや醤油漬けなど，

視覚	嗅覚	触覚	聴覚	味覚
色，形，鮮度	鼻で感じるアロマ，食べているときに感じるフレーバー	噛んだとき，食べているときの食感	噛んだ音，煮る，焼く，切る音	甘味，塩味，酸味，苦味，うま味

図9.5 五感で味わう

表9.4 食物の嗜好学習と嫌悪学習

嗜好学習	嫌悪学習
快感情 楽しく食べる，野菜の栽培経験，調理体験も影響	不快感 味だけでなく，不快な場面も影響
同じ食物を食べよう	その食物を避ける

保存性を高めるために食塩を多く使う調理法が発達し，現代まで受け継がれている．しかし近年では，健康志向の高まりとともに，食塩の摂取量を減らす動きが広がっている．

日本に先駆けて，イタリアのスローフード運動や，フランスではジャック・ピュイゼが考案した味覚教育が 1974 年に始まり，その後，国を挙げての食育が実施され（1989 年〜），味わうことを通じて健康的な食生活を促進することを提案している．フランスの味覚教育では，子どもたちに地域の食材や伝統的な料理を提供し，その味を体験することで，さまざまな食材や料理の味を楽しみ，味覚を育てることを重視している．

（濱口）

D. 教育・保育の場での乳児，幼児への食育

乳児，幼児の通う教育・保育の場には，保育所（園），幼稚園，認定こども園，地域型保育がある．このうち，保育所，認定こども園，地域型保育では給食の提供が義務づけられている．「保育所における食育に関する指針」（2004）では食育を保育の一環として位置づけ，目標の実現に向け，期待する具体的な育ちの姿として次の5つの子ども像を掲げている．①お腹がすくリズムのもてる子ども，②食べたいもの，好きなものが増える子ども，③一緒に食べたい人がいる子ども，④食事づくり，準備にかかわる子ども，⑤食べものを話題にする子ども，である．

この時期は食を通して正しい生活習慣を身につけ，食の興味を引き出すことが望まれるが，家庭の食事はさまざまであり，特に小魚をはじめとしたカルシウム源となる食材の摂取頻度が少ないことが指摘されている．また，日本型食生活や郷土料理などの食経験の差が生じることもある．そのため保育所などでの給食は，不足しがちな栄養素の摂取ができる機会であるとともに，多様な食品や行事食などを経験する場ともなる．具体的な食育の一つとして，農家や地域の多世代

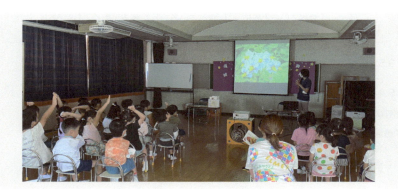

図 9.6　保育園での食育のようす
［時岡奈穂子］

図 9.7 家庭での食育につなげるおたよりの例

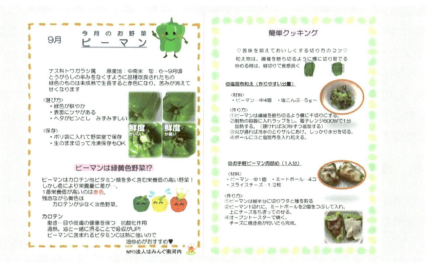

の団体との連携による畑やプランターでの収穫体験，関連絵本の読み聞かせや食教育などがある．たとえば，図9.6に示したのは，畑に咲いている花から何ができるかクイズに答えている様子で，園児が収穫した作物を図9.7のような簡単なレシピなどとともに持ち帰ることで家庭での食育も促している．食育を経験した園児は，食材の知識を通じて愛着をもつようになり，日ごろ食べない食材も食べるようになるなど変化が見られる．

乳児期，幼児期は年齢により発育・発達の差が大きいため，保育所などでは毎日の食事による生活リズムの定着と食べる楽しみの経験の積み重ねによって食育を行えるよう食育計画を作成する．また，食事に興味・関心をもてるように，献立作成や食事提供は管理栄養士・栄養士や調理師，保育士などの多職種連携によって作成されることが望ましい．

9.3 学童期

食育という考え方が導入され，特に学童期の学校教育として重要視されることになったのは，この時期までの食生活が，成人期・高齢期の食生活の基盤となる食習慣の形成に大きく影響し，疾患予防に大きくかかわるからである．

A. 学童期の特徴

小学校1～6年生の時期を学童期という．心身の成長は，幼児期に比べて穏やかになる．学童期前半では，1年間に身長，体重ともに一定の増加がみられ，身長が伸びる時期と体重増加の時期が交互に現れる．しかし，学童期後半から思春

期にかけて，幼児期に次ぐ身体発育の急進期となり，第二次性徴といわれている（9.4節参照）．女子は9～11歳ごろに成長のピークを迎え，男子では，11～13歳ごろピークとなる．第二次性徴は，成長の時期やスピードなど個人差が大きい．

　成長期にある子どもにとって，健全な食生活は健康な心身を育むために欠かせないものであり，将来の食習慣の形成に大きな影響を及ぼすものである．学童期にある子どもへの食育は，生涯にわたって健やかに生きるための基礎を培うために重要である．

B.　食生活の変化

　学童期になると生活活動範囲は，家庭から学校社会へと広がる．それに伴い，保護者から与えられていた食事は，自己選択の機会が増える食事となる．さらに，習い事や塾，受験勉強など多忙な生活を送るようになると，家族と一緒の食事時間が減り，就寝時間が遅くなったり，朝食を抜いたりと，生活や食事時間のリズムが不規則になりがちな時期に入る．

(1) 学童期の睡眠時間　　就寝時刻は遅くなり（図9.8），平均睡眠時間は1989（昭和64，平成元）年には約9時間28分であったが，2004（平成16）年には約9時間に減少している．学童期の子どもの睡眠時間は約30年間減少傾向にある．学年が上がるにつれて睡眠時間が短くなる傾向がみられ，このような変化は，塾通い，課外活動，ゲームやスマホなどデジタル機器の使用などが影響していると考えられる．

C.　学童期の食育のポイント

　子どもに対する食育の第一義的な役割は家庭教育にあるが，学校教育においても学習指導要領に「学校における食育の推進」を明記して，栄養教諭を中核とした積極的な取り組みが展開されている．現在，食育として展開されているものの多くは，2005（平成17）年施行の「食育基本法」に基づき学童期を対象とした栄養教

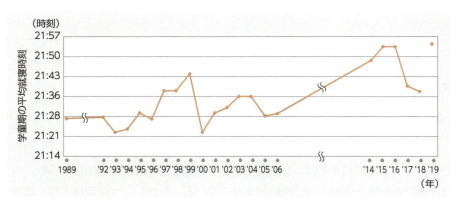

図9.8　学童期の平均就寝時刻の推移
2019年は選択肢に変更が加えられているため，前年度との単純比較はできない．
[学研教育総合研究所，白書シリーズWeb版，小学生白書30年史（1989～2019年）]

諭によるものである．

　子どもたちには，栄養や食事のとり方などについて，正しい基礎知識に基づいて自ら判断し，食生活をコントロールしていく食の自己管理能力を身に付けることが必要となってきている．食品の品質や安全性についても，正しい知識・情報に基づいて自ら判断できる能力が必要である．そのためには，成長期の特徴や食事の重要性を保護者が認識，理解することが重要である．学童期は，成長に伴い理解力が高まるため，発育段階に応じた健康的に生活するための食生活を理解させることが大切である．知識のみでなく，家族と一緒に食事をしたり，食事の準備や後片付けの手伝いをしたりと，日々の食生活の中で学ぶことは，実践力を培うことへとつながる．

　また，保護者は子どもの成長に合わせ，将来独立して生活でき，また，家族を作って生活していくための家庭教育として食育を行い，学校教育での食育，地域活動としての食育などと連携し，一体となって食育に取り組むことが望ましい．地域の伝統的な食文化や食生活に触れ，次世代に継承していくことも求められている．学童期だけでなく，その後のライフステージに応じて切れ目なく食育を行い，社会の一員として食に関する適切な判断力と実践力を育むことが期待される（図9.9）．

a. メディアリテラシー

　2017（平成29）年改訂の小学校学習指導要領では，初等中等教育でICT教育が強化され，学校ネットワーク（校内LAN），1人1台のタブレット端末の配布，緊急時における家庭でのオンライン学習環境整備に加え，ソフトの充実と指導体制の

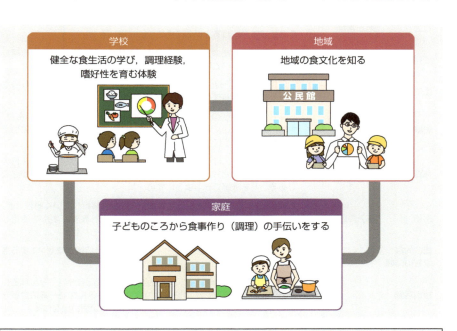

図9.9　家庭，学校，地域の取り組みの連携

強化が進められた．これにより，子ども達のメディアリテラシーは大きな課題となっている．学校教育における指導として，①信頼できる情報源かを見極める，②自分の名前や住所などの個人情報をむやみに公開しない，③他人の写真や動画を勝手に使わない，他人を傷つけるような投稿をしない，④健康に悪影響を及ぼさないように適度な時間を守って利用する，⑤利用中に困ったことが起きたらすぐに大人に相談する，の5つのポイントが挙げられている．

　食育の視点では，メディア，ネットによる食情報を鵜呑みにせず，栄養成分表示やアレルギー表示，食品群，食事バランスガイドを参考に自身の食について考える教育の時間が必要である．学童期から食情報を客観的，主体的に判断し，望ましい食品選択や食事ができるようになる食育が望まれる．

D.　学校教育と食育

　小学校における食育（学校では「食に関する指導」という）は，学校給食を生きた教材として活用しつつ，給食時間はもとより，各教科や総合的な学習の時間，特別活動など学校の教育活動全体を通して行われている（表9.4）．食育の視点として「食事の重要性」「心身の健康」「食品を選択する能力」「感謝の心」「社会性」「食文化」が挙げられており，摂取する食品を色で分ける三色食品群などを用いた教材などがある（図9.10）．

表9.4　教科等における食に関する指導の具体例

教科等	学年	例
社会	第5学年	野菜づくりの盛んな地域を取り上げ，生産技術の向上に着目して，野菜の生産にかかわる人々の工夫について調べる
理科	第6学年	消化，吸収された栄養が，血液の働きで体中に運ばれ，生命を維持していることについて理解できるようにする
生活	第1学年および第2学年	地域探検で出会った地域の人々との交流から野菜を育て，それらを使ったおすすめ料理を作り会食を楽しんだりする会を計画する
家庭	第5学年および第6学年	1食分の献立作成の方法について，献立を構成する要素として主食，主菜，副菜を扱い，これらの組合せで1食分の食事が構成されていることがわかるようにする
体育	第3学年および第4学年	健康の保持増進には1日の生活の仕方が深くかかわっており，1日の生活のリズムに合わせて，運動，食事，休養，睡眠をとることが必要であることを理解できるようにする
道徳	導入の段階	人間が誕生してから，母乳，離乳食，一般食に移行していく過程など，食べ物が生命の維持に深く関係していることを表すパネルを活用して，食生活や自他の生命の尊さについて関心をもたせる
総合的な学習の時間	第6学年	探究課題：地域の伝統野菜を守る農家の思いと伝統野菜をPRする活動
特別活動		遠足・集団宿泊的行事では，家族が作ってくれたお弁当，みんなで作る野外調理，修学旅行の宿泊先での食事など，みんなで一緒に食事をする場を通して人間的な触れ合いを深め，楽しい思い出を作る

A. 世界各地の食材や食文化が生きている給食　　B. 小学校で用いられる三色食品群

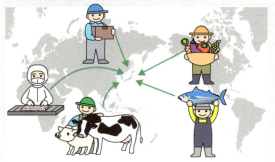
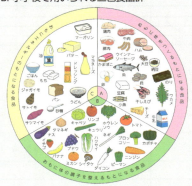

C. 高学年用食育教材

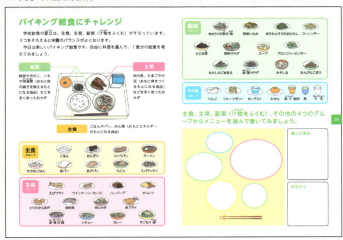

A：本書で示してきたような世界の国と地域にそれぞれの食文化や食生活，食材があり，農業，漁業，畜産業，加工業，運送業，調理の過程を経て給食が成り立っている．

B：小学校では三色食品群，中学校では6色食品群が用いられる．

C：指導者用に，食品の体内でのおもな働きによる3つのグループ（①おもにエネルギーのもとになるもの，②おもに体をつくるもとになるもの，③おもに体の調子を整えるもとになるもの）を組み合わせることで，栄養のバランスのよい食事になる．「主食，主菜，副菜（汁物を含む）」の3つがそろうことで①②③がそろい，栄養のバランスがとりやすくなることを理解させる．

図 9.10　給食や食育の視点と教材
[B：文部科学省（1952年　岡田正美提唱），C：文部科学省，小学生用食育教材たのしい食事つながる食育，高学年用 p.19-20（2016）]

　　学校全体で食に関する指導を組織的，計画的に推進するためにも各学校において食に関する指導の全体計画（表9.5，図9.11）が作成されている．

a. 学校給食は生きた教材

　適切な栄養摂取を図るため，学校給食は「学校給食実施基準」*に基づいて実施されている．学校給食は食に関する指導の「生きた」教材である．提供される食材を見ること，知ること，味わうこととともに，調理法や伝統料理，各国の料理など文化や食生活を感じることができる．成長に応じた栄養バランスのとれた望ましい食事量の基本を学び，食事マナーを身に付けるなどの実践的な学習の場でもある．

＊厚生労働省の公表する1日に摂取するのが望ましいとされる量である「日本人の食事摂取基準」をもとに，1/3量を基本とし，文部科学省が公表するもの．

表 9.5　食に関する指導の全体計画 2（小学校の例）

			4月	5月	6月	7月	8〜9月
	学校行事等		入学式	運動会		宿泊学習	
推進体制	進行管理			食育推進委員会		食育推進委員会	
	計画策定		計画策定				
教科・道徳等 総合的な学習の時間	社会		県の様子【4年】、世界の中の日本、日本の地形と気候【5年】	私たちの生活を支える飲料水【4年】、高地に住む人々の暮らし【5年】	地域にみられる販売の仕事【3年】ごみのしょりと再利用【4年】寒い土地のくらし【5年】日本の食糧生産の特色【5年】狩猟・採集や農耕の生活、古墳、大和政権【6年】	我が国の農家における食料生産【5年】	地域にみられる生産の仕事（農家）【3年】、我が国の水産業における食料生産【5年】
	理科			動物のからだのつくりと運動【4年】、植物の発芽と成長【5年】、動物のかただのは	どれくらい育ったかな【3年】、暑くなると【4年】、花から実へ【5年】、植物の	生き物のくらしと環境【6年】	実がたくさんできたよ【3年】
	生活		がっこうだいすき【1年】	たねをまこう【1年】、やさいをそだてよう【2年】			秋のくらし さつまいもをしゅうかくしよう【2年】
	家庭			おいしいたのしい調理の力【5年】	朝食から健康な1日の生活を【6年】		
	体育				毎日の生活と健康【3年】		
	他教科		たけのこぐん【2国：東書】ふきのとう【2国：光村】カレーライス【6国：光村】	茶つみ【3音】	おむすびころりん【1国：光村】ゆうすげむらの小さな旅館【3国：東書】	おおきなかぶ【1国：東書・光村】海のいのち【6国：東書】	
	道徳		自校の指導計画に照らし項目記入 たな田が変身【4年】	行ってみたいな【2年】野さい村の子どもたち【2年】温かいおまんじゅう【6	かぼちゃのつる【1年】食べ残されたえびになみだ【6年】	いただきます【3年】	ピーマンマンとよふかし大まおう【2年】いただきます【3年】
	総合的な学習の時間		米作りの秘密をさぐろう【5年】	地域の伝統野菜をPRしよう【6年】			
特別活動	学級活動 *食育教材活用		給食がはじまるよ*【1年】	元気のもと朝ごはん*【2年】、食べ物の栄養*【5年】	生活リズムを調べてみよう【3年】、よくかんで食べよう【4年】、朝食の大切さを知ろう【6年】	夏休みの朝ごはんメニューを考えよう【5・6年】	
	児童会活動		給食時間の放送 手洗いのよびかけ みじたくチェック		歯と口の健康週間発表・朝食調べ	残食調べ	
	学校行事		お花見給食・健康診断		全校集会		
	給食時間	給食指導	仲よく食べよう 給食のきまりを覚えよう 楽しい給食時間にしよう	楽しく食べよう 食事の環境について考えよう			食べ物を大切にしよう 感謝して食べよう 地場産物を知ろう
		食に関する指導	給食を知ろう 食事のマナーを身に付けよう 季節の食べ物について知ろう		望ましい朝ごはんについて考えよう 適切な水分補給の仕方を知ろう そしゃくの効果を知ろう		食べ物の名前を知ろう 食べ物の三つの働きを知ろう 地場産物のよさを知ろう
		地場産物を活用した指導	地元の食材を知ろう	旬の地場産物について	地場産物について	夏が旬の食材について	夏が旬の魚について
学校給食関連事項	月目標		準備や後片付けを上手にしよう	楽しく食事をとろう	よくかんで食べよう	暑さに負けない食事をしよう	いろいろな食べものを食べよう
	食文化の伝承		お花見献立	端午の節句		七夕献立・土用丑の日献立	お月見献立
	行事食		入学進級献立		歯と口の健康週間献立		バイキング給食
	食べる力	教材となる献立・料理	日本型食生活の日（週1回）たけのこ料理 山菜料理、カレーライス	野菜ソテー 高地で食べられている料理	朝食モデル献立、カミカミ献立、寒冷地で食べられている料理	かぶ料理、日本の農産物を活用した料理	さつまいも料理、ピーマン料理、日本の海産物を活用した料理
		旬の食材	しまあじ・まだい・ニジマス・あさり・ひじき・キャベツ・筍・にら・セロリー・かぶ・しいたけ・根みつば・八朔・日向夏・甘夏・美生柑	カレイ・いさき・あじ・あおりいか・かつお・山菜・グリンピース・キャベツ・たまねぎ・筍・アスパラガス・さやえんどう・空豆・新じゃがいも・プリンスメロン・美生柑	カレイ・いさき・かつお・あじ・たねぎ・アスパラガス・さやえんどう・スナップえんどう・新じゃがいも・にんにく・さくらんぼ・びわ・メロン・ブルーベリー・美生柑	まいわし・ぎんざけ・うなぎ・あゆ・あじ・いんげん・枝豆・おくら・きゅうり・トマト・なす・ゴーヤ・にんにく・ピーマン・メロン・すいか・ブルーベリー・もも	すずき・はも・するめいか・かぼちゃ・里いも・さつまいも・なす・しめじ・まいたけ・なし・栗・ぶどう（ピオーネ・マスカット・巨峰・甲斐路）・りんご（つがる）
	郷土愛	郷土料理献立	郷土料理の日（月1回）菜の花・根三つ葉・いちご	さやえんどう・スナップえんどう・グリンピース・アスパラガス・ブロッコリー	キャベツ・ブロッコリー・たまねぎ・きゅうり・いんげん・じゃがいも・キャベツ・とうもろこし・枝豆・ブルーベリー・もも	ピーマン・トマト・ミニトマト・なす・きゅうり・いんげん・じゃがいも・キャベツ・とうもろこし・枝豆・ブルーベリー・もも	ピーマン・なす・トマト・枝豆・きゅうり・とうもろこし・里いも・さつまいも・ほうれん草・大根・キャベツ・きのこ類・ぶどう・なし
		福島県の農産物					
	個別的な相談指導			すこやか教室		すこやか教室（面談）	
家庭・地域との連携			積極的な情報発信（自治体広報誌、ホームページ）、関係者評価の実施、公民館活動、地域ネットワーク等の活用				
			学校だより、食育だより、保健だよりの発行 ・朝食の大切さ・運動と栄養・食中毒予防・夏休みの食生活・食事の量				・地元の野菜の特色・地場産物の
			自分手帳の活用		給食試食会 朝食について見直そう週間運動	ごはんコンテスト 公民館親子料理教室	家庭教育学級

［文部科学省，食に関する指導の手引き（第2次改訂版），p.44（2019）をもとに福島県 HP 教育委員会健康教育課作成］

10月	11月	12月	1月	2月	3月
就学時健康診断	避難訓練				卒業式
食育推進委員会		食育推進委員会		食育推進委員会	
		評価実施	評価結果の分析	計画案作成	
			市の様子の移り変わり【3年】、長く続いた戦争と人々のくらし【6年】	日本のつながりの深い国々【6年】	
		水溶液の性質とはららき【6年】	物のあたたまりかた【4年】		
食べて元気！ご飯とみそ汁【5年】	まかせてね今日の食事【6年】				
	育ちゆく体とわたし【4年】		病気の予防【6年】		よりよく育つための生活【4年】
サラダで元気【1国：東書】、言葉の由来に関心をもとう【6国：東書】	くらしの中の和と洋【4国：東書】、和の文化を受けつぐ【5国：東書】	プロフェッショナルたち【6国：東書】	おばあちゃんにきいたよ【2国：東書】うなぎの謎を追って【4国：光村】	みらいへのつばさ（備蓄計画）【6算】食べ物・料理【5外】	うれしいひなまつり【1音】
国のちがいをこえて【4年】みかん出し【4年】お茶の心【6年】		命のおにぎり【6年】	大みそかの朝に【6年】	心にふく風【6年】	にんじんの飾り切り【3年】までいの牛【5年】
米を収穫しよう【5年】					
食べ物のひみつ【1年】、朝食と生活リズム【5年】	おやつの食べ方を考えてみよう＊【2年】、マナーのもつ意味＊【3年】、元気な体に必要な食事＊【4年】		食べ物の「旬」＊【2年】	しっかり食べよう3度の食事【3年】	
	生産者との交流給食・朝食調べ		学校給食週間の取組「調理員へのインタビュー」	うがい手洗いのよびかけ	残食調べ
	交流給食会		給食感謝の会		
	望ましい朝ごはんの内容を知ろう		給食の反省をしよう		
			1年間の給食を振り返ろう		
	望ましい朝ごはんについて考えよう　食生活について考えよう		食べ物に関心をもとう　食生活を見直そう　食べ物と健康について知ろう		
秋が旬の食材について	秋が旬の魚について	冬が旬の食材について	地域の産物の歴史	冬が旬の魚について	春が旬の食材について
規則正しい食事をしよう	地産地消のよさを知ろう	寒さに負けない食事をしよう	感謝して食べよう	食べ物と健康について考えよう	1年間の給食をふりかえろう
	地場産物活用献立	冬至献立	正月料理の献立	節分献立	桃の節句献立
目の愛護デー献立		クリスマス献立　セレクト給食	給食週間行事献立	非常食体験献立　卒業祝献立	
みそ汁（わが家のみそ汁）りっちゃんサラダ	朝食モデル献立、保存食（乾物）を使用した料理、和食献立	おむすび献立	生活習慣病を予防する献立、戦争時に食べられていた料理	諸外国料理（アメリカ・韓国）	ひなまつり献立
米・さんま・しろさけ・たちうお・かんぱち・さば・わかさぎ・するめいか・かぶ・かぼちゃ・さつまいも・里いも・しいたけ・しめじ・舞茸・なめこ・にんじん・柿・りんご（ふじ・千秋）新高	米・たら・かれい・しろさけ・さば・かんぱち・大根・大豆・かぶ・かぼちゃ・ごぼう・さつまいも・里いも・春菊・大根・にんじん・白菜・ブロッコリー・ほうれん草・れんこん・柿・早生みかん・ふじ	たら・はまち・ぶり・たい・さば・ひらめ・大豆・カリフラワー・水菜・ごぼう・小松菜・春菊・れんこん・せり・セロリ・ねぎ・大根・白菜・ブロッコリー・ほうれん草・みかん・ゆず・干し柿	かれい・たら・むろあじ・はまち・やりいか・水菜・小松菜・春菊・せり・大根・ねぎ・白菜・ブロッコリー・れんこん・かん・ぽんかん・伊予柑・スイートスプリング・いちご	ひらめ・にしん・あおあじ・はまち・水菜・春菊・せり・ねぎ・ブロッコリー・キャベツ・菜の花・いちご・ぽんかん・伊予柑・デコポン・せとか・八朔	さわら・まだい・かたくちいわし・ます・ぶり・キャベツ・せり・たまねぎ・菜の花・にら・せとか・デコポン・清見オレンジ・いちご
米・なす・ブロッコリー・里いも・キャベツ・春菊・ほうれん草・オータムポエム・水菜・大根・キャベツ・きのこ類・ぶどう・なし・りんご	米・大豆・白菜・ねぎ・大根・ほうれん草・春菊・キャベツ・水菜・にら・オータムポエム・ブロッコリー・ヤーコン・長いも・りんご・柿	大豆・白菜・ねぎ・大根・ほうれん草・春菊・水菜・にら・あさつき・ヤーコン・長いも・りんご・柿・いちご	白菜・ねぎ・大根・ほうれん草・春菊・水菜・にら・あさつき・ヤーコン・いちご・りんご・柿・いちご	ほうれん草・春菊・三つ葉・にら・水菜・大根・あさつき・ヤーコン・いちご	ほうれん草・春菊・三つ葉・にら・水菜・いちご
	すこやか教室　管理指導表提出	食物アレルギー調査集計		食物アレルギー個人面談	食物アレルギー個人カルテ作成
よさ・日本型食生活のよさ			・運動と栄養・バランスのとれた食生活・心の栄養		
就学時健康診断	地域学校保健委員会　講演会、朝食について見直そう週間運動				

9.3　学童期

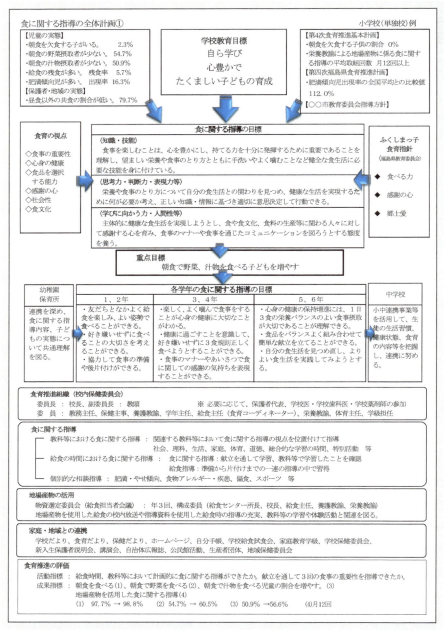

図 9.11 食に関する指導の全体計画 1（小学校の例）
［文部科学省，食に関する指導の手引き（第 2 次改訂版），p.42（2019）をもとに福島県 HP 教育委員会健康教育課作成］

今ではバイキング給食やセレクト給食なども実施され，提供方法を工夫することで，食事の楽しさを体験させると同時に，自分にとっての適正なエネルギーや栄養素量，食品や料理の組み合わせなどの理解を深めるための教育にも活かされている（図9.12）.

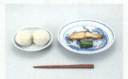
【1889（明治22）年】
おにぎり
塩鮭
菜の漬け物

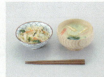
【1923（大正12）年】
五色ごはん
栄養みそ汁

【1942（昭和17）年】
すいとんのみそ汁

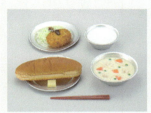
【1950（昭和25）年】
コッペパン
ミルク（脱脂粉乳）
ポタージュ
コロッケ，せんキャベツ
マーガリン

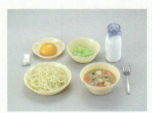
【1965（昭和40）年】
ソフトめんのカレーあんかけ
牛乳
甘酢あえ
くだもの（黄桃）
チーズ

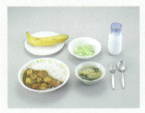
【1977（昭和52）年】
カレーライス
牛乳，塩もみ
くだもの（バナナ）
スープ

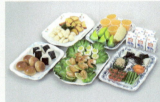
【1989（平成元）年：バイキング給食】
(1) おにぎり，小型パン
(2) 鶏の香味焼き，ゆで卵，えびのから揚げ
(3) にんじんのグラッセ，ほうれん草のピーナッツあえ，昆布とこんにゃくの煮物，プチトマト
(4) 粉ふきいも，さつまいものから揚げ
(5) くだもの（メロン，パイナップル）ゼリー，牛乳

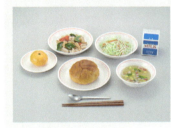
【2003（平成15）年】
米粉パン，牛乳
鶏肉とカシューナッツの炒め物
ツナとキャベツの冷菜
コーンスープ
くだもの（みかん）

図 9.12　学校給食の変遷
［独立行政法人日本スポーツ振興センター］

b. 学校教育としての食育の事例

食に関する指導にあたっては，学校教育全体として効果的に取り組むことが重要であり，栄養教諭などの専門性を生かすなど教師間が連携しながら，校内放送や掲示物（図9.13A）など，指導方法の創意・工夫（図9.13B）により教育効果の向上を図る必要がある．

c. 家庭や地域との交流

給食試食会や献立表・給食だよりの配布などを通して，学校給食や子どもの食生活に対する理解を深める教育活動を保護者にも伝え，理解と協力を求めている．家庭との連携では，食物アレルギーについての危機管理が重要となっている．保護者や全教職員，給食担当者への対応指針などが示され，対象児童を含めたクラスメイトへの指導なども行われている．また，地域における世代を超えた交流の機会を生かした交流給食は，高齢者や異年齢の子どもなどの参加で，地域の産物活用，郷土料理の提供などにより，食文化の伝承，地域の理解につながる

A. 掲示資料　　　　　　　　　　B. 低学年用ワークシート例

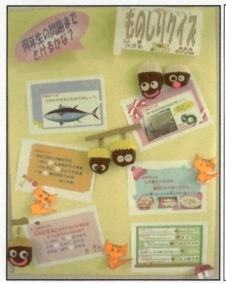
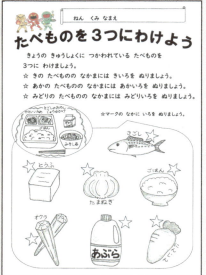

図 9.13　食に関する指導
[小野くに子]

教育ともなっている．

　行政や地域が主体となり，食育団体が夏休みに親子料理教室を開催したり，給食メニューコンクールを行ったり，給食の内容を広く地域住民に啓発するための学校給食展を企画するなどの活動を行っている．

d. 体験学習

　地域の農業生産者の協力を得て，学年に応じた野菜作りを行ったり，交流を図ったりする．児童が育てた野菜などの食材を給食に導入することで，給食を身近に感じ，嫌いだったものが食べられるようになる効果が期待されている．また，働くことの大変さも知ることができる．

　農林水産省では農林漁業体験を推進しており，「Let's! 和ごはんプロジェクト」などを通し，将来の食嗜好の骨格となる味覚が形成される子どものうちに和食の味や食べ方の体験の機会の増加を促し，和食文化の保護・継承につなげていく取り組みを実施する．和食につながりをもつ関係者が官民協働で，子どもたち・忙しい子育て世代に，身近・手軽に健康的な「和ごはん」を食べる機会を増やしてもらうことが目的である．

　近年，増えているセンター方式の学校給食でも，出前料理教室などを実施している．また，企業が体験学習として食育出前授業として提供することも増えており，「和食だし体験講座」や「健康食育プログラム」などの講座を展開し，子どもたちが自ら健康的な食生活を送れるよう支援しているところもある*．「和食だし体験講座」に参加後のアンケート調査結果によると，多くの子どもが講座を楽し

＊大阪ガスネットワーク株式会社．大阪ガス株式会社が開始した食育プログラムを 2022 年の分社化に伴い引き継いでいる．2019 年 2 月以降に講座を受講した近畿 2 府 4 県の小学 5・6 年生と保護者を対象として質問紙調査を実施．

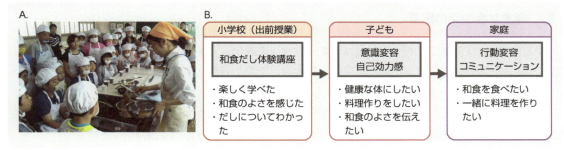

図9.14 「和食だし体験講座」の様子
自己効力感とは自分ならできるはずという気持ち．チャレンジ精神を高める．出前授業で楽しく学ぶことは，子どもの意識・行動に影響する．
[A：大阪ガスネットワーク株式会社，B：濵口郁枝]

んで受講していた．また，調理体験は子どもの自信につながり，家族と和食に関する話題や料理作りなどコミュニケーションが促進されていることが確認されている（図9.14）．

9.4 思春期

A. 思春期の食育

a. 思春期前期（13〜15歳ころ）の食生活の特徴

　思春期前期は第二次性徴などによって乳児期に次ぐ急激な発育現象（思春期スパート）が見られ，身体に大きな変化がある．成長に必要なカルシウムや鉄などの栄養素の不足が課題であるにもかかわらず，この時期に朝食の欠食が始まることが多い．原因としては，クラブ活動や塾通い，交友関係と行動範囲の拡大などによって，帰宅と就寝時間が遅くなることで起床が遅くなることが挙げられる．また，外食の増加によって家族との共食機会が減り，自由な食選択となり，バランスのよい食生活が崩れ，これまで身につけてきた「早寝，早起き，朝ごはん」といった生活習慣が乱れやすくなる．

b. 思春期後期（16〜18歳ころ）の食の特徴

　精神的には自我の確立の時期であり，学校や友人などの社会や家族との関係の中で自分を確立していく．理論的に思考し，意思決定を行うことができるようになる．受験勉強や友達付き合い，自身の身体的特徴（痩身，肥満）などに悩んだり，アルバイトやボランティア活動などで社会人との付き合いや組織としての活動に組み込まれ，ストレスを感じたりする時期でもある．身体的には男女差が大きく分かれる時期であるとともに，筋肉量や骨量のピークへの準備段階であり，この時期までに正しい生活習慣を身につけておくことによって，成人期を通じ高齢期以降にも身体機能の維持や生活習慣病の予防効果が期待されている．

B. 健全な食生活の定着

　思春期以降の食生活は，親子のコミュニケーションの変化，アルバイトや部活動など社会行動の増加に伴う不規則な生活，昼食などで食の外部化率が高まるなどの影響により，食べ物を自ら選び準備する，自己管理へと変化する時期である．自らの嗜好に偏った食事内容や，誤った情報による不適切な食生活にならないよう，知識と技術を身につける必要があり，食生活の自立に向けての支援が大切である．

　取り組みの例として，地域住民が開催する子ども食堂(p.218参照)での，高校生が授業の一環で育てた農作物の寄付を受け，調理し，提供している活動を紹介する．食事をした子どもたちはお礼を書いたメッセージカードを作り，高校生に送るなどの交流が行われている（図9.15）．この取り組みでは，子ども食堂が高校生の授業時間外の開催であるため，農作物やカードを介した間接的な世代間交流となっている．この活動で思春期に大きく発達する向社会性（他者の利益となるような行動をとる自発性）が刺激され，高校生の農産物への理解が深まるとともに，その食行動にも良好な影響を与えている．思春期は，心身の変化が大きく，また，他

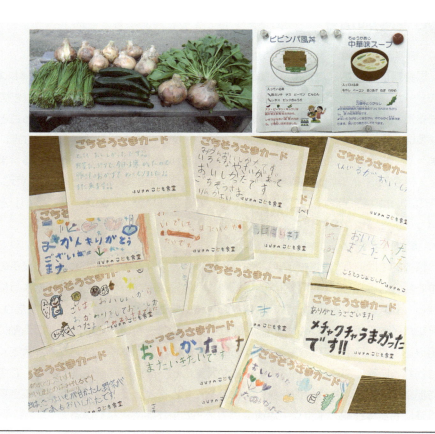

図9.15　高校生が育てた食材を子ども食堂で調理し，食べた子どもたちからのメッセージを受け取る世代間交流の例

[時岡奈穂子]

者とのコミュニケーションの内容や方法にも変化が見られる．思春期以前の大人による他律的な生活習慣から，健康意識をもった自己管理に移行できるよう，工夫した食育が展開されている．

C. こころの発達と食生活

(1) メディアリテラシー　思春期はメディアを情報の取得のみではなく，自らの情報発信の場として活用する者が増える．また，他者とのコミュニケーションにSNSを不可欠と位置づける者も多く，メディアの影響を大きく受ける時期である．思春期の特徴として社会行動が増えるため他者からの承認の欲求が強くなる．見た目の良さや豪華さ，意外性などのある「映える食」や，外見や身体的特徴に大きくこだわるルッキズムの影響を受けたやせるための小食や欠食をSNSで発信し，他者承認を満たす行動は，マズロー（1908〜1970）の5段階の欲求の承認欲求にあたる「称賛される食行動」が誤った認識のもとで行われている例といえる（図9.16）．本来マズローの5段階の欲求は高次の欲求を満たすほど自己に対する保健行動が前向きとなる．充実した未来を過ごすためにも，心身の成長に伴い精神的な不安や動揺が起こりやすい思春期においては，健康的な食行動を習慣化できるよう，正しい情報の理解や取捨選択の能力を高める必要がある．

(2) 摂食障害　思春期は他者と自分の関係を見直し，自己を確立していく時期である反面，社会的な影響を受けやすい．SNSやマスメディアなどのダイエット情報，友人との会話をきっかけとしたやせ志向が出現し，極端なやせ志向や肥満に対する嫌悪による食事制限などを示す思春期やせ症，異常な摂食行動をとる摂食障害を発症する場合もある．神経性やせ症の場合は極端な食事制限と高度のやせが特徴であり，死亡率が6〜20％ともなるため，早期の治療が重要である．

(3) セルフエフィカシー（自己効力感）と食行動　セルフエフィカシーは自己効力感ともいう．これから行う行動がうまくできるという判断を行うことをさし，

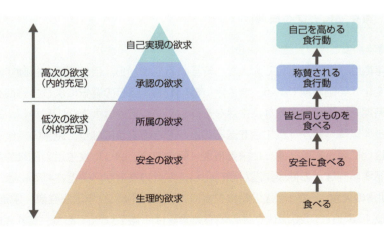

図9.16　マズローの5段階の欲求と食行動

「自信」と言い換えることもできる．思春期の問題行動は，セルフエフィカシーが十分な水準にないために起こると考えられている．食行動との関連も示唆されており，思春期の適正体重の維持と生活習慣および自己効力感の関係を調査した研究では自己効力感の高い人は，食，運動，休養の生活習慣の得点が高かった．

　食行動との関係では，具体的な食教育により「朝食を毎日食べる」や「栄養のバランスを考えて食べる」などの健康的な食行動へのセルフエフィカシーが高まり，実際に行動できるようになることがわかっている．セルフエフィカシーは，自分自身の成功体験，自分以外の人の成功を観察した経験（代理経験），言語説得，ドキドキやワクワクといった生理的・情動的状態による実践的なアプローチによって高めることができる．食育の場においては，家庭での手伝いやクラブ活動，授業などでの調理や食の提供を通して家族や友人などから「おいしい」「ありがとう」といった肯定的な評価を得る経験が自信につながる．多感な思春期において健康的な食行動を実践し，食生活として定着するためには，知識や技術の習得だけではなく，実践とコミュニケーションによって楽しみながらセルフエフィカシーを高めていくことが有効である．

9.5 ｜青年期

　青年期（15～24歳くらい）は，体力，気力ともに最も活力がある時期である．そのため，学業や就業，趣味など生活全般が充実し，健康への意識や関心が低い世代でもある．しかし，ここでいったんよくない食習慣が身についてしまうと，これを壮年期，高齢期に改めることには困難が伴う．生活習慣病の予防や健康寿命を延ばすために，この時期の食生活が重要であることを自覚し，自身の食生活を振り返る習慣を身につけるよう勧める．

A.　青年期における食育

a.　青年期における食生活の課題

　青年期は，子どもとして大人から守られる立場から，自ら判断し行動する立場へと変化する過渡期である．食生活においても，自らの選択により食習慣を確立する時期であり，健康的な食生活を志向していく意義は大きい．しかし，高度経済成長期以降，豊かな食生活を送ることができるようになり，飽食の時代といわれる現代に至っては，偏った栄養摂取，朝食欠食といった食生活の乱れや痩身傾向，肥満傾向などの健康課題が顕在化し，食育の推進が必要とされている．

(1)朝食の欠食　　20歳代の朝食欠食について，「平成29年国民健康・栄養調査」（2018）によると，20歳代女性の朝食欠食率は平均23.6％であり，約4人に1人

が朝食を欠食している．現在でも20歳代から30歳代の若い世代における朝食欠食の割合は依然として高い．次世代に食育をつなぐ重要な担い手であるこの世代が，食に対する理解や関心を深められるよう，食育に取り組むことが重要である．このため，第4次食育推進基本計画（2021（令和3）〜2025（令和7）年）では，計画作成時の2020（令和2）年に21.5%であった朝食欠食率を，2025（令和7）年までに15%以下にすることを目標としている．

若い世代が朝食を欠食する理由として，「時間がないこと」や「経済的（食費）に余裕がないこと」などが挙げられているが，青年期においても継続的な調理体験をすることで，調理技術の向上につながりスムーズに朝食を準備できるようになる．

兵庫県では，朝ごはんから若い世代（大学生，20〜30歳代）の健康づくりを応援する取り組みを実施している．若い世代が「やってみようかな」，「これならできるかも」と食生活改善に向けた行動変容につながるよう，リーフレットを作成し，朝食を食べる習慣がない人へ簡単な朝食デビューを提案している（図9.17）．

(2) やせ志向　国民健康・栄養調査では，20歳代女性の「やせ」（BMI 18.5未満）の者の割合は約20%であり，全世代の平均値より高くこの10年間では有意な増減はない（図9.18）．やせは，排卵障害（月経不順）や女性ホルモンの分泌低下，骨量減少と関連することが報告されている．また，妊娠前にやせであった女性は，標準的な体型の女性と比べて低出生体重児*を出産するリスクが高いことが報告されている．また，胎内で低栄養状態の低出生体重などは，成人期に2型糖尿病，冠動脈疾患などを発症するリスクが高まり，生涯にわたる悪影響をもたらす可能性があることが指摘されている．これらを踏まえ，次世代の健康を育むという観点からも，健康日本21（第三次）では，2032（令和14）年度には若年女性のやせの割合を15%に減少させることを目標としている．

「若い女性のやせ過ぎ問題」に関して，厚生労働省では「働く女性の心とからだの応援サイト」を開設し，「『もっとやせたい！』と思うあなたへ　やせすぎの影響

*出生時の体重が2,500g未満の児

図9.17　兵庫県，朝ごはんから若い世代（大学生，20〜30代）の健康づくりを応援
［兵庫県HP，リーフレット］

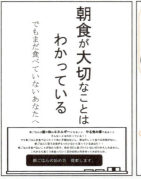 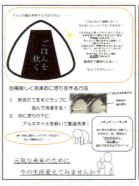 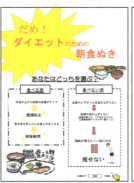 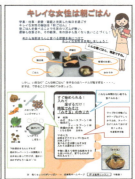

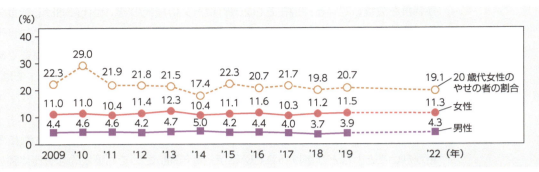

図9.18 やせの者の割合の年次推移（20歳以上）
やせ（BMI < 18.5 kg/m²）
[厚生労働省，国民健康・栄養調査（令和4年）結果の概要]

を知りましょう」などのwebを活用した展開で啓発活動が続けられている．

b. メディアリテラシー

若い世代のメディアリテラシー教育の目標は情報化社会で自立して食行動を行う基盤を築くことである．食に関する多くの情報がメディアを通じて提供され，動画やマンガなどで青年期が興味をもつよう工夫されたダイエット情報，食品の健康効果などが挙げられる．メディアリテラシーがあれば，信頼性のある情報を見分け，誤情報や健康に悪影響を与える可能性のある広告を識別することができる．以下に特に注意すべき点をまとめた．

①**食品広告の影響理解**：食品の広告やプロモーションは，消費者の食習慣に大きな影響を与えることがある．特に青年期は広告の影響を受けやすい．広告の意図を理解し，マーケティング戦略に左右されずに選択する力が必要である．

②**デジタル・フットプリント*と食習慣**：オンライン上での情報共有は，デジタル・フットプリントとして残り，将来的に影響を及ぼす可能性がある．ソーシャルメディアから得られる食生活の情報共有が一般的になっている現代において，自分の食生活や食に関する情報がどのようにオンラインで公開されるかを意識する必要がある．

③**健康情報の評価**：健康に関する情報について，信頼できる情報源を見つける能力があれば，正しい食事法や栄養知識を得ることができる．

*インターネットを利用した際にオンライン上に残る記録．投稿やチャットのやり取り，検索履歴など．

B. 食事を自分で作る，選ぶ，味わう学習

a. 食事を自分で作る調理学習

近年，調理済み食品やそう菜，弁当などを購入して家庭で食べる中食などを利用する機会が増加し，食の外部化，簡便化が高まった．それに伴い，家庭における調理行動が減少している．大学生の食行動に関する2007（平成19）年の調査では，食事作りに携わろうという意識をもちながらも行動が伴っておらず，実家暮らしでは母親や家族が日常の食事作りをおもに担当することが多かった．さらに食の外部化が進展した現在では，子どものころから家庭で食事作りを手伝う頻度

表9.6 新型コロナウイルス感染症の拡大による若い世代の食生活の変化

数値は「増えた・広がった」と回答した人の割合，若い世代：441人，全世代：2,395人
［農林水産省，令和2年度食育に関する意識調査］

若い世代で「増えた・広がった」と回答した人が多かった項目	若い世代 （20～30歳代）	全世代 （20歳以上）
自宅で食事を食べる回数	54.4%	35.5%
自宅で料理を作る回数	39.5%	26.5%
家族と食事を食べる回数	29.3%	20.0%
通販（オンライン）を利用した食品購入	20.0%	12.8%
食に関する情報の入手	19.0%	12.9%
おいしさや楽しさなど食を通じた精神的な豊かさ	12.7%	7.4%
オンラインを利用して家族や友人と食事を共にすること	7.9%	2.8%

が減少していることが推察される．このように食事作りに携わらず調理技術の水準が低下すると，自宅で食事を作る機会が減少し，さらに食の外部化を促進する要因となる．

2020（令和2）年以降の新型コロナウイルス感染症の流行は，私たちの日常生活に大きな影響を及ぼした．農林水産省が2020（令和2）年12月に行った「食育に関する意識調査」の結果では，新型コロナウイルス感染症の拡大で，特に若い世代（20～30歳代）の食生活に変化がみられた（表9.6）.

一方，コロナ禍による外出の自粛期間*には，シェアリングエコノミー型の宅配サービスによる中食利用が増加した．コロナ禍以降も外食産業，観光業，宿泊業などにおける食事提供の仕方に影響が残っている．

*だいたい感染症法で第5類に移行した2023（令和5）年5月ごろまで

このような国家的緊急事態に遭遇した場合においても健全な食生活を実践するためには，調理技術を習得し，自分で作った料理はおいしいと感じる経験を積むことが必要である．調理技術を向上させることは，内食を作る機会を増加させ，食の自立のための基礎的能力を獲得する重要な取り組みである．

b. 弁当作り

青年期は，それまで家族に任せていた弁当作りに積極的にかかわることで，自身の適量の食事を身に付けることが期待される．

（1）「3・1・2弁当箱法」 栄養バランスのよい弁当を簡単に作るための方法として，NPO法人食生態学実践フォーラムが考案した「3・1・2弁当箱法」がある（図9.19）．炭水化物，タンパク質，ビタミンやミネラルなど，必要な栄養素をバランスよく摂取することができるよう工夫されている．

（2）弁当作りにより得られるスキル 青年期は自立の時期であり，自分の食事を自分で管理する能力が求められる．弁当作りを通じて，適切な食事量と栄養バランスを把握することで，食の自己管理能力が向上する．また，多様な食材を使用し，調理法や調味法が重ならないようにすることで，栄養と味の両面でバランスの取れた弁当を作ることができる．さらに，彩りや季節感を意識した弁当作りを通じて，食事の楽しみ方を発見することができる．これらにより食材の選択肢

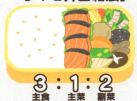

図 9.19 「3・1・2 弁当箱法」
[NPO 法人食生態学実践フォーラム]

や調理法に対する理解が深まる．加えて，食料自給率の高い食材を選ぶことで環境保全や持続可能な食生活に貢献する意識を育むことができる．この意識を青年期に育てることは，将来的に地球環境に配慮した生活を送るための大切なステップとなるだけでなく，これらのスキルが以降の自身のライフステージにおいても，また家族の食生活を管理したり，食育する立場となっても役立つものである．

c. 成人してからの味覚と食生活

官能評価分析の順位法に基づく「利味能力テスト」を用いて，短期大学生の味覚能力を検査した研究では，年度により人数に偏りはあるが，約40年の間に味覚能力が低下していることがうかがえる（表9.7）．また，味覚能力が高い者の割合が減少していた．さらに，味覚能力高群は，低群に比べ，食事作りを実行する，味わいを重視する，外食や中食を摂らないようにしていた．

この検査の後に，味覚検査結果と食生活との関連を説明し，調理学習をとおして味見の練習を経験した3か月後には，味覚検査の得点が上昇した．また，得点が上昇した者は，外食や中食を抑制する程度や，食事バランスをよくしようとする意識の程度が上昇した．つまり，自分の味覚能力を把握し，その後，五感を働かせて味見の訓練をすることで成人になってからも味覚能力が向上させることができる．現在は，この調査から15年以上が経過し食環境がさらに変化しているが，自身の食事内容を振り返り，料理作りや味わうことを心がけることは常に重要である．

d. おいしく味わうために味覚を管理する

健康に配慮した食べ物をおいしく食べるには視覚，嗅覚，触覚，聴覚，味覚の

表 9.7 短期大学生の味覚検査結果
データ1：1970～1990 年（2957 人），データ2：1991・1996 年（351 人），データ3：2006～2008 年（153 人）．利味能力テストの詳細は，濵口郁枝『新版トータルクッキング第2版』p.14，講談社（2024）参照．

	うま味			甘味			酸味			塩味		
データ	1	2	3	1	2	3	1	2	3	1	2	3
味覚能力低群（%）	40	50	62	66	73	80	45	57	76	53	53	75
味覚能力高群（%）	60	50	38	34	27	20	55	43	24	49	47	25

図 9.20 味を感じる仕組み

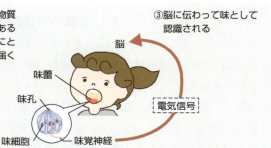

五感のいずれもが大切であるが，生活の質（QOL）の向上を目指すために，普段何気なく食べたり飲んだりしている食生活の中で，"味わう"ことを見直してみたい．

ヒトにとって必要な微量元素の一つである亜鉛（Zn）は，味細胞の新生にかかわる．亜鉛不足が長期化すると，味細胞の再生が難しくなり，味を感じない，あるいは異常な味がするなどの味覚障害が引き起こされる（図9.20）．味覚障害の原因は多岐にわたっているが，そのなかで，食事からの亜鉛摂取量の不足が原因と考えられる味覚障害は，全体の約3割を占めている．

その原因は，ファストフード，加工食品，コンビニ弁当，インスタント食品などでは亜鉛の含有量が少ないことや，若い女性の過度なダイエットなど，日常の食事が偏ることで亜鉛不足になると考えられている．

外食や中食は，万人に好まれるように，また，アルコール提供店では飲酒量を

味覚能力を向上させて食べ物をおいしく味わうために，自分の食生活を確認しよう

□ 食事作りについて積極的に考える（本を見たり，作り方を人に聞くなど）
□ 家庭で食事作りを手伝う，または担当している
□ 料理の温度，盛り付け方などおいしさに影響することに気を配っている
□ 料理や素材などで季節感（旬）を感じる
□ いろいろな食べ物の味に興味がある
□ 家族や友人と味付けの会話をする
□ 料理は，好みの味付けより，健康によい味付け（薄味）にしている
□ 薄味をおいしく感じる
□ 濃い味のものを食べないようにする，または味を薄く整えてから食べる
□ 調味料を使用するときは，味見をしながら少しずつ調味する
□ 外食の回数は少ない（家庭で手作りの料理を食べるようにしている）
□ 市販の中食（できあがった惣菜や弁当）を利用しないようにしている
□ ファストフードを食べないようにしている
□ バランスのよい食事を摂るようにしている

★チェックした項目が少ない人は，増えるように心がけましょう．

［濵口郁枝．新版 トータルクッキング 第2版（濵口郁枝ほか編著），p.15．講談社（2024）より改変］

だしを味わう体験

　コンブ（グルタミン酸ナトリウム）やかつお節（イノシン酸ナトリウム）で取っただしのうま味の強さは，合わせると味の相乗効果により，単独より7～8倍以上となる．

①コンブ，かつお節は，それぞれ必要なだし汁の分量の2%を用意する（図9.21）．紙コップ3オンス（90 mL）を使用する場合，だし汁をとるための水の分量は，15 mL×人数分×1.3（蒸発量として30%増し）．

②コンブは30分水に浸してから火にかけ，沸騰直前に取り出す．

③かつお節は，沸騰した湯に入れ再び沸騰したら火を止め10秒後に濾す．このときに絶対に絞らない（絞り汁は，えぐ味や苦味などの雑味を含む）．

④コンブのだし汁，かつお節のだし汁を紙コップに入れて別々に味わう．飲み干さずに残しておく．

⑤両方のだし汁を片方に合わせ（合わせだし），相乗効果を味わう．

⑥食塩をごく少々ずつ入れ，好みの塩味のところで塩分濃度計で測定する．

　ヒトの体液の塩分濃度は約0.9%であり，一般的にこれに近い塩分濃度が心地よいと感じられることが多い．和食の汁物は，塩分濃度が0.6～0.8%に調整されている．なお，コンブやかつお節などの海産物には塩分が含まれているため，だしは味見してから調味することが重要である．③で絞っただし汁も味わってみるとよい．

（濱口）

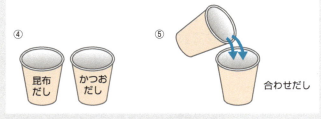

図9.21　単独のだしと合わせだしの相乗効果

促すよう濃い味つけで作られる．つまりこれらの利用が多いと，砂糖や食塩が多い食事になる．甘味や塩味の濃い食べ物を摂り続けることは，生活習慣病のリスクを高めることにつながる．和食がユネスコ無形文化遺産に登録されたこともあり，「だし」が再注目されている．もともと食塩を控えた食事を必要とする高血圧症の人のために，減塩でもおいしく味わう食事としてだしを使った食事が提供されてきたものである．食生活を見直し，食材のもち味を生かしてうま味のある薄味に調味することができるよう，味覚能力を備えていることが望ましい．

9.6 壮年期

壮年とは，血気盛んで働き盛りの年ごろであるが，その定義における年齢区分は国や市町村行政でも定まってはいない．ここでは20歳代前半までの青年期に続く，おおよそ20歳代後半から高齢期に至る前の64歳までを壮年期とした．なお，45〜65歳くらいを中年期ということもある．

A. 壮年期における食育

a. 壮年期前半（20歳代後半〜30歳代）における特性

青年期では，進学，就職などにより一人暮らしや社会とのかかわりが強くなる．壮年期前半にあたる20歳代後半〜30歳代では，結婚，妊娠・出産，子育てなど，ライフイベントに伴う大きな生活の変化によって，新たなライフスタイルを構築する．ライフコースによっては自身が子育てをしなくても，保育や学校教育の場で教職員などの立場として乳児，幼児，児童などとかかわることもある．この世代の健康課題としては，おもに将来の骨量減少や低出生体重児出産のリスクなどとの関連が示される若年女性のやせ，将来の生活習慣病などを誘発する30歳代以降の男性の肥満の問題が挙げられ，まずはその改善が食育の目標といえる．

壮年期における食育で特徴的なのは，その全般において自身の「立場」が食育の「受け手」であると同時に「担い手」にもなり得ることである．特に次世代の健康を見据えた食育という観点では，壮年期前半におけるその意義は大きい．この世代の大きな生活環境の変化により生じた自身の朝食欠食や外食・中食頻度の増加，栄養・食事バランスの偏りなど，食生活を含む不適切な生活習慣の継続が，養育する子どもの生活リズムをはじめとする望ましい生活習慣・食習慣確立への妨げとならないよう，早期の見直しが必要となる．たとえば，新入社員研修の場，25歳，30歳といった節目年齢時の健康診断結果に対応した事後指導，交代勤務などの特性に対応した食生活支援セミナー，また，地域での妊娠・出産・育児に向けた配偶者双方への準備教室，保育や学校教育の場から子どもとともに体験する食育活動などが見直しのきっかけとなりうる．

（1）知識としては知っているが，実践できない状況の改善　壮年期以前には家庭や学校教育の場など，多くの食育を受ける機会があると考えられ，知識の習得においてはある程度達成されている．たとえば壮年期前半の6割以上は「主食・主菜・副菜を組み合わせた食事」を1日2回以上食べることが「『ほとんど毎日』ではない」状況であるが，そのうちの大多数はそれらの組み合わせがバランスのよ

い食事になると知っている[*1]. 食育を系統的に受けてきた世代は知識としては理解しているものの, 具体的な行動や, それらに結びつくようなスキルの獲得も含めた実践が難しい状況がうかがえる.

(2) 働き方と食生活　　食育に関する意識調査[*2]では,「栄養バランスに配慮した食事を増やすために必要なこと」として全世代で「時間があること」,「手間がかからないこと」が高率で挙げられているが, 特に20〜39歳では時間があることは7割近くで最も高い. 就労も含めた生活時間のめまぐるしい変化と多忙な状況の中, 健康的な食生活を営むスキルがもともと不足しているこの年代自らが健全な食生活を実践し, かつ次世代へと伝えることをより可能にするには, 社会環境や食環境の整備による支援が必要といえる. 近年は「働き方改革」(2019 (平成31) 4月1日〜),「ワーク・ライフ・バランス」(2007 (平成19)年〜),「男女共同参画」(1999 (平成11)年)などの施策が進められ, 個人が人生の各段階における多様な働き方や, 家庭・地域生活における多様な生き方が実現できる社会を目指す方向性が示されている. いわゆる「健康無関心層」とされるこの世代の食生活スキルの獲得・向上が, 環境面の支援によってより可能となるように, 今後はそれらの実質的かつ着実な推進が望まれている.

(3) 子どもを通した双方向の食育　　これまで, 子どもが親・養育者とともに食事づくりや共食をすることの食育における重要性が検証されてきた. 共食が多い者は, 子どもでは健康に関する自己評価が高いことや心の健康状態がよいこと, 成人・高齢者でもストレスがなく健康感が高いことが示されている. また, 食生活面では健康的な食品の摂取や主食・主菜・副菜をそろえてバランスよく食事をしている, 多様な食品を摂取している, 乳幼児においては規則正しく食べることとの関連が示されている. また, 農林水産省の「若い世代の食事習慣に関する調査結果」[*3]によると,「現在の健全な食生活実践の心掛け」の程度別に「小学生の頃の食生活」についての回答を比較したものでは,「心掛けている」人ほど「1日3食決まった時間に食事をしていた」,「家族揃って食事をしていた」,「家族と一緒に食料品の買い物をしていた」,「食事中に家族と食事について話をした」といった,「家庭での食育」が高得点の傾向となっている. 壮年期前半の親が過去の経験から, また身近な人や職場, 地域 (行政・民間など), メディアなどで入手・獲得した食育を子どもに伝え, かつ, 子どもを通じて保育・教育の場からの自らが保護者の立場として食育を受けるという, 双方向の食育の機会がより充実する多様な働きかけは, 自身の今後や次世代の食育を担うことになる.

(4) 新しい生活様式の普及　　2020 (令和2)年以降, 新型コロナウイルス感染症の拡大による新しい生活様式の普及などに伴い, 食生活は個人・集団・地域社会などすべての環境において大きな変化をもたらしている. 第4次食育推進基本計画では,「デジタル化に対応した食育の推進」を重点事項として位置づけており,

*1　厚生労働省, 平成30年国民健康・栄養調査

*2　農林水産省, 令和3年(該当項目なし)を除く平成31年以降の毎年

*3　2019 (令和元)年11月実施. 18〜39歳の男女2,000人対象としたwebアンケートによる. ただし, 学生, 栄養や料理に関する専門教育を受けたことのある者を除く.

図9.22 デジタル食育ガイドブック
[農林水産省HP, デジタル食育ガイドブック, p.5 (2022)]

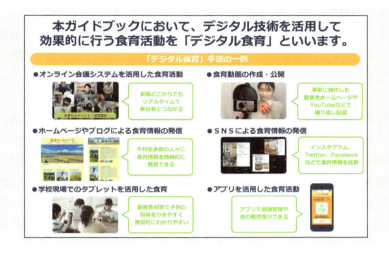

「デジタル食育ガイドブック」（図9.22）などにより情報発信の進め方を提示している．壮年期前期は食に関する情報源として，ほかの年代よりSNSなどの新たなソーシャルメディアの活用が多い[*1]．今後の多様な働きかけの一つとして，民間で行われている在宅時間を活用したオンライン親子料理教室などのデジタル食育活動を通じ，家庭をはじめとした食環境における適切な食情報の受発信がより可能となり，親子ともの適切な知識・スキル獲得と，共食の機会促進も期待される．同時に，親子での農林漁業体験など，食育で必須となる「五感を活かしたリアルな体験」の促進も期待される．また，このような機会を通じ，早期の段階で地域社会に目を向け，つながりを維持していくことは，高齢期以降の心身ともの健康・栄養状態を健やかに保つうえでも重要となる．

*1 農林水産省, 食育に関する意識調査報告書, 2021年3月

b. 壮年期後半における特性

40歳代以降の壮年期後半においては，加齢に伴う身体機能の低下とともに生活習慣病などへの注意が必要になる．その反面，仕事や家庭における役割や責任が増すことで，食育の「担い手」の立場は継続しつつも，自己の健康管理はさらに難しい状況となる．これらに対応した国の施策としては，40歳以降を対象とする「特定健康診査・特定保健指導制度」[*2]があり，これが「受け手」としての具体的かつ計画的・継続的な食育の根拠になる．続く高齢期をより健やかに迎えるため，セルフケア能力を高めることが壮年期の食育の目標のひとつであるが，将来的な健康・栄養課題としては，低栄養，サルコペニア（筋肉量の低下），ロコモティブシンドローム（運動器の機能低下），フレイル（虚弱）なども考えられる（9.7節参照）．それらに対し，特に50歳代以降はメタボリックシンドローム対策としてのエネルギー・体重コントロールのみならず，その後の筋肉量維持・増強も含めた身体活動量の増加とともに，より良質な栄養・食事バランスが実践できるように配慮

*2 高齢者の医療の確保に関する法律による

する必要がある.

　また，健康日本21（第三次）（2024（令和6）年4月1日～）の開始に伴い，「健康づくりのための睡眠ガイド2023」や「健康づくりのための身体活動・運動ガイド2023」が公表され，それぞれ，子ども，成人，高齢者の項目が設定されていることから，これらを踏まえた個々へのアプローチも重要である.

　さらに，適切な飲酒量・飲酒行動の判断のために「健康に配慮した飲酒に関するガイドライン」（2024（令和6）年2月）も公表された．壮年期後半（特に男性40歳代～60歳代，女性50歳代）は前半に比べて，「生活習慣病のリスクを高める量[*1]」の飲酒習慣者の割合が高いことから，今後，個別対応の充実とともに，「第2期アルコール健康障害推進基本計画」（厚生労働省2021年3月策定）に基づく，商品へのアルコールの度数（%）と量（g）の併記表示なども含めた食環境整備の推進も必要である.

*1　1日の平均純アルコール摂取量が男性40g以上，女性20g以上

c. メディアリテラシーとヘルスリテラシー

　壮年期は約40年間という長期にわたることや，その間の食育の「立場」も重なることから，年代ごとの心身や生活の状況に合わせた，自身による細やかな対応・実践が必要となる．そのためには，メディアリテラシーも含めた，ヘルスリテラシーの獲得・向上を目指した食育が重要となる．ヘルスリテラシーとは，健康情報を入手し，理解し，評価し，活用するための知識，意欲，能力で，日常生活におけるヘルスケア，疾病予防，ヘルスプロモーションについて判断したり意思決定をしたりして，生涯を通じて生活の質を維持・向上させるものである.

　日本人のヘルスリテラシーは国際的に低いとされ，最近の調査でも医療・健康に関する「情報の収集・判断」，「行動」，「デジタル活用」，「コミュニケーション」全般において他国より自己評価が低い傾向がみられる．その背景のひとつにメディア（テレビ，インターネットなど）から得た健康リスクの情報が信頼できるかを判断（評価）する能力，すなわちメディアリテラシーが低いことが挙げられている．さらに，それらを自分にとっての望ましい意思決定に活用する能力の不足もそもそもの課題とされており，現在，学校教育（小中高校の保健分野の学習指導要領など）では，意思決定のスキル獲得のための取り組みが進められている.

B.　企業・職場（職域）を中心とした食育活動

　壮年期では，「就業時間が週に60時間以上の者は，男女ともに肥満者の割合が高い傾向にある」[*2]など，生活時間の多くを占める就労と，健康・栄養状態とのかかわりは大きい．近年は雇用形態（正規，非正規），勤務形態（夜勤，交替，シフト）の多様化もさらに進み，厳しい経済状況のもと，職域では長時間（過重）労働や高ストレス者，メンタルヘルス対策，高年齢労働者の増加，育児・介護との両立など，多くの課題がある．同時に，それらに対応した栄養・食生活上の課題も，従

*2　厚生労働省，平成30年国民健康・栄養調査

来の疾病対策のみならず，時間栄養学，精神栄養学などの視点も含めて多様化している．

食育基本法が施行された2005（平成17）年4月にすでに中学生だった1991（平成3）年以前生まれの現在の社会人の多くは，学童期に学校教育としての食育（食に関する指導）をほとんど受けていない可能性が高く，かつ，これまでの自身の習慣行動を簡単に変容できないなど，壮年期における食育には困難が伴うが，それゆえに職域という場の特性を活かした系統的な食育が必要となる．

a. 職場における食育アプローチ

職場における食育として，特定健康診査・特定保健指導制度では，生活習慣上の課題を有する労働者個人を対象とした個々の健康状態の改善を目指すハイリスク対策が展開されている．2008（平成20）年の制度開始以降，労働安全衛生法による職場での健康診断のデータと連携を図ることで，医療保険者の電子的健康医療情報分析による，加入者の健康状態に即したより効果的・効率的な保健事業として，データヘルスが厚生労働省により促進されている．

一方，今後は事業者が，より積極的に職場における生活習慣上の課題の有無に関わらず労働者を集団と捉え，事業場全体の健康状態の改善を目指すポピュレーション対策を担うことや，高年齢労働者増加に対する，より早期の健康づくりを推進することが求められている（表9.8）．これらに対応し，国はトータルヘルスプロモーションプラン（THP，1988（昭和63）年策定）の改正をはじめとした職場の健康づくり関連の施策を進めている．

THP：total health promotion plan

また，近年の職域における施策の特徴的な理念の一つとして「健康経営」が挙げられる．これは，従業員の健康保持・増進の取り組みは将来的に収益性などを高める投資であるとの考えのもと，健康管理を経営的視点から戦略的に実践するという考え方である．経済産業省は2014（平成26）年度から上場企業を対象に「健康経営銘柄」を選定し，2016（平成28）年度からは「健康経営優良法人認定制度」を推進している．優良な健康経営に取り組む法人の「見える化」を図ることで社会

表 9.8　近年の職場の健康づくりに関連した国の動き
*1　「スマートミール（健康な食事）」などを施策例に含む
*2　医療保険者と事業者が積極的に連携し，明確な役割分担と良好な職場環境のもと，医療保険加入者の疾病予防・健康づくりを効果的・効率的に実行すること

2019（令和元）年度末	職場での健康保持増進措置を規定する THP 指針改正	
2019（令和元）年度末	「健康寿命延伸プラン」（厚生労働省）策定	
	①健康無関心層へのアプローチの強化	
	②地域・保険者間の格差の解消	
	①②に向け，「自然に健康になれる環境づくり」や「行動変容を促す仕掛け」を活用	
	中心に取り組む3分野	次世代を含めたすべての人の健やかな生活習慣形成*1
		疾病予防・重症化予防
		介護予防・フレイル対策，認知症予防
2020（令和2）年度末	職場での「コラボヘルス*2」の推進を目指し，THP 指針の再改正	

的評価が受けられる環境整備を進めている. また, 2020 (令和2) 年6月には「健康投資管理会計ガイドライン」を策定し, 企業などが健康経営をより継続的で効率的, 効果的に取り組めるように支援している.

さらに, 厚生労働省は健康日本21 (第三次) 策定の際, 行政だけでなく, 多様な主体を巻き込んだ健康づくりの取り組みをさらに進めるため,「社会環境の質の向上に関する目標」の中に健康経営の推進, スマート・ライフ・プロジェクト活動の増加, 必要な産業保健サービスの提供, 健康的で持続可能な食環境戦略イニシアチブの推進などの目標を追加し, 自治体と他の分野の計画や施策との連携の推進を図っている.

b. 望ましい食事(食物)選択を支援するスマートミール

2003 (平成15) 年の健康増進法施行により, 事業所給食は労働者の健康保持・増進や生活習慣病などの予防を目的の一つとする「特定給食施設」と位置づけられ, 職場における食育のポピュレーション対策の中心拠点となっている. 現在その一部に, 健康に資する食事の選択がしやすい食環境の整備として, 日本栄養改善学会や日本給食経営管理学会などで構成されるコンソーシアムによる「健康な食事(通称:スマートミール*1)・食環境」認証制度の導入・活用が進められている.

提供エネルギー2タイプの名称は,「ちゃんと」(450 ~ 650 kcal未満) と「しっかり」(650 ~ 850 kcal) に分類されるなど, 外食や中食を利用する場面であっても, 消費者にわかりやすい目安が定められている*2.

一方, 従来各事業所が, その定義はあいまいなものの「ヘルシーメニュー」として独自に提供してきた食事が併存している現状もあり, 今後は本制度の導入がいかに事業者にとって, 前述「健康経営」の観点からもメリットがあるかを明確にする必要がある. いずれの場合においても, 系統的な食育の場の確保が難しい青年期以降のライフステージにおいては, 健康づくりに役立つ栄養バランスのとれた食事を自身で選択できる学びやスキルの獲得に向け, 活用できる場といえる.

スマートミールの提供以外にも, 従業員などの健康管理に配慮した先進的かつ積極的な食育を推進する企業の取り組みに関する事例集も作成されている (図9.23). その背景として「第4次食育推進基本計画作成に向けた主な論点」(食育推進評価専門委員会) において,「従業員等が健康であることは従業員の活力向上や生産性の向上等の組織の活性化をもたらし, 結果的に企業の業績向上につながると期待されており, 従業員等の健康管理とその一環としての健康に配慮した食生活の実践につながるよう, エビデンスを踏まえ, 企業における食育を推進することが重要である.」の指摘があった. 食育が各企業の実情・特性を踏まえたアセスメント結果と実現可能性とに基づいた計画 (plan) によって実施され (do), アウトプット評価 (check) のみならず, 確実なアウトカム評価 (check) につながるような改善 (act), すなわちPDCAサイクルとして進められるようになってきている.

*1 「賢い食事をすれば健康的な食事ができる」,「スマートフォンやスマートウオッチのように高機能かつ科学的な裏付けに基づく食事のイメージ」であるとして提案された.

*2 2025年からは農林水産省の「私たちと地球の未来につながる食生活4つのポイント」を踏まえた新項目「持続可能な環境に配慮した取組等の基準」が追加される.

図 9.23 職域における食育の例
［農林水産省，従業員等の健康に配慮した企業の食育推進事例集，p.3-4（2020）］

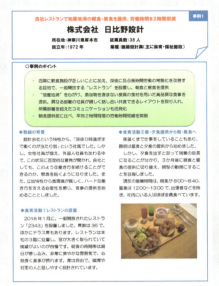
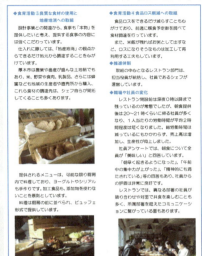

C. 地域における連携・推進

　壮年期は地域においても，食育の「受け手」でありながら，全ライフステージに対する多様な場での実際的な「担い手」である．第4次食育推進基本計画では「貧困等の状況にある子供に対する食育の推進」も示されており，子ども食堂との連携のほか，厳しい経済状態にある世帯の親側への根本的な生活・就労支援とともに，食育における支援の推進も望まれている．

　また，壮年期を通して改めて身につけた食育の担い手としての能力を，退職後も生涯を通じたセルフケア能力の確保へつなげていくには，「地域・職域連携推進」による支援も必要である．前述の職域における「健康経営」の理念は，地域の中に存在する中小規模の事業所においては理解されにくい面があるため，中小規模事業所周辺の飲食店（近年増加するキッチンカーなども含め）での「スマートミール」の導入や，食料品販売店も含めた栄養成分表示の推進などは，地域であると同時に職域での食環境整備の推進にもなり，食育の能力維持を支えることとなる．

9.7 高齢期

　高齢期は高年期ともいわれ，WHOでは65歳以降をさす．高齢者の医療の確保に関する法律では65〜74歳を前期高齢者，75歳以上を後期高齢者としている．企業の多くで昭和初期には55歳定年制であったが，平均寿命が延び，少子

化による総労働力人口減少の解消などもあり，1980年代(昭和55年以降)は国による60歳定年に引き上げの努力義務化が始まる．さらに働ける高齢者の増加や，団塊の世代(1947(昭和22)〜1949(昭和24)年生まれ)への年金支給などの課題から，1990(平成2)年には定年後再雇用が義務化される．現在，65歳定年や年金支給開始年齢の引き上げなどからも，高齢期は65歳以降をさすことが多い．

A. 高齢期における食育

a. 高齢期の特徴

日本の総人口に占める高齢者の割合(高齢化率*)は，増加傾向で，医療費や介護給付などの社会保障費も増大傾向である．平均寿命は今後も延びると予想されている一方で，生活の質(QOL)の向上を図る視点からも，健康上の問題で日常生活が制限されることなく生活できる期間である健康寿命を延ばすことが，国民の健康づくりにおける目標となっている(図9.24)．健康寿命を延ばすためには，健全な食生活を送り，心身の健康を保持増進させることが大切である．そのためには子どものころからの食育が重要である．多くの壮年期以降の大人は，学校教育としての食育を経験していない．高齢者の健康状態や食に関する考え方は，個人差が大きいため，個々の健康状態や生活習慣，食習慣に合わせた働きかけが必要となる．

(1) 多岐にわたる高齢者の状況　「令和6年版高齢社会白書」によると，65歳以上の就業者数および就業率は上昇傾向であり，60代後半の男性の6割以上，女性の4割以上が就業しているが，非正規の割合は65歳以上の男性の67.6％，女性の84.8％である．運動習慣のある者は，75歳以上が最も高く(男性46.9％，女性37.8％)，新体力テストの合計点は向上傾向にある．社会活動では，何らかの学

* 65歳以上の高齢者人口は，1950(昭和25)年には総人口の5％に満たなかったが，1970(昭和45)年に7％を超え，国連の報告書において高齢化社会と定義された水準となった．1994(平成6)年には14％を超え，高齢社会と称され，2007(平成19)年に21％を超え，超高齢社会といわれている．2023(令和5)年で29.1％であり，30％目前となっている．

図9.24　平均寿命と健康寿命の推移
平均寿命：2010(平成22)年以外は，厚生労働省「簡易生命表」，2010年は「完全生命表」，健康寿命：厚生労働省「第16回健康日本21(第二次)推進専門委員会資料」[厚生労働省，令和6年版高齢社会白書，p.29]

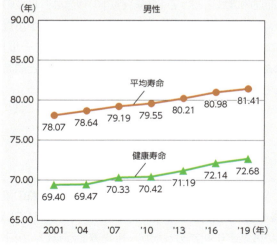
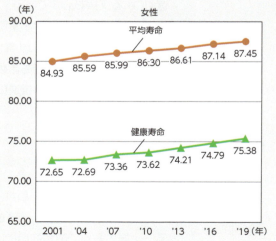

MCI : mild cognitive impairment

習活動に参加している者が，65歳以上で28.4%で生きがいを感じる人の割合が高い．2022（令和4）年における認知症の高齢者数は，443.2万人（有病率12.3%），また，軽度認知障害（MCI）の高齢者数は558.5万人（有病率15.5%）と推計されている．要介護者等数も増加しており，75歳以上で12.1%，85歳以上になると44.9%と，その割合が高くなる．「高齢者の医薬品適正使用の指針2018」（厚生労働省）によると，65歳以上の高齢者の8割が1〜2種類以上の服薬があり，年齢とともに種類は増え，特に75歳以上の高齢者には多剤服用（ポリファーマシー）による問題が生じている．

(2) メディアリテラシー　高齢者の情報収集メディアは，テレビが最も多いが，インターネットの利用も広がっている．一方で「医療や健康に関する情報を調べる」割合は低く，得られた情報を信用して行動の根拠にしているという者の割合は低い．「平成30年版高齢社会白書」によると，インターネットの利用率は60代で75.7%，70代で53.6%，80歳以上で23.4%だが，いずれの年代も上昇傾向がみられ，今後はインターネットの情報を信用する者の割合も上昇すると考えられる．正しい情報を取捨選択する力を身につけることも食育の一つとして捉え，健康維持の観点からも役立つ情報を各種機会を通して伝える必要がある．

b. 高齢者の介護の現状

　日本では少子・高齢化が急速に進んだ1980〜90年代にかけて，家庭での高齢者の介護負担増や，入院治療の必要のない高齢者を病院に入院させてしまう「社会的入院」により老人医療費が増大するという問題が生じてきた．そこで2000（平成12）年から介護保険制度が開始され，3年に一度の見直しにより運営されている．介護保険の利用者は，当初の予想を上回るペースで増加しており，要介護（要支援）認定者数は，制度開始時点は256万人であったが，2021（令和3）年にかけて約2.7倍の690万人に増加している．介護保険料は40歳から支払い義務が生じるため，利用者が増えれば現役世代の負担は大きくなる．

　患者調査によると，高齢者が医療機関を退院した後の行き先としては，「家庭」が最も多い．2012年度から2025年度にかけて，在宅医療を受ける者は約1.7倍，在宅介護を受ける者は約1.4倍増加することが見込まれている．重度な要介護状態となっても住み慣れた地域で自分らしい暮らしを最後まで続けられるよう医療，介護，介護予防，住まいおよび生活支援が包括的に確保される「地域包括ケアシステム」が構築されることが喫緊の課題となっている．また，家族介護者への支援，介護職員の離職の防止などの行政の対応も進められている．

c. 地域高齢者の食環境

　地域包括ケアシステムのもと，地域高齢者などができるだけ住み慣れた地域で在宅を基本とした生活を継続し，医療・介護関連施設以外でも健康・栄養状態を適切に保つことができ，かつ口から食べる楽しみも十分得られるような食環境整

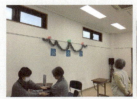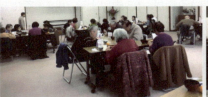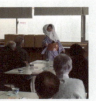

図 9.25 地域の高齢者の会食の様子
会食会は外出と健康チェック，交流，刺激を得る社会参加の場として運営されている．［日本栄養士会HP，令和元年度栄養ケア活動支援整備事業報告リンク，認定栄養ケア・ステーション特定非営利活動法人はみんぐ南河内/大阪府（2020）］

備は極めて重要となる．学校給食でも地域の高齢者との交流の会食などが実施されているが，地域の栄養ケア・ステーションなどが実施する会食でも高齢者の交流の場が設けられている（図9.25）．

　高齢者の多くは何らかの疾患を有し，薬を服薬している．また，咀嚼能力の低下，消化・吸収率の低下，運動量の低下に伴う食事摂取量の低下が身体状況に影響を与えている．65歳以上の低栄養傾向の高齢者（BMI ≦ 20 kg/m²）の割合は，男性で12.9%，女性で22.0%である（令和4年国民健康・栄養調査）．特に，女性の85歳以上では，27.9%が低栄養傾向である．現時点では健康であっても，サルコペニア，ロコモティブシンドローム，低栄養やフレイル*に移行することを予防する必要がある（図9.26）．

　在宅医療・在宅介護が推進されるなかで，居宅の介護サービス利用者およびその家族の約4割に食事の準備に関して不安があるという．介護される人にもする人にも健康な食生活が送れる仕組み作りが進められている．

*老化に伴う種々の機能低下（予備能力の低下）を基盤とし，さまざまな健康障害に対する脆弱性が増加している状態で健康障害に陥りやすい状態をいう．

d． 配食サービスを活用した高齢者のフレイル対策

　自分で食事の用意ができなくなったり，用意してくれる人がいなくなったりした場合に利用できるのが食事サービスである．食事サービスには，行政が補助しボランティアなどが調理にかかわる会食型や，事業者が行う配食型がある（図

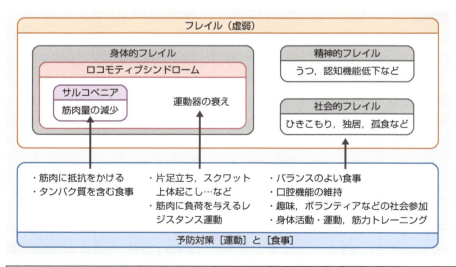

図 9.26 フレイルとその予防

図 9.27 配食サービスのイメージ
保冷箱と保冷剤で温度管理されて届けられる．
[A：ひまわりメニューサービス株式会社，B：株式会社大市珍味]

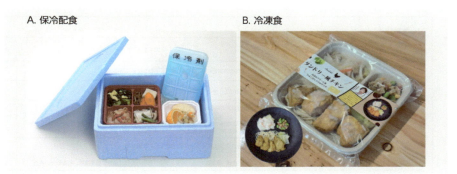

9.27）．見守りや安否確認に応じてもらえることもあり，高齢者やその家族からの利用意向は高まっていることからも今後利用が拡大していくことが見込まれる．

　2020（令和2）年度からは，地域高齢者等の健康支援を推進するために，「健康支援型配食サービス」として「地域高齢者等の健康支援を推進する配食事業の栄養管理に関するガイドライン」が整備された．自治体や配食事業者，管理栄養士や栄養士，歯科衛生士が連携し，地域で共食しながら栄養や口腔衛生に関する講座を受講できる取り組みが試行されている（図9.28）．図9.29は「健康支援型配食サービス」の配食事業者が配食利用者に注文時のアセスメントなどの参考として示されているものである．このような確認事項は高齢者の生活の把握に必要であり，食育推進にも活かせる．

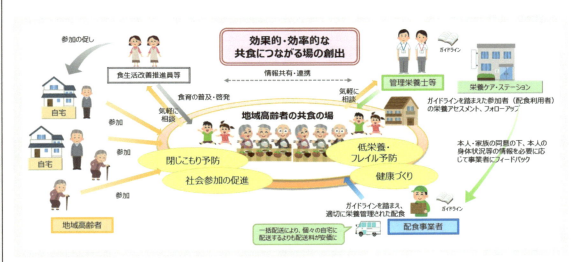

図 9.28　介護予防・フレイル対策，認知症予防としての健康支援型配食サービス
新たな手法として，自然に健康になれる環境づくりが目指されている．地域の共食の場やボランティアなども活用した，適切な栄養管理に基づく健康支援型配食サービスを推進し，地域高齢者の低栄養・フレイル予防にも資する，効果的・効率的な健康支援につなげる．また，咀嚼機能などが低下した高齢者などに向けた健康な食事の普及を図るとされた．
[厚生労働省，2040年を展望した社会保障・働き方改革本部のとりまとめについて【参考資料】，p.61（2019）]

【必須項目】

	確認項目	具体的確認事項	注文時	継続時 初回（注文後数週間以内）	継続時※ 年に1～2回程度注
基本情報	居住形態	☐単身 ☐高齢者夫婦世帯 ☐高齢者世帯 ☐その他（　　　　　　　）	○		△
	要介護（要支援）認定	☐なし ☐申請中 ☐あり（申請したが非該当、要支援・要介護（　　　））	○		○
	日常生活動作（ADL）、手段的日常生活動作（IADL）	☐自力 ☐部分介助が必要 ☐全介助が必要 ☐その他（　　　　　） （内容:　　　　　） （参考）食事、車椅子・ベッド間の移乗、整容動作、トイレ動作、入浴、水平面の歩行・車椅子の移動、階段昇降、更衣動作、排便コントロール、排尿コントロール	○		△
		☐自力 ☐部分介助が必要 ☐全介助が必要 ☐その他（　　　　　） （内容:　　　　　） （参考）電話、買物、食事の準備、家事、洗濯、移送の形式、自分の服薬管理、財産取扱い能力			
身体状況・健康状況	身長、体重（過去6か月の体重変化を含む。）、BMI	身長（　　　　cm）、体重（　　　　kg） BMI（　　　　　）→ BMI20以下（該当、非該当）	○		○ 過去6か月の体重変化のみでも可
		6か月間で2～3kg以上の体重減少があった:☐なし ☐あり			
	主な疾患、食事療法の要否・内容・程度、服薬状況	主な既往疾患:☐なし ☐あり（　　　　　　　　年前）	○		○
		通院（歯科医院も含む）:☐なし ☐あり （内容:　　　　　）	○		○
		医師・管理栄養士等による食事療法の指示:☐なし ☐あり （具体的内容:　　　　　）	○		○
		食物アレルギー:☐なし ☐あり （食品名:　　　　　）	○		△
		服薬:☐なし ☐あり （内容及び頻度:　　　　　）	○		○
	摂食嚥下機能（咀嚼、歯・義歯等の状態を含む。）	半年前に比べて固いものが食べにくくなった:☐はい ☐いいえ	○	○ 食形態の適合性のみ	○
		口の渇きが気になる:☐はい ☐いいえ			
		お茶や汁物等でむせることがある:☐はい ☐いいえ			
食に関する状況	食欲の程度、食事回数、量（継続時は配食の摂取量も確認）	食欲:☐全くない ☐ない ☐ふつうだ ☐ある ☐とてもある	○	○	○
		食事回数:（　回/日）、外食頻度（　回/週）、中食（総菜・弁当等）頻度（　回/週）			
		量（継続時は配食の摂取量も）: ☐ほとんど食べられない ☐3分の1は食べる ☐半分は食べる ☐8割程度は食べる ☐完食する			
	食品摂取の多様性	主食・主菜・副菜を組み合わせた食事の回数:（　　回/日）	○		○
	買物・調理の状況	買物や食事の準備上の支障:☐支障なし ☐支障はないが困難 ☐支障あり 困難又は支障がある場合の内容（　　　　　）	○		△
		調理関連で可能な行為: ☐火気管理 ☐電子レンジの使用 ☐食材や食器等の洗浄			

【推奨項目】

	確認項目	具体的確認事項	注文時	継続時 初回（注文後数週間以内）	継続時※ 年に1～2回程度注
	社会参加の状況（外出頻度、閉じこもり傾向等）	週に1回以上は外出している:☐はい ☐いいえ	○		△
		昨年と比べて外出の回数が減っている:☐はい ☐いいえ			
		就業又は何らかの地域活動をしている:☐はい ☐いいえ			
	孤食・共食、ソーシャルサポートの状況	一緒に食べる人:（朝）☐あり ☐なし　（昼）☐あり ☐なし　（夕）☐あり ☐なし	○		△
		困り事や心配事があるとき、家族を含めた周りの人からサポートを受けることができる: ☐はい ☐いいえ			
	主観的な健康感	健康だと思う:☐全くそう思わない ☐そう思わない ☐何ともいえない ☐そう思う ☐とてもそう思う	○		○

※ 自事業者の配食をおおむね週当たり2食以上かつ6か月以上継続して利用している者について実施　　2018年1月作成
○:全ての利用者について実施、△:利用者によっては2回に1回程度でも可
注:利用者の身体状況等に応じてフォローアップの項目、頻度を設定する

図9.29　配食注文時のアセスメント及び継続時のフォローアップにおける確認項目例
［厚生労働省HP，地域高齢者等の健康支援を推進する配食事業の栄養管理］

B. 地域高齢者の食育活動

a. 高齢者の社会参加

60歳を過ぎても就業している高齢者が多い（図9.30）．健康教室や趣味の集まり，地域のボランティア活動に参加を希望する高齢者のニーズは高い．このような社会参加は高齢者自身の生きがい，心身の健康のみならず，食を通しても地域貢献につながるなど，多様な意義がある．

b. 世代間交流による食育の意義

多世代，異世代との世代間での交流は，高齢者と若い世代双方の自尊心を高めたり，ソーシャルスキル（対人関係能力）を向上させたりする．

近年の食生活の変化や核家族化の影響により，伝統的な地域の食文化や行事食が伝わりにくくなっているといわれるが，地域の高齢者が家庭の枠を超えてその地域の食文化を伝える担い手として活動する例が，福祉施設や学校，子ども食堂などで増えてきた．行事食や郷土料理の調理を通した交流は，参加者の満足感が高い．2015（平成27）年に兵庫県内で行われた高齢者と高校生が行った行事食伝承事業では（図9.31），参加した高齢者には，地域共生意識*，世代継承の意識の高まりがみられ，高校生は，高齢者イメージについて活動前よりもよい印象を抱くようになった．また，参加者の行事食への関心度が高まり，伝承すべきだと感じるようになっていることが示された．

*信頼感や連帯感に基づく人間関係を基本として地域の問題に取り組み，その地域の自治を築こうとする意識や態度．

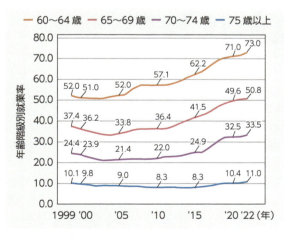

図9.30　60歳以上の年齢階級別就業率の推移
就業率とは15歳以上人口に占める就業者の割合．
［総務省，労働力調査］

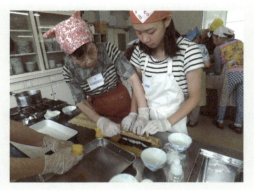

図9.31　高齢者による高校生への行事食伝承事業
［矢野真理］

> ## 認知症でも調理
>
> 　認知症の高齢者が適切な支援を受けながら調理を行う治療法が注目されている．調理による治療法は，料理療法として商標登録され，「料理（調理）活動を介して心身の障害の機能回復・症状の改善や，情緒の安定，豊かな人間関係の構築と生活の質（QOL）の向上をめざす」（湯川夏子ほか，認知症ケアと予防に役立つ料理療法，クリエイツかもがわ（2014））とされている．個人のアセスメント（事前評価）を行い，ICF（国際生活機能分類）の考え方に基づいて目標を設定，それに対応した作業内容を計画する．実施後は評価を必ず行い，次回の実施内容にフィードバックする．調理による治療法は，高齢者や障害者のみならず健常な成人や子どもにも広げることができる．　　　　（作田）

ICF : international classification of functioning, disabilities and health

C.　介護施設における食育活動

a.　介護施設の食環境

　介護が必要な高齢者の日常生活の場として，居住型の介護老人福祉施設や認知症対応型共同生活介護（グループホーム），通所型のデイサービスやお泊りデイサービス，自宅での訪問型介護などがある．通所と訪問の複合型などもあるが，いずれも食事の提供や介助を含むサービスを提供する．施設の食事には，年中行事に合わせて食事を通して季節感を感じられる工夫が随所にみられる．

　介護老人福祉施設では，「ユニットケア方式」という入所者が個室に居住しながらリビングやダイニングを少人数で共有し，家庭的な雰囲気で過ごすことができる施設が増えている．各ユニットには小規模なキッチンがあり，メインの厨房から届いた料理を盛り付けて適温で提供することができる．グループホームでは，入所者がスタッフの支援を受けながら日常生活を送る．入所者らで食事作りを行う施設もある．

b.　介護施設での食育

　介護施設では，提供される食事をとるだけでなく，利用者自身が自分たちの食事の準備をしたりレクリエーションとして料理をしたりする機会がある．このように料理の完成に至るまでの作業に携わることは，達成感が得られやすく日々の生活にやりがいや自信をもたらすとされる．

10. これからの食育

食育は，単なる栄養知識の習得だけではなく，地域や国ごとの食文化の重要性を理解し，世界的な持続可能性の視点を取り入れたものへと発展している．食文化は，その地域の歴史や伝統，社会的な背景を反映したものであり，単に食べ物を提供するだけではなく，人々のアイデンティティやコミュニティのつながりを支えている．このような食文化を尊重する食育は，持続可能な社会の構築を目指すSDGs（持続可能な開発目標）と深くかかわっている．

SDGsの前身であるMDGs（ミレニアム開発目標）は，2000年に国連サミットで採択され，2015年までの達成を目指した8つの目標からなっていた．MDGsは，開発途上国の貧困削減や健康改善を目指したもので，食育はその達成においても中心的な役割を果たしてきた．これらの目標を踏まえ，今後の食育は，地域の伝統や文化を尊重しつつ，世界的な課題に対応するための新たなアプローチを模索し続ける必要があった．2015年にはSDGsが国連で採択され，目標として，地球規模での貧困や飢餓，環境問題などを解決することを目指している．地産地消

MDGs：Millennium Development Goals

世界人口と食料

国連の「世界人口推計2022年版」によると，全世界の人口は2022年1月時点で80億人を超えており，2050年には97億人，2080年代中に約104億人に達すると予想されている．国連食糧農業機関（FAO）は2012年に，世界全体で2050年までに食料生産を60%増やす必要があると推計したが，国連では2017年に2012年の水準よりもさらに50%多く食料生産を増やす必要があると新たに推計し公表している*．しかし，食料を生産するための土地や水といった資源には限りがあり，世界では異常気象による農作物不足が毎年のように発生し，持続可能な食料生産システムを構築しなければ，将来的に先進国においても食料不足に陥る可能性があるといわれている．

(中野)

FAO：Food and Agriculture Organization

＊国際農林水産業研究センターHP，FAO「食糧と農業の未来−トレンドと課題（The future of food and agriculture−Trends and challenges）」の概要（2017）より

や無駄のない食生活の推進，健康的でバランスの取れた食事の普及などが，持続可能な食システムの構築に貢献することから，食育はその中で特に重要な役割を果たしている．

さらに，世界でも日本でも自然災害が頻発していることから，防災意識を高めることは重要である．災害時に役立つ食育として，平常時から個人や家族，地域などで非常食の備蓄方法やSDGsと防災など，行政に頼りすぎない食生活の知識を学ぶことの必要性が高まっている．

これからの食育は，個人の健康や幸福のみならず，地域社会や地球全体の持続可能な発展のために，その役割がますます重要になっている．

10.1　食の視点から考えるSDGs

A.　SDGsとは

a.　概要

SDGsは，2015年（平成27）9月の国連サミットで150を超える加盟国首脳の参加のもと，全会一致で採択された「持続可能な開発のための2030アジェンダ」に掲げられた，「持続可能な開発目標」のことである．ここには，2030年に向けて，すべての人々が豊かで平和に暮らし続けられる社会を目指し，世界中の国が共通して解決しなければならない経済，社会，環境の17の目標とその課題ごとに設定された169のターゲット（達成基準）が示されている．

SDGsは開発途上国にも先進国にも共通する普遍的目標である．各国政府には，それぞれの国に特有の優先課題や強みを踏まえ，SDGsを自国の行動計画，政策やイニシアチブ（積極的な構想）に移し換えることが期待されている．日本政府も2016（平成28）年12月22日，持続可能な開発目標（SDGs）実施指針を決定し，あらゆる分野のステークホルダー（利害関係者）と連携して進められるように，「普遍性」「包摂性」「参画型」「統合性」「透明性と説明責任」からなる5つの主要原則を定めている．

SDGsの17の目標と169のターゲットの一覧

b.　食とSDGsの関係

食はSDGsの目標と直接的，間接的に深いつながりがある．たとえば，食品産業は多くの自然資源と人的資源に支えられて成立している．目標13の「気候変動に具体的な対策を」を怠り，気温上昇や自然災害が増えれば，食品原料となる農林水産物が足りなくなる．酷暑によって労働環境が悪化すれば健康被害を受ける人が増え，生産の担い手が減る．このようにSDGsの目標が達成されず環境，社会が不安定になれば，直接，間接的な影響により食品関連の事業活動そのものの

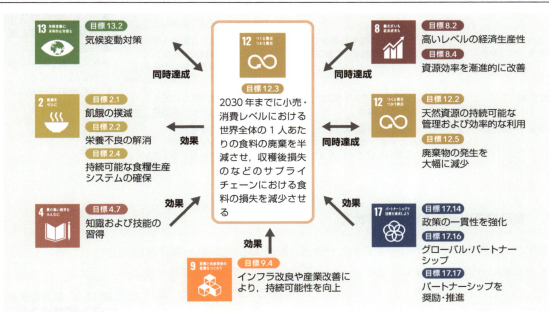

図10.1 食品ロスの削減と関連する効果
[消費者庁，食品ロス削減ガイドブック令和5（2023）年度版，p.17]

存続が難しくなる．また，これまでの食品産業の発展がもたらした食品ロス（フードロス，food loss）や食品廃棄物（フードウェイスト，food waste）の容器包装が環境へ与える影響などの問題も起きている．

日本では食品ロスとは，食品廃棄物（廃棄されてしまう食べ物）の中で，本来食べられるのに捨てられてしまう食品をさす．海外ではFAOの定義に従って，フードロスは，生産から小売に至るまでの過程で生じる食品の損失を，フードウェイストは，小売から消費までの過程で生じる食品の損失を意味することから，最近では無駄になる食品全般を"Food Loss and Waste"と表現するようになっている．

目標12の「つくる責任つかう責任」の中の12.3「2030年までに小売り・消費レベルにおける世界全体の1人あたりの食料の廃棄を半減させ，収穫後損失などのサプライチェーンにおける食料の損失を減少させる」が中心となり，図10.1のような関連する効果が掲げられている．

また，漁業と水産養殖は飢餓や貧困を減らすことに貢献し，人々の栄養を改善している．しかし，乱獲や目標14の「海の豊かさを守ろう」を忘れ，使い捨てプラスチック製品の消費を増加し続け，使用後の適切なリサイクルが徹底しなかった場合には，マイクロプラスチックの増加により魚介類を減少させてしまうことになりかねない．魚介類の減少は経済成長にも悪影響を及ぼすばかりでなく，「すべての人に健康と福祉を」という目標3の達成も難しくしてしまう．

	発生要因	削減・活用方法
生産者，製造業者，卸業者，小売業者	生産，製造，流通，調理の各過程で発生する規格外品，返品，売れ残り，消費期限切れ食品など	新たな価値への転換 商慣習の見直し 需要にあった販売 フードバンクへの提供
外食産業	仕込みロス（料理に使用する予定の食材が捨てられてしまうもの），食べ残しなど	食べきりの工夫 消費者への啓発
消費者（一般家庭）	食べ残し，直接廃棄（冷蔵庫などに入れたまま期限切れとなった食品などを手つかずのまま廃棄など），過剰除去（食べられる部分も捨ててしまうものなど）	おすそわけ シェア フードドライブ*

表10.1 食品ロスのおもな発生要因と削減・活用方法
＊家庭で余っている食品を集め，必要としている地域のフードバンクなどの生活困窮者支援団体や子ども食堂，福祉施設などに寄付する活動．

B. 食品ロスの要因と世界的な状況

食品が，生産者（農林漁業者）→製造業者→流通・配送業者（卸業者）→販売者（小売業者，外食産業）→消費者に届くまでをフードシステムまたはフードサプライチェーンという．この各段階で表10.1に示したような食品ロスの発生要因があり，削減方法や活用方法が示されている．

世界の食品ロスは，FAOによると，食料生産量の1/3にあたる約13億tの食料が毎年廃棄されている．食品ロスが発生する背景は各国の条件と地域状況によって異なる．先進国では，生鮮品の外観を重視する「外観品質基準」が強いことや，小売店での大量陳列，食品を簡単に捨てる余裕があることなどから加工，卸小売，外食，家庭の段階で食品ロスが多くなっている．開発途上国では，収穫技術が低いことや，加工施設の不備，厳しい気候下での貯蔵が難しいなどから，食品の生産や加工の段階で食品ロスが多い（図10.2）．

日本と主要各国の食品廃棄物量を比較すると，総発生量では人口の多い中国で最も多いが，1人あたりではオランダ，フランス，イギリスなどのヨーロッパの

図10.2 世界の食品ロス・廃棄の発生原因比較（先進国，開発途上国）
［一般社団法人産業環境管理協会資源・リサイクル促進センターHP掲載図を参考に作成，資料：（公社）国際農林業協働協会，世界の食料ロスと食料廃棄（国際連合食糧農業機関（FAO）2011年発行「Global Food Losses and Food Waste」の日本語版］

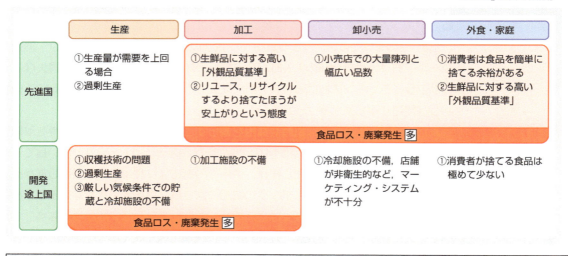

図10.3 食品廃棄物発生量の主要国比較
1 MT＝1,000 kg＝1 t
［農林水産省HP，数字は流通経済研究所，海外における食品廃棄物等の発生状況及び再生利用等実施状況調査，p.154（2016）］

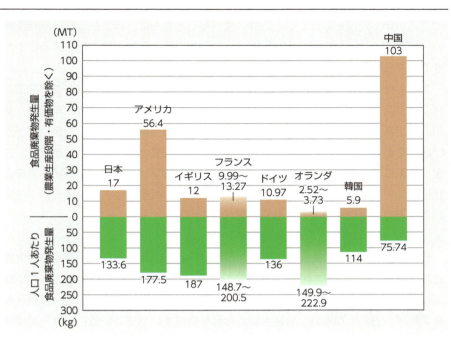

国々，アメリカで多くなっている（図10.3）．

C. 日本の食品ロス量

　日本で1年間に発生した食品ロスは約472万 t（2022（令和4）年度）と推計されており（図10.4），日本人1人あたり，毎日茶碗1杯分の飯を捨てているのと同じ量に相当する．食品ロス約472万 t のうち，一般家庭から排出される236万 t は，食品関連事業者全体から発生する236万 t とほぼ同じ規模となっている．家庭系

図10.4 日本の食品ロス量の推移と削減目標
端数処理により合計と内訳の計が一致しないことがある．
［消費者庁HP，数字は農林水産省，環境省推計］

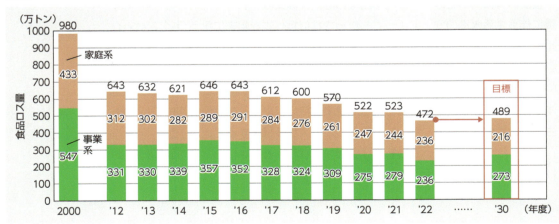

でここ数年，問題となっているのは，食べ残しとともに，無計画な買い物（衝動買い，まとめ買い，セール時の無駄な買い物）と，消費期限，賞味期限切れによる手つかずで捨てられる食品が多くなっていることである．

　食品小売業の分野では，たとえば関西の食文化だったとされる恵方巻きをコンビニエンスストアや弁当販売店などが広く扱い始め，1998（平成10）年以降，全国的に広まったが，2017（平成29）年ごろからは行事期間が短く，消費期限が短い商品であることから，売れ残り大量廃棄が社会問題となった．これを受け，完全予約制による販売，前年の実績に基づいた無駄のない生産計画の策定，消費者からのニーズが多いハーフサイズの提供，売れ残り商品の値引きタイミングを早めるなどで食品ロス削減の取り組みを行っている．

a. 日本の食品ロスが世界に与える影響

　世界では9人に1人が飢えに苦しめられているといわれるなか，日本では生産された食料の約3分の1が捨てられている．日本の食料自給率（カロリーベース）が38％前後で推移しており，食料の多くを海外からの輸入に依存している現状を考えれば，日本人が海外から輸入した食品を食べずに捨てていることは，間接的に世界の飢餓にも影響を与えていることになる．

　食料の輸送量（t）に輸送距離（km）を掛け合わせた指標（t・km）として表されるフード・マイレージの観点から考えても，海外から輸入された食品は国内産と比べて多くの環境負荷がかかっている．食料の海外依存率の高い日本において，食品ロスが多いという実態は，地球環境にも悪影響を与えていることになる．

　また，食品が消費者の手元に届くまでには，生産，加工，流通といった各段階を経ていることに加えて，廃棄後も焼却過程で大量の温室効果ガスが排出されている．こうしたことからも，食品ロスが直接的な食料問題ばかりでなく，地球温暖化の促進にも影響を与えていることを見過ごすことができない．

b. ライフスタイルと食品ロス

　食品ロスについては，一般的に削減の必要性は認識されてきたものの，経済成長に伴う生活水準の向上によってもたらされた食べ物を粗末に扱うライフスタイルは容易には改善されそうにない．ダイエット目的，体質上の問題から，炭水化物は食べない（糖質摂取を制限する），特定の野菜を食べないなどの食べ残しも一般的に見られる現象となっている．また，世界に先駆けて超高齢社会に突入した日本においては，今後，年齢に合わせた健康維持，または，生活習慣病に応じた食生活の必要性から，量，質ともに個人のニーズが多様化することが予想される．

　こうした「食」にとっての新たな局面を乗り越えるためにも，多方面にわたる「食育」が必要となり，その重要性が増している．

D.　法的整備による食品ロスと食育

　2019（令和元）年5月に公布され，10月に施行された「食品ロスの削減の推進に関する法律」を中心に，それまでの「食育基本法」，「循環型社会形成推進基本法」，「食品リサイクル法」による各計画が連携し，食品ロス削減に取り組むこととなっている．

a.　食育基本法と食育推進基本計画

(1)食育基本法　　食育基本法は，「国民が生涯にわたって健全な心身を培い，豊かな人間性をはぐくむ」ことを目的として，食育に関する施策を総合的かつ計画的に推進するために2005（平成17）年6月に公布された．子どもたちが豊かな人間性をはぐくみ，生きる力を身に付けていくためには，何よりも「食」が重要である．にもかかわらず，社会経済情勢がめまぐるしく変化し，日々忙しい生活を送る中で，人々は毎日の「食」の大切さを忘れがちである．こうしたことがこの法律の制定の背景となっている．本法では，食育の必要性を明文化するとともに，その理念，方向性，国，地方公共団体および国民の食育の推進に関する取り組みを総合的かつ計画的に推進するための基本が示された．

(2)食育推進基本計画　　食育基本法に基づき，内閣府食育推進会議により食育推進基本計画が5年ごとに策定されている（表10.2）．国，都道府県，市町村，関係機関・団体など，多様な関係者とともに食育が推進されている．食育の中で食品ロス削減が取り上げられるようになったことで，食料の生産から廃棄まで，いわゆる「ライフサイクル」が日常の食生活の中に組み込まれて認識される契機にもなった．このことは，生活者にも「出てきた食品ごみをどう処理するか」という捉え方ではなく，計画的な買い物や調理の工夫などによって食品ロスを出さないよう食生活全般を見直すきっかけになっている．同時に，若い世代を中心とした食育が基本方針として掲げられたこと，健康寿命の延伸，食文化の継承まで幅広い視野から日常生活の基本である食生活が考えられたことが，活動の広がりや理解，積極的な行動につながっている．

①第1次，第2次食育推進基本計画による成果と課題：「食育に関心を持っている国民の割合」，「朝食又は夕食を家族と一緒に食べる共食の回数」，「栄養バランス等に配慮した食生活を送っている国民の割合」，「農林漁業体験を経験した国民の割合」，「食品の安全性に関する基礎的な知識を持っている国民の割合」，「推進計画を作成・実施している市町村の割合」が増加するとともに，家庭，学校，保育所などにおける食育は着実に推進され進展した．

　しかし，若い世代では，健全な食生活を心がけている人が少なく，食に関する知識がないとする人も多い．また，ほかの世代と比べて，朝食欠食の割合が高く，栄養バランスに配慮した食生活を送っている人が少ないなど，健康や栄養に

表 10.2　食育基本計画の重点課題と目標の変遷

	食育推進基本計画			
	（第 1 次）	第 2 次	第 3 次	第 4 次
	2006（平成 18）～ 2010（平成 22）年度	2011（平成 23）～ 2015（平成 27）年度	2016（平成 28）～ 2020（令和 2）年度	2021（令和 3）～ 2025（令和 7）年度
重点課題 （第 4 次は 重点事項）		1　生涯にわたるライフステージに応じた間断ない食育の推進 2　生活習慣病の予防及び改善につながる食育の推進 3　家庭における共食を通じた子どもへの食育の推進	1　若い世代を中心とした食育の推進 2　多様な暮らしに対応した食育の推進 3　健康寿命の延伸につながる食育の推進 4　食の循環や環境を意識した食育の推進 5　食文化の継承に向けた食育の推進	1　生涯を通じた心身の健康を支える食育の推進 2　持続可能な食を支える食育の推進 3　「新たな日常」やデジタルに対応した食育の推進
目標	①食育に関心を持っている国民の割合の増加	①食育に関心を持っている国民の割合の増加	①食育に関心を持っている国民を増やす	①食育に関心を持ってい国民を増やす
		②朝食又は夕食を家族と一緒に食べる「共食」の回数の増加	②朝食又は夕食を家族と一緒に食べる「共食」の回数を増やす	②朝食又は夕食を家族と一緒に食べる「共食」の回数を増やす
			③地域等で共食したいと思う人が共食する割合を増やす	③地域等で共食したいと思う人が共食する割合を増やす
	②朝食を欠食する国民の割合の減少	③朝食を欠食する国民の割合の減少	④朝食を欠食する国民を減らす	④朝食を欠食する国民を減らす
			⑤中学校における学校給食の実施率を上げる	
	③学校給食における地場産物を使用する割合の増加	④学校給食における地場産物を使用する割合の増加	⑥学校給食における地場産物等を使用する割合を増やす	⑤学校給食における地場産物を活用した取組等を増やす
	④「食事バランスガイド」等を参考に食生活を送っている国民の割合の増加	⑤栄養バランス等に配慮した食生活を送っている国民の割合の増加	⑦栄養バランスに配慮した食生活を実践する国民を増やす	⑥栄養バランスに配慮した食生活を実践する国民を増やす
	⑤内臓脂肪症候群（メタボリックシンドローム）を認知している国民の割合の増加	⑥内臓脂肪症候群（メタボリックシンドローム）の予防や改善のための適切な食事，運動等を継続的に実践している国民の割合の増加	⑧生活習慣病の予防や改善のために，ふだんから適正体重の維持や減塩等に気をつけた食生活を実践する国民を増やす	⑦生活習慣病の予防や改善のために，ふだんから適正体重の維持や減塩等に気をつけた食生活を実践する国民を増やす
		⑦よく噛んで味わって食べるなどの食べ方に関心のある国民の割合の増加	⑨ゆっくりよく噛んで食べる国民を増やす	⑧ゆっくりよく噛んで食べる国民を増やす
	⑥食育の推進に関わるボランティアの数の増加	⑧食育の推進に関わるボランティアの数の増加	⑩食育の推進に関わるボランティアの数を増やす	⑨食育の推進に関わるボランティアの数を増やす
	⑦教育ファームの取組がなされている市町村の割合の増加	⑨農林漁業体験を経験した国民の割合の増加	⑪農林漁業体験を経験した国民を増やす	⑩農林漁業体験を経験した国民を増やす
				⑪産地や生産者を意識して農林水産物・食品を選ぶ国民を増やす
				⑫環境に配慮した農林水産物・食品を選ぶ国民を増やす
			⑫食品ロス削減のために何らかの行動をしている国民を増やす	⑬食品ロス削減のために何らかの行動をしている国民を増やす
			⑬地域や家庭で受け継がれてきた伝統的な料理や作法等を継承し，伝えている国民を増やす	⑭地域や家庭で受け継がれてきた伝統的な料理や作法等を継承し，伝えている国民を増やす
	⑧食品の安全性に関する基礎的な知識を持っている国民の割合の増加	⑩食品の安全性に関する基礎的な知識を持っている国民の割合の増加	⑭食品の安全性について基礎的な知識を持ち，自ら判断する国民を増やす	⑮食品の安全性について基礎的な知識を持ち，自ら判断する国民を増やす
	⑨推進計画を作成・実施している都道府県及び市町村の割合の増加	⑪推進計画を作成・実施している市町村の割合の増加	⑮推進計画を作成・実施している市町村を増やす	⑯推進計画を作成・実施している市町村を増やす

関する実践状況に課題も残されていた．また，高齢者をはじめとする単独世帯やひとり親世帯，貧困の状況にある子どもに対する支援が重要な課題となったこと，さらに，日本において高齢化が急速に進展するなか，健康寿命の延伸は国の重要な課題であり，食育の観点からも積極的な取り組みが必要となった．加えて，食料を海外に大きく依存する日本において，大量の食品ロスの削減にも配慮する必要が認識されるようになってきた．

②**第3次食育推進基本計画の特徴**：食育の総合的な促進に関する基本的な方針として，①若い世代を中心とした食育の推進，②多様な暮らしに対応した食育の推進，③健康寿命の延伸につながる食育の推進，④食の循環や環境を意識した食育の推進，⑤食文化の継承に向けた食育の推進の5つが重点課題として規定された．このなかで，食品ロス対策と関連するのは④の「食の循環や環境を意識した食育の推進」である．この方針に関しては，「持続可能な削減目標（SDGs）」のターゲットの一つとして，小売・消費レベルにおける世界全体の1人あたりの食料廃棄の半減の目標が設定されたことなどが背景とされている．

③**第4次食育推進基本計画の概要**：「国民が健全な食生活を送るためには，その基盤として持続可能な環境が不可欠であり，食育関係者を含む国民が一体となって，食を支える環境の持続に資する食育を推進する」とあり，「持続可能な食を支える食育の推進」が基本的な方針（重点事項）に挙げられている．さらに社会・環境・文化の視点での取り組みとして定量的な目標も設定されている．これからの食育は，SDGsの観点から「新たな日常」に対応した食育として推進されることになる．

b. 食品ロスの削減の推進に関する法律と食育

食品ロスの削減の推進に関する法律は，食品ロスの削減に関して，国，地方公共団体などの責務などを明らかにするとともに，基本方針の策定や食品ロスの削減に関する施策の基本となる事項を定めることで，食品ロスの削減を総合的に推進することを目的としている．10月が3R（reduce，reuse，recycle）推進月間となっていること，会食・宴会などの際の最初の30分は席を立たず料理を楽しむ，お開き前10分間は自分の席に戻って，再度料理を楽しむことを趣旨とした「30・10運動」などにちなみ，10月を食品ロス削減月間としている．

E. 和食とSDGs

日本の自然や気候風土の中で育まれてきた「和食」は，自然を尊ぶという日本人の気質に基づいた食に関する習わしである．食べ物を大切に考え，素材を使い尽くす和食の工夫や，地産地消など地域に根付いた食文化は，地球環境に与える負担が小さく，食品ロスを低減させる．さらに，コメについては，稲を収穫した後の稲わらは飼料や用具の素材として，糠は加工食品として捨てることなく，さま

【和食の健康性】
・一汁三菜を基本とする食事スタイルによる理想的な栄養バランス
・「うま味」の活用による食塩，糖分，動物性脂肪の摂取抑制への可能性

【食育】
・和食の良さを学び次世代に伝える

【お米について（捨てない）】
・先人たちの知恵が現代も生きる日本のエコ文化

【地産地消】
・地球温暖化問題を地産地消から考える
・地産地消からつながる資源の保護や地域産業の活性化

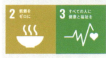 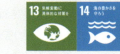

図10.5　和食とSDGs
[資料：一般社団法人和食文化国民会議,「和食」とSDGs]

ざまな用途に活用されている．このように，和食は，持続可能な食生活につながり，SDGsにかなった食文化である．さらに和食の知識を得て，次世代に継承することもSDGsにつながる（図10.5）．和食を楽しむことでSDGsを達成し，そして，SDGsの観点からも和食を誇りに思い，継承していくことが求められる．

消費者としてできる食品ロス削減

消費者ができることとして，①賞味期限と消費期限の違いを理解する，②手つかず食品をなくすように気をつける，③食べ残しをしない，④外食の際に食べられる量を考える，⑤会食・宴会などの際に「30・10運動」に協力するなどが挙げられる．

消費期限は，弁当や洋生菓子など長くは保存がきかない食品に表示され，開封していない状態で，表示されている保存方法に従って保存したときに，食べても安全な期限が示されている．賞味期限は，スナック菓子，缶詰など冷蔵や常温で保存がきく食品に表示され，開封していない状態で，表示されている保存方法に従って保存したときに，おいしく食べられる期限が示されており，賞味期限を過ぎても食べられなくなるとは限らない．「30・10運動」は，自治体間において2016（平成28）年に設立された「全国食べきり運動ネットワーク協議会」が翌年に開催した「第1回食品ロス削減全国大会」を契機として，展開されている．

このほかにも消費者と連携した発生抑制を目的とした食品ロスの削減対策の例には，「食べ残しゼロ推進店舗」認定制度（京都市），「食べ切り協力店」事業（横浜市）などが挙げられる．これらは，①ステッカーの掲示により店の価値観や方針をさりげなくアピールしていること，②小盛りメニューの紹介，食べ残しの持ち帰りができる工夫など，ルールや制限を押し付けることなく消費者の選択や希望に応じた食品ロス削減行動ができる方法を提案していること，③行政のホームページでも紹介するなど，行政と連携した取り組みであることが特徴となっている．

（中野）

10.2 食の視点から見たSDGs達成のための取り組み

A. フードサプライチェーンの中で取り組む事例

世界的な食料需要の増加が見込まれるなか，気候変動や自然災害による食料生産への影響が頻発している．国際紛争などにより，食料のみならず食料生産に必要な原油や資材などの価格高騰が生じている．日本では農林漁業従事者の減少と高齢化が進み，食料生産基盤の脆弱化や地域コミュニティの衰退*が生じている．食料をめぐる国内外の状況をみると安定供給にかかわるリスクが顕在化している．

持続可能な食料供給の実現のためには，生産だけでなく流通や加工，小売，消費に至る各段階の持続性が確保される必要がある．日本の食品需給の状況を理解し，適切な農林水産物の選択につながる取り組みが広がることが望まれる．

a. 農林漁業体験（教育ファーム）

農林漁業体験は，農林漁業者が生産現場などに消費者を招き，作業などの体験機会を提供する取り組みである．自然の恩恵を感じるとともに，食にかかわる人々の活動の重要性と地域農林水産物に対する理解の向上や，食生活への意識の向上など，さまざまな効果が期待される．これはSDGsの目標2「飢餓を終わらせ，食料安全保障及び栄養改善を実現し，持続可能な農業を促進する」の目標の目指すところである．令和3年度と令和5年度の食育白書に示された実践例について紹介する．

①**酪農体験**：乳業メーカーが主催し，親子で酪農にかかわる体験や，生乳から乳製品が製造されていく過程を見学することで，食や命の大切さについて学ぶ．

②**農業体験**：地域のコミュニティカフェが，地元の食材を使った料理教室や農業体験の場を提供する．参加者は土づくりから野菜ができるまでの流れを通じて，生産者の農業にかける思いを知り，生産者は消費者のニーズを知る．

③**漁業体験**：普及団体が，子どもを対象に漁業，魚市場，漁船，加工場の見学などの体験活動を実施．漁獲された魚が学校給食に用いられる過程を紹介する．

④**林業体験**：農業協同組合と森林組合などが連携して，就学前児童を対象に地元産の檜と椿油を使って「マイ箸作り体験」を行う．

令和4年度食育白書によると，本人または家族の中に農林漁業体験に参加した人がいる割合は図10.6のように推移している．

b. アップサイクル

食品製造企業や食品販売業者から出される食品廃棄物の量を減らすことで，廃

*これまで地域（集落）で農業に携わる住民が共同で行ってきた農道や用水路の整備など，農作業にかかわる活動が難しくなっている．

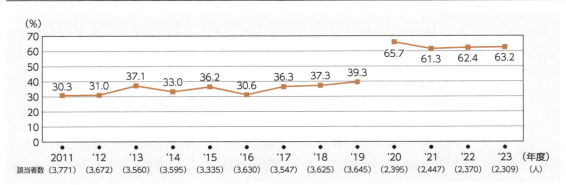

図 10.6 農林漁業体験をした国民(世帯)の割合
[令和5年度 食育白書,農林水産省, p.186 (2024). 資料：農林水産省「食育に関する意識調査」(令和元 (2019) 年度までは「食生活及び農林漁業体験に関する調査」)]

棄物処理に必要なエネルギーが削減される．アップサイクルとは，リサイクルとは異なり，廃棄物や副産物などをさらに価値の高い商品に転換することである．食品に関して例を挙げると，豆腐製品の製造過程で生じる「おから」や果物ジュースの製造時に生じる搾りかす，野菜の皮や茎など，これまで廃棄されていた部分の活用などが該当する．企業がアップサイクル商品として開発，販売し，消費者が購入することで循環型社会を実現する手段となりうる．また食品製造業者が地域住民を対象としたアップサイクル料理教室を開催する活動もみられ，民間団体が企業と地域住民をコーディネートしている事例もある．アップサイクル商品は，既存商品よりも価格が高くなる傾向にある．廃棄したほうがコスト的には安いケースもあるため，事業として成り立つためには高い付加価値が必要である．製造や販売に要するエネルギーもゼロではなく課題は多いが，食品廃棄物の削減にはつながっており，今後に期待したい．

c. エシカル消費(倫理的消費)

購入した製品には，開発途上国での労働搾取や児童労働，環境破壊などの問題が潜んでいることがある．環境に配慮した農林水産物や食品を選択しながら持続可能な消費生活を営むために，「エシカル消費」という考え方を理解しておきたい(表10.3)．エシカル消費とは，地域の活性化や雇用なども含む，人や社会，環境に配慮した消費行動(消費者基本計画)である．どこで，誰によって，どのように作

表 10.3 エシカル消費の例
[資料：消費者庁HP，エシカル消費リーフレット「エシカル消費ってなぁに？」(2018)，「食品ロス削減ガイドブック令和5 (2023) 年度版」，「倫理的消費(エシカル消費)」とは？(平成29年4月「倫理的消費」調査研究会取りまとめ)など]

配慮対象	行動の例	商品の例
人	・働きたい障害のある人を支援している事業者の商品を選ぶ ・作る人のことを考え，食品，食材という資源を無駄なく使う	障害者支援につながる商品
社会	・開発途上国の原料や製品を適正な価格で継続的に取引された商品を選ぶ ・食事に困っている人のことを考えて，食べ物を無駄なく扱う	フェアトレード商品，寄付付きの商品
環境	・リサイクル素材を使ったものや資源保護などに関する認証がある商品を選ぶ ・ごみを出すときはCO_2の排出や埋め立ての問題を考えてみる	エコ商品，リサイクル製品，資源保護などに関する認証がある商品
地域	・地産地消によって地域活性化や輸送エネルギーを削減 ・地域の連携，活性化につながる活動をしてみる	地産地消　被災地産品

表10.4 サステナブルラベルの例
［消費者庁エシカル消費特設サイト，A：https://www.msc.org/jp/forbusinessesjp/useBluefishlabelJP/guidelineJP，B：https://www.fairtrade-jp.org/about_fairtrade/intl_license.php，C：https://www.maff.go.jp/j/jas/jas_kikaku/yuuki.html，D：https://www.rainforest-alliance.org/ja/］

	サステナブルラベル	名称	内容	認定機関
A		MSC「海のエコラベル」	水産資源や環境に配慮した漁業で獲られた水産物に付けられる	MSC（Marine Stewardship Council：海洋管理協議会）
B		国際フェアトレード認証ラベル	生産者の暮らしの改善や自立の実現，環境保護を目指し適正な価格で取引をする商品に付けられる	国際フェアトレードラベル機構（Fairtrade International）
C		有機JASマーク	農薬や化学肥料を控え，自然界の力で生産された食品に付けられる	農林水産省
D		レインフォレスト・アライアンス認証	より持続可能な農法で栽培された製品に付けられる	Rainforest Alliance

られたのかという情報は開示されていることが少ない．製品の情報が示された国際的な基準としてサステナブルラベルがある（表10.4）．このマークの商品を購入することはSDGsの目標12「持続可能な生産消費形態を確保する」の目標達成に役立つ．

d. バーチャルウォーター

バーチャルウォーターとは，食料を輸入している国（消費国）が，もしその輸入食料を生産するとしたら，どの程度の水が必要かを推定したものである*．たとえば，1kgのトウモロコシを生産するには，灌漑用水1,800Lの水が，また，牛は穀物を大量に消費し育つため，牛肉1kgを生産するには，その約20,000倍もの水が必要となる（図10.7）．つまり，日本は海外から食料を輸入することによっ

＊ロンドン大学東洋アフリカ学科アンソニー・アラン名誉教授が紹介した概念

図10.7 バーチャルウォーター
バーチャルウォーター量(L) ＝ バーチャルウォーター基準値(m³/t)］×食品重量(t)×1,000 (L/m³)

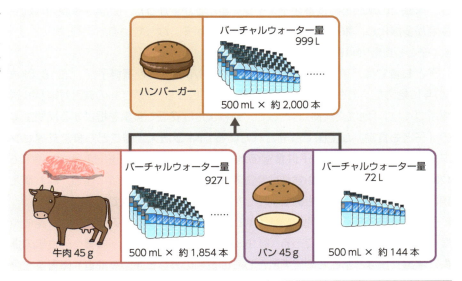

10.2 食の視点から見たSDGs達成のための取り組み

> ## エコロジークッキング（環境に配慮した食事作り）
>
> 　毎日の食事作りでは，買い物，調理，食事，片付けの場面で，資源やエネルギーを使用する．食事作りの各段階で環境に配慮した工夫をすることをエコロジークッキングという[1]．エコロジーとは環境を大切にする意識を高めることをさす．エコロジークッキングの方法とそれに伴うエネルギーの節約を知ることにより，エネルギー，水，廃棄物，CO_2排出量の削減効果がある．エコロジークッキングの考え方と環境問題について学ぶ教育効果は高く，成人のみならず子どもにも有効であり，かつ持続するという．ガスや水，生ごみの削減効果をみると，教育から1年後でも45〜78%削減できている[2]．
> (作田)

*1　東京ガスでは「エコ・クッキング」を商標登録している．

*2　長尾慶子ほか，日本家庭科教育学会誌，**50**，p.176 −183（2007）

て，その生産に必要な分だけ自国の水を使わずに済ませてしまっているといえる．環境省では食材を選ぶとバーチャルウォーターが計算される仮想水計算機（バーチャルウォーター量自動計算）をサイトに公開している．

B.　地域の事例

　少子高齢が進み，核家族やひとり親家庭，高齢者のみの世帯が増え，地域で受け継がれてきた文化のみならず基本的な生活マナーにおいても次世代に伝わりにくいことが危惧されている．さらに貧困の状況にある世帯の増加により，その家庭の子どもに対する支援も必要になっている．

　子どもと保護者，高齢者や障害者など地域の多様な人々が交流できる機会として，地域における共食が食育の場として注目されている．これまで共食といえば，家庭での家族との食事をイメージすることが多かった．近年は家族の状況や生活が多様化し，家族との共食が難しい家庭が多くなっている．

a.　子ども食堂（地域食堂）

　子ども食堂は，東京都大田区で八百屋を営んでいた近藤博子が，2018（平成30）年に始めた．現在では同じような考え方が広がり，「子どもの貧困対策」や「居場所づくり」，「地域交流拠点」として，無料または安価で食事を提供する民間主導の「子ども食堂」が全国で展開されている．NPO法人全国こども食堂支援センター・むすびえと全国の子供食堂の地域ネットワークの調査によると，令和6（2024）年2月現在，子ども食堂は全国で少なくとも9,132か所に達し，なお増え続けている．既存の飲食店舗を利用した運営方法も試みられている．

　子ども食堂の多くは，地域の個人や民間団体がボランティアで運営し，開催頻度や活動内容もさまざまである（図10.8）．子どもだけでなく保護者への食事の提供，学習支援など子どもの居場所としての役割のみならず，高齢者や障害者を含

図10.8 子ども食堂の様子
[A：令和2年度食育白書, p.110, B：令和4年度食育白書, p.75]

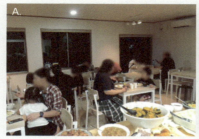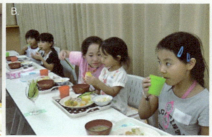

む地域住民の交流の場としての役割を果たす場所になっている．子ども自身が配膳や調理を手伝う子ども食堂もある．異世代や多様な人々が集まることで，子どもたちに生活マナーや食文化，食事や栄養の大切さを伝える食育の場としての目的を果たすこともある．

子ども食堂の課題として挙げられるのは，必要な人（貧困家庭など）に支援を届けることの難しさ，運営資金や食材の確保，スタッフの負担や確保などである．国は子ども食堂の活動を推奨し，ごはん食を提供する取り組みに対して，政府備蓄米を無償で交付や，国産の農林水産物などを子ども食堂などへ提供する際の食材費や輸送費の支援を行っている．運営団体に補助金を交付する自治体もある．子ども食堂は，共助から始まり公助の支援を受けながら，地域の食育の場としての役割を担う場所として広がりをみせている．

b. 食品ロス削減につながる活動：フードバンクやフードドライブ

(1) フードバンク　食品企業の製造工程で発生する規格外品や個人の食べきれない食品を引き取り，必要とする福祉施設や子ども食堂，個人や世帯などへ無料で提供する「フードバンク」という活動組織がある．食品ロスの削減と，貧困問題を支援することにつながっている．こうした取り組みの多くは民間団体が運営している．円滑な運営のために農林水産省は「フードバンク活動における食品の取扱い等に関する手引き」を示し，活動を促進している．

(2) フードドライブ　各家庭で余っている食品を最寄りのスーパーや公民館などに持ち寄り，地域のフードバンクや社会福祉協議会を介して必要とする福祉団体などに寄附する「フードドライブ」は，個人が手軽に取り組める食品ロス削減の活動である．いずれも持ち込まれる食品については，未開封で賞味期限まで1か月以上あるもの，常温保存のもの，製造者または販売者や成分，アレルギー表示があるものなどの条件がある．集まった食品を必要とする人たちへの配布活動は，「フードパントリー」として自治体や民間団体が窓口となり，支援を必要とする人が受け取れる場所として開設されている．

食品スーパーなどで販売される消費期限のある食品や野菜などの生鮮品についても，余剰な食品を子ども食堂で活用してもらうシステムが構築されつつある．

食品ロスチェックシート

消費者庁では，食品ロス削減ガイドブックの中で図10.9のようなチェックシートで，個人の日々の食生活でできることを提示している． (境田)

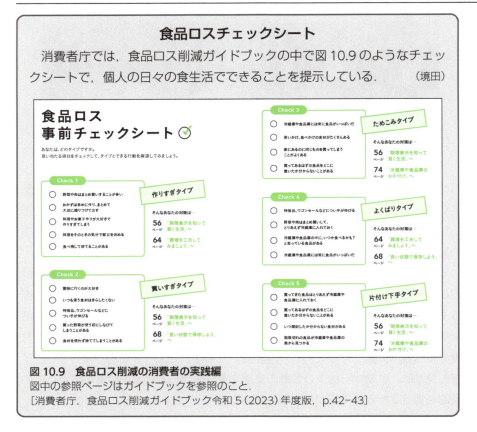

図10.9 食品ロス削減の消費者の実践編
図中の参照ページはガイドブックを参照のこと．
[消費者庁，食品ロス削減ガイドブック令和5（2023）年度版，p.42-43]

民間団体が食品スーパーと子ども食堂のマッチングを行い，ボランティアとして登録した地域の高齢者が食材の配送を有償で行っている．このような余剰食材の活用は地域の高齢者が元気に社会参加できる活動の場として，持続可能な地域の食育循環モデルとなりうる．

10.3 災害時に向けた食育：防災食

A. 災害に備える，自助，共助，公助

　日本は地震大国であり，複数の大規模な地震や津波による災害を経験している．また，近年は地球温暖化による気候変動により豪雨や大型台風などが発生し，大規模な自然災害に見舞われている．したがって，災害を想定した備えは不可欠である．災害への備えの考えとして，自分自身の命は自分で守る「自助」，近隣住民やコミュニティが助け合う「共助」，市町村や消防，県や警察，自衛隊といった公的機関による救助・援助をさす「公助」の3つに分けられる．

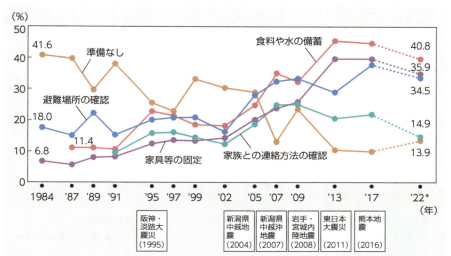

図10.10 大地震に備えた自助の取り組みの推移
＊2022年調査は，2017年調査までの個別面接聴取法と異なり郵送法で実施しているため，従前調査との単純比較は行わない．
[内閣府，令和5年版防災白書，p.28（資料：防災に関する世論調査）より年間隔を調整して作図］

内閣府の『防災白書』では，国民一人一人の防災意識や，それに基づく自助，共助の取り組みが，地域の防災力を高める上で不可欠な要素としている．阪神・淡路大震災では，家族も含む自助や近隣住民などの共助により生き埋めになった人の約8割が救出されており，公助である救助隊などによる救出は約2割程度に過ぎなかったという調査結果が示されている．

また，災害の規模が大きいほど，多くの人の救助や支援が必要となる．市町村合併による市町村エリアの広域化や地方公共団体の公務員数の減少など，地方行政を取り巻く環境が厳しさを増すなか，高齢社会の下で配慮を要する者は増加傾向にある．このような状況下では，公助は行き渡らないことが想定される．

しかし，大地震に備えた自助の取り組みにかかわる選択率の推移を見てみると，自助の取り組みは東日本大震災発生以降，頭打ち傾向となっている（図10.10）．

災害を乗り越えるためには，災害を「他人事」ではなく「自分事」として捉え，「自らの命は自らが守る」，「地域住民で助け合う」という防災意識が醸成された地域社会を構築することが求められている．

B. 命をつなぐ防災食

災害時において防災食は自分の命，大切な人の「命をつなぐ」食料となる．

過去にはライフラインの復旧までに1週間以上を要するケースが多く，災害支援物資が3日以上到達しないことや，物流の停止によって1週間はスーパーやコンビニなどで食品を購入できないことが想定される．そのため，災害時の食は家庭単位での自助が基本となる．家庭備蓄の量は，最低3日分から1週間分×人数

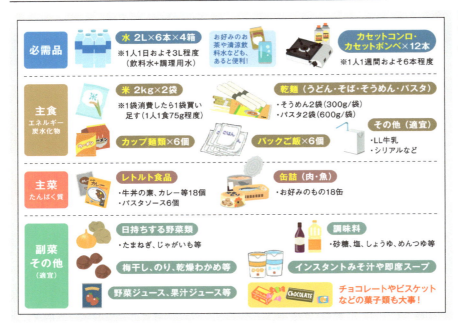

図 10.11 家庭備蓄の例（1週間分／成人2人の場合）
［農林水産省，災害時に備えた食品ストックガイド，p.2（2019）］

分を準備することが望まれる．たとえば，必需品となる水（飲料水＋調理水）は，大人では3L程度／日／人が必要となる（図10.11）．

しかし，東日本大震災発生（2011（平成23）年）以降，熊本地震（2016（平成28）年）を経ても，食料や水の備蓄をする国民の割合は4割程度であり，家庭備蓄率の向上が課題となっている．家庭備蓄率が向上しない背景には，「何をどれぐらい購入したらよいかわからない」，「経済的な余裕がない」，「収納スペースがない」などの理由が考えられる．災害に関する報道は見聞きするが，災害を自分事と捉え考えることは誰しも気が進まないことも要因の一つといえる．

家庭の備蓄に対する抵抗感を軽減するためには，日常の一部として無理なく楽しみながら取り入れ，日常と非常時の区切り（フェーズ）をなくした「防災食のフェーズフリーの実践」が望まれる．

C. ローリングストックとその利点

ローリングストックとは，日常の食品を少し多めに買い置きしておき，賞味期限を考えて古いものから消費し，消費した分を補充しながら備え，常に一定の量の食品が家庭で備蓄されている状態を保つための方法である（図10.12）．農林水産省は家庭備蓄の普及啓発を目的とし，ローリングストックを取り入れた家庭備蓄の実践アイデアをまとめた「災害時に備えた食品ストックガイド」（2019）や，高齢者，乳児，幼児，食物アレルギーを有する人など災害時に特別な配慮が必要となる人がいる家庭のための「要配慮者のための災害時に備えた食品ストックガイ

図 10.12 ローリングストック
［農林水産省，災害時に備えた食品ストックガイド，p.3（2019）］

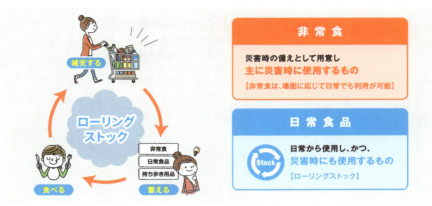

ド」(2019) を公開している．液体ミルクや介護食品のスマイルケア食など，普段利用しながら備える工夫が必要である．

　備蓄食品を用意する際には，発災直後に必要となる非常食と，日常も災害時にも使用できる日常食品の2種類に分けて準備する．発災直後は，調理が不要でエネルギーを補給できる食べ物が必要となる．発災から数日後，簡単な調理が可能な場合は，ローリングストックにある日常食品を活用した食事を摂ることができる．

　災害時，避難生活中の食事において，日常に食べ慣れない物を食べたり，普段使わない食材を慣れない手順で調理したりすることは想像以上のストレスを感じる．心身ともにストレスが大きい災害時には日常に食べているものが求められ，その食事が明日への活力となる．さらに，非常食は炭水化物を中心としたエネルギー補給を目的にしたものが多いため，ビタミンやミネラル，食物繊維が不足すると考えられる．ローリングストックを用いて，主食，主菜，副菜をそろえた食事を摂ることにより，栄養バランスが整い健康を守ることができる．

D. ライフラインが停止することを想定した調理

　災害時には電気，水道，ガス（都市ガス），といったライフラインが停止する可能性が高く，復旧には時間を要する．そのため，各ライフラインが停止した場合を想定し，カセットコンロやカセットコンロ用ガスボンベ，給水タンクや給水袋などの備品を揃える必要がある．また，それらの備品を普段から使い慣れておくことが非常時の心の余裕を生む．具体的には日常にも使える調理法として，ポリ袋に食材を入れ，湯せんで火を通すパッククッキングがある．カセットコンロ，鍋，水，耐熱性のポリ袋があれば簡単な食事を作ることができる．加えて，水の使用に制限があるなか，食器や器具などの洗い物が出ず，1つの鍋で数種類に料理ができる利点がある．パッククッキングで調理する献立例を図10.13に示す．

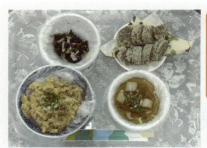
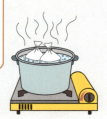

パッククッキング調理献立例
・寒天入り親子丼
・乾燥ほうれん草の煮浸し
・根菜と麩のみそ汁
・ドライりんごと紅茶の蒸しパン

図10.13 パッククッキングで調理した献立例
［境田可奈子］

　被災生活が長期化し毎日同じ食事では飽きてしまい，心が満たされない．精神的なストレスが高まるなか，食べ慣れた料理や適温の食事はリラックスする要因となる．ローリングストックした日常食品を使用したパッククッキングは，被災生活においてもおいしく，栄養バランスの取れた食事を確保できる健康を守るための一つの方法といえる．

E. 災害時に備えた食育の推進

　平常時にさまざまな場面を想定し，経験しておくことが災害などの非常時に命を守る行動につながる．農林水産省では，家庭備蓄の普及に向けた取り組みとして，備蓄食品の展示や，備蓄食品を活用した親子クッキングを行っている．その他，NPO法人などの各種団体では，お弁当の代わりに非常食を持っていく防災ピクニック，防災クイズラリーや体験型防災コンテンツを楽しみながら学ぶ親子参加型防災イベントが開催されている．防災グッズを使用したり，非常食を限られた条件の中で食べたりすることにより，災害時の具体的行動のイメージが可能となる．体験をとおした学びは日常の防災意識を高め，非常時に必要な備えを進めるきっかけとなる．

F. SDGsと防災

　防災はおもに目標1「貧困をなくそう」，目標11「住み続けられるまちづくりを」，目標13「気候変動に具体的な対策を」の3つの目標に関連する．災害に関する課題解決のため，自然災害に対する備えのない貧困層の人々の保護に焦点をあてながら，自然災害による死者や被災者数や直接的経済損失を大幅に減らすことが求められる．そのためには，河川やダムの決壊を防ぐための整備や，耐震性と防火性能の高い建物を増やすことなど，都市の整備が重要となる．また，その都市で暮らす人々が災害に関する対策を理解し，防災の意識を高めることが求められる．
　一方，防災食においては期限が切れた非常食が大量に廃棄されるなど，期限切

れによる廃棄が問題となっている．これは，目標12「つくる責任・つかう責任」
に関連する課題である．

　このように，SDGsと防災のかかわりにも目を向け，防災意識を高め自助，共
助の取り組みを積極的に行うことにより，誰一人取り残さない持続可能な世界の
実現に貢献できるといえる．

付表 | 西暦・元号対照表

日本では明治6年より太陽暦が採用されるまで太陰太陽暦を使用していた. そのため明治5年までの日付は太陽暦と一致しない. 明治5年12月3日が明治6年1月1日とされた.

1868年	明治元年 9月8日〜	1910	明治43年	1950	昭和25年	1991	平成3年
1869	明治2年	1911	明治44年	1951	昭和26年	1992	平成4年
1870	明治3年	1912	明治45年 〜7月29日	1952	昭和27年	1993	平成5年
1871	明治4年	1912	大正元年 7月30日〜	1953	昭和28年	1994	平成6年
1872	明治5年	1913	大正2年	1954	昭和29年	1995	平成7年
1873	明治6年	1914	大正3年	1955	昭和30年	1996	平成8年
1874	明治7年	1915	大正4年	1956	昭和31年	1997	平成9年
1875	明治8年	1916	大正5年	1957	昭和32年	1998	平成10年
1876	明治9年	1917	大正6年	1958	昭和33年	1999	平成11年
1877	明治10年	1918	大正7年	1959	昭和34年	2000	平成12年
1878	明治11年	1919	大正8年	1960	昭和35年	2001	平成13年
1879	明治12年	1920	大正9年	1961	昭和36年	2002	平成14年
1880	明治13年	1921	大正10年	1962	昭和37年	2003	平成15年
1881	明治14年	1922	大正11年	1963	昭和38年	2004	平成16年
1882	明治15年	1923	大正12年	1964	昭和39年	2005	平成17年
1883	明治16年	1924	大正13年	1965	昭和40年	2006	平成18年
1884	明治17年	1925	大正14年	1966	昭和41年	2007	平成19年
1885	明治18年	1926	大正15年 〜12月24日	1967	昭和42年	2008	平成20年
1886	明治19年	1926	昭和元年 12月25日〜	1968	昭和43年	2009	平成21年
1887	明治20年	1927	昭和2年	1969	昭和44年	2010	平成22年
1888	明治21年	1928	昭和3年	1970	昭和45年	2011	平成23年
1889	明治22年	1929	昭和4年	1971	昭和46年	2012	平成24年
1890	明治23年	1930	昭和5年	1972	昭和47年	2013	平成25年
1891	明治24年	1931	昭和6年	1973	昭和48年	2014	平成26年
1892	明治25年	1932	昭和7年	1974	昭和49年	2015	平成27年
1893	明治26年	1933	昭和8年	1975	昭和50年	2016	平成28年
1894	明治27年	1934	昭和9年	1976	昭和51年	2017	平成29年
1895	明治28年	1935	昭和10年	1977	昭和52年	2018	平成30年
1896	明治29年	1936	昭和11年	1978	昭和53年	2019	平成31年 〜4月30日
1897	明治30年	1937	昭和12年	1979	昭和54年	2019	令和元年 5月1日〜
1898	明治31年	1938	昭和13年	1980	昭和55年	2020	令和2年
1899	明治32年	1939	昭和14年	1981	昭和56年	2021	令和3年
1900	明治33年	1940	昭和15年	1982	昭和57年	2022	令和4年
1901	明治34年	1941	昭和16年	1983	昭和58年	2023	令和5年
1902	明治35年	1942	昭和17年	1984	昭和59年	2024	令和6年
1903	明治36年	1943	昭和18年	1985	昭和60年	2025	令和7年
1904	明治37年	1944	昭和19年	1986	昭和61年	2026	令和8年
1905	明治38年	1945	昭和20年	1987	昭和62年	2027	令和9年
1906	明治39年	1946	昭和21年	1988	昭和63年	2028	令和10年
1907	明治40年	1947	昭和22年	1989	昭和64年 〜1月7日	2029	令和11年
1908	明治41年	1948	昭和23年	1989	平成元年 1月8日〜	2030	令和12年
1909	明治42年	1949	昭和24年	1990	平成2年	2031	令和13年

参考書

- 石毛直道監修，世界の食文化　全21巻，農山漁村文化協会，2003 ～ 2008
- 石毛直道監修，講座食の文化　全7巻，味の素食の文化センター，1998 ～ 1999
- 安達巌，日本型食生活の歴史，農山漁村文化協会，1982
- 江原絢子ほか編著，新版日本の食文化，アイ・ケイコーポレーション，2016
- 石毛直道，日本の食文化史，岩波書店，2015
- 佐原真，食の考古学，東京大学出版会，1996
- 南直人，食の世界史 (シリーズ食を学ぶ)，昭和堂，2021
- 熊倉功夫，日本料理の歴史，吉川弘文館，2007
- 新谷尚紀，日本の「行事」と「食」のしきたり，青春新書，2004
- 佐藤洋一郎ほか著，塩の文明史，日本放送出版協会，2009
- 向井由紀子ほか著，箸 (ものと人間の文化史102)，法政大学出版局，2001
- 王仁湘著，鈴木博訳，図説中国食の文化史，原書房，2007
- ダナ・R・ガバッチア，アメリカ食文化，青土社，2003
- さかぐちとおる，中南米グルメ紀行，東京堂出版，2022
- 足立己幸編，共食と孤食，女子栄養大学出版部，2023
- 中山和弘，これからのヘルスリテラシー，講談社，2022
- 草野篤子ほか，新たな社会創造に向かうソーシャルネットワークとしての世代間交流活動，三学出版，2022
- 湯川夏子ほか，認知症ケアと予防に役立つ料理療法，クリエイツかもがわ，2014
- 末吉里花，はじめてのエシカル，山川出版社，2016
- 今泉マユ子，SDGsクッキング　全3巻，理論社，2022
- 藤原辰史，給食の歴史，岩波新書，2018
- 日本フードスペシャリスト協会，三訂フードコーディネート論，建帛社，2012

食べ物と健康 食文化論／食育・食生活論 索引

3R(reduce, reuse, recycle)	213
5 A DAY	159
30・10運動	213
BSE(bovine spongiform encephalopathy)	151
COVID-19(coronavirus disease 2019)	143
FAO(Food and Agriculture Organization)	208
O157	151
SDGs(Sustainable Development goals)	205

あ

アイヌ	114
亜鉛	189
飛鳥時代	98
アステカ文明	80, 90
安土桃山時代	104
アップサイクル	215
アフリカ	61, 74
アボリジニ	41
アメリカ	79, 158
アルコール発酵	17
アレルゲン	142
アンティパスト	68
イギリス	159
医食同源	31
イスラーム教	48
イタイイタイ病	149
イタリア	67
一汁三菜	103
遺伝子組換え	155
稲作	97
イヌイット	80
移民	84
イモ	8, 12
イラン	50
囲炉裏	121
インゲンマメ	82, 91
インスタント食品	85
インスタントラーメン	135
インディアン	79
インド	54
インドネシア	43
陰陽五行説	31, 37
ウガリ	76
牛海綿状脳症	151
宇宙食	85

うま味	146, 169
烏龍茶	128
栄養教諭	172
栄養教諭制度	143, 158
栄養ケア・ステーション	200
栄養指導車	135
栄養士養成校	146
液体ミルク	155, 223
エコロジークッキング	218
エシカル消費	216
エジプト	51
江戸時代	105
エネルギー産生栄養素	137
淹茶法	107
沖縄料理	31
お食い初め	112
折敷一膳	104
オーストラリア	41
オスマン帝国	49
オセアニア	25, 41
おせち料理	109
おにぎり	123
五味(オミ：韓国)	38
オリーブオイル	68

か

介護	199
介護施設	204
外食	27, 85
懐石料理	104
会席料理	107
カカオ	88, 91
学習指導要領	172
カクテル	80
学童期	171
ガストロノミー料理	64
鰹節	106
脚気	131
学校給食	141, 174
学校給食法	142, 157
学校教育	172
家庭教育	172
家庭備蓄	221
家庭料理	67
家電	135

カナダ	79	五感	169, 189
加熱調理	119	国際連合食糧農業機関	208
カネミ油症事件	149	国民料理	64
カボチャ	81	穀類	8
鎌倉時代	102	五葷	102
竈	120	甑	97
カレー	56, 131	コショウ	55
灌漑農業	46	小正月	111
環境に配慮した食事作り	218	五節句	108
韓国	33, 159	古代ギリシア	61
缶詰	85	古代ローマ	61
広東料理	30	子ども食堂	182, 203, 218
官能評価分析	188	コーヒー	17, 52, 86
管理栄養士制度	146	古墳時代	98
利味能力テスト	188	五味	169
魏志倭人伝	97, 124	小麦	12
喫茶文化	102	コメ	8
キッチン	134	——の調理法	122
キッチンカー	135	強飯	98, 122
きのこによる食中毒	153	コーンベルト	80
キムチ	39		
キャッサバ	76	**さ**	
宮廷料理	34, 51	災害	155, 220
行事食	108	祭祀儀礼	100
共助	220	菜食主義者	58
キリスト教	49, 62	酒	17
儀礼食	108	酒造り	100
禁忌	53	匙	27, 97
緊急事態宣言	143	サステナブルラベル	216
径山寺味噌	102	雑穀	12
供物	99	砂糖	14
厨	120	サム文化	36
グレートプレーンズ	79	サルコペニア	200
藜	108	産褥期	163
軽食	123	三色食品群	123, 174
軽度認知障害	199	サンチャリム	34
計量カップ	147	山東料理	28
結婚式	112	塩	13
ケッペンの気候区分	9, 11	式三献	103
ゲノム編集技術応用食品	155	嗜好飲料	16
ゲルマン人	61	嗜好学習	169
健康寿命	137, 198	自己効力感	183
健康日本 21	159, 194	時食(シシク:韓国)	38
高級料理	63, 64	思春期	181
麹菌	126	自助	220
公助	220	四川料理	29
香辛料	15, 47, 55	持続可能な開発目標	205
紅茶	17, 57, 128	七五三	112
高度経済成長期	135, 149	七夕の節句	111
高齢化率	137	卓袱料理	32, 107
高齢期	197	シマ	76

ジャイナ教	49
ジャガイモ	88, 92
——による食中毒	153
上海料理	30
宗教	48
集合住宅	135
主食	8, 121
授乳期	160
授乳・離乳の支援ガイド	165
狩猟	13
循環型社会形成推進基本法	210
春節	31
正月	108
上巳の節句	111
精進料理	102
醸造	100
消費期限	214
賞味期限	214
縄文時代	96
醤油	98, 106, 115, 127
蒸留	103
昭和時代	134
食育	3, 139, 157
食育基本法	139, 157, 211
食育推進基本計画	211
食具	19, 22
食事回数	123
食事作り	173, 187
食事バランスガイド	139
食習慣	3
食生活	2, 117
食生活の欧米化	136
食生活指針	139
食中毒事件	149
食に関する指導	174
食の簡便化	137
食品安全	151
食品安全基本法	152
食品廃棄物	207
食品リサイクル法	210
食品ロス	207
食品ロスチェックシート	220
食品ロスの削減の推進に関する法律	211
食文化	1, 5
食物アレルギー	140, 168
食器	19
新型コロナウイルス感染症	143, 187
シンガポール	159
神経性やせ症	138, 183
人日の節句	110
神人共食	100, 109

神饌	99
神饌料理	100
炊飯器	135
睡眠時間	172
須恵器	98
好き嫌い	167
スキャモン	166
スクワッシュ	81
スシロール	87
スパイス	63
スプーン	40
スマイルケア食	223
スマートミール	196
スローフード運動	70
成人式	112
青年期	184
西洋料理	132
赤飯	112
セカンドピアット	69
世代間交流	203
節食	38
摂食障害	138, 183
セルフエフィカシー	183
膳	103
葬儀	112
雑煮	109, 116
壮年期	191
ソーシャルメディア	193
ソルガム	76

た

タイ	44
大饗料理	101
胎児期	160
大正時代	131
台所	119, 134, 136
第二次性徴	172, 181
第二次世界大戦	134
だし	146, 169, 190
炭団	121
タブー	62
卵	13
溜醤油	102
端午の節句	111
断食	54
地域型保育	164
地域食堂	218
地域多様性	67
集餐（ヂィーツァン：中国）	27
チェーン店	85
地中海式の食事	67

地方料理	28, 64, 66, 68
茶	16, 102, 127, 128
チャイ	53
ちゃぶ台	131
中近東	46
中国	25
中東	46
中南米	78
中米	78, 88
腸管出血性大腸菌	151
朝食欠食	181, 184
調味料	13, 38, 115
重陽の節句	112
調理学習	186
通過儀礼	108, 112
低栄養	137, 200
テイクアウト	85
デジタル・フットプリント	186
手食	24, 97
手づかみ食べ	165
デリバリー	41
電気	133
電子レンジ	135, 137
伝統回帰	2
デンプン消化酵素	145
唐菓子	99
トウガラシ	88, 91
陶磁器	20
東南アジア	25, 41
トウモロコシ	80, 90
土器	19, 96
毒きのこ	153
特定健康診査・特定保健指導制度	193
屠蘇酒	109
トマト	51, 88
共働き世帯	136
ドライブスルー	85
トルコ	49
ドルチェ	69
屯食	123, 127

な

ナイフ・フォーク食	23
直会	100, 109
中食	27, 85
七草粥	111
奈良時代	99
南蛮菓子	105
南米	78, 88
肉食禁止令	99, 132
肉食再開宣言	132

西アジア	46
日系人	94
日本	95
日本型食生活	121, 137
日本茶	127
乳	13
乳児期	164
乳製品	52
ニュージーランド	41
妊娠期	160
妊娠中の体重増加の目安	162
妊娠前	160
妊娠前からはじめる妊産婦のための食生活指針	161
認定こども園	164
ネイティブ・アメリカン	79
年中行事	108
農耕	46, 55
農林漁業体験	180, 215
ノロウイルス	152

は

パイ	73
配食サービス	200
箱膳	24, 131
箸	27, 40, 124
土師器	98
箸食	23
パスタ文化	68
二十歳のつどい	112
働き方改革	192
パダン料理	44
バーチャルウォーター	217
発育曲線	166
パッククッキング	223
発酵食品	33, 39, 126
花びら餅	110
ハラール	54
舞	108
パン食	132
ピエス・モンテ	66
東アジア	25
ビザンツ帝国	49
非時食	123
美食	63
ビタミンA	163
ビタミンB$_1$	146
ビビム文化	36
姫飯	122
ヒンドゥー教	49, 59
ファストフード	85, 136
分餐（フェンツァン：中国）	27

袱紗料理	103
副食	121
フグ毒中毒	154
不浄	60
普茶料理	107
仏教	49
プテロイルモノグルタミン酸	163
フードウェイスト	207
フードサプライチェーン	147, 208
フードシステム	147, 208
フードドライブ	219
フードバンク	219
フードファディズム	159
フード・マイレージ	210
フードロス	207
フフ	76
フュージョンフード	2
フランス	64
フランチャイズ	85, 136
プランテン	76
プリモピアット	68
ブルジョワ料理	68
フレイル	200
プレコンセプションケア	160
プレーリー	80
文明	7
平安時代	100
米飯給食	142
北京料理	29
ベジタリアン	60
ペルシャ	50
ヘルスリテラシー	194
弁当	123, 127
弁当作り	187
便の色	165
保育所(園)	164
保育所における食育に関する指針	164, 170
防災食	156, 220
牧畜	13, 46, 55
北米	78
糒	123, 127
哺乳	164
母乳	164
本膳料理	103

ま

マオリ	42
マクガバンレポート	158
幕の内弁当	129
マズロー	183
マナー	19, 40

マメ	82
マヤ文明	80, 90
味覚教育	170
味覚障害	189
味細胞	189
ミシシッピ文化	82
味噌	98, 115, 126
水俣病	149
南アジア	46
味蕾	163
ミレット	76
ムギ	12
無機ヒ素	150
ムスリム	43, 53
室町時代	102
明治時代	130
メキシコ	89
メソアメリカ文明圏	80
メタボリックシンドローム	193
メディアリテラシー	159
黙食	143
木炭	121
餅	36
森永ヒ素ミルク中毒事件	149

や

焼米	123, 127
薬食同源	31, 36
薬膳	31
やせ志向	138, 183, 185
ヤムイモ	76
弥生時代	97
ヤンニョム	38
ユニセフ	141
ユネスコ無形文化遺産	139
葉酸	163
幼児期	164
洋食	133
羊水	163
要配慮者	222
ヨーロッパ	61
四大公害病	149

ら

ライフイベント	160
ライフコース	191
ライフステージ	160
ライ麦	72
ラテンアメリカ	78
ラマダーン	54
ララ	141

リサイクル	215	六古窯	21
リスクアナリシス	152	ロコモティブシンドローム	200
離乳	165	ロシア	61, 71
琉球	115	ローマ人	62
緑茶	127	ローリングストック	222
倫理的消費	216		
冷蔵庫	134	**わ**	
冷凍食品	135	ワイン	68
レストラン	136	ワーク・ライフ・バランス	192
レチノイン酸	163	和食	139, 213
レトルト食品	136		

編者紹介

濵口　郁枝
<small>はまぐち　いくえ</small>

1988 年　日本女子大学家政学部食物学科 卒業
2008 年　大阪教育大学大学院教育学研究科健康科学専攻修了
2013 年　兵庫県立大学大学院環境人間学研究科博士後期課程修了
　　　　　博士(環境人間学)
現　在　甲南女子大学人間科学部生活環境学科 教授

冨田　圭子
<small>とみた　けいこ</small>

1986 年　武庫川女子大学生活環境学部食物学科 卒業
2007 年　京都府立大学大学院人間環境科学研究科博士学位取得
　　　　　博士(学術)
現　在　近畿大学農学部食品栄養学科 准教授

小野　真実
<small>おの　まさみ</small>

1988 年　女子栄養大学栄養学部栄養学科 卒業
1990 年　女子栄養大学大学院栄養学研究科修士課程修了
2017 年　弘前大学大学院医学研究科博士課程修了 博士(医学)
現　在　尚絅学院大学総合人間科学系健康栄養部門 教授

NDC 590　　239 p　　26 cm

栄養科学シリーズ NEXT
<small>えいようかがく</small>

食べ物と健康　食文化論／食育・食生活論
<small>た　もの　けんこう　しょくぶんかろん　しょくいく　しょくせいかつろん</small>
2025 年 1 月 15 日　第 1 刷発行

編　　者　濵口郁枝・冨田圭子・小野真実
<small>はまぐちいくえ　とみたけいこ　おのまさみ</small>
発 行 者　篠木和久
発 行 所　株式会社　講談社
　　　　　〒112-8001　東京都文京区音羽 2-12-21
　　　　　　　販　売　(03)5395-5817
　　　　　　　業　務　(03)5395-3615

編　　集　株式会社　講談社サイエンティフィク
　　　　　代表　堀越俊一
　　　　　〒162-0825　東京都新宿区神楽坂 2-14　ノービィビル
　　　　　　　編　集　(03)3235-3701

本文データ制作
カバー印刷　株式会社　双文社印刷
本文・表紙印刷
製本　株式会社　ＫＰＳプロダクツ

落丁本・乱丁本は，購入書店名を明記のうえ，講談社業務宛にお送りください．
送料小社負担にてお取り替えします．なお，この本の内容についてのお問い合
わせは講談社サイエンティフィク宛にお願いいたします．
定価はカバーに表示してあります．

© I. Hamaguchi, K. Tomita and M. Ono, 2025

本書のコピー，スキャン，デジタル化等の無断複製は著作権法上での例外を除
き禁じられています．本書を代行業者等の第三者に依頼してスキャンやデジタ
ル化することはたとえ個人や家庭内の利用でも著作権法違反です．

Printed in Japan

ISBN978-4-06-534127-8